AF344090

LES

HERNIES INGUINALES

DE L'ENFANCE

ÉTUDES DE CHIRURGIE INFANTILE

LES

Hernies Inguinales

DE L'ENFANCE

PAR

Le Dr G. FÉLIZET

CHIRURGIEN DE L'HÔPITAL TENON

(ENFANTS-MALADES)

Avec 73 figures dans le texte

PARIS

G. MASSON, ÉDITEUR

LIBRAIRE DE L'ACADÉMIE DE MÉDECINE

120, boulevard Saint-Germain, 120

MDCCCXCIV

AVANT-PROPOS

J'entreprends ici l'histoire des hernies inguinales de l'enfance et je voudrais qu'on ne m'accuse pas de céder au vain désir d'ajouter, avec mon nom, une ligne à la longue bibliographie des hernies.

On a dit à peu près tout ce qu'il y avait à dire sur la pathologie herniaire et je dirais qu'on a atteint la perfection, s'il était permis, dans un art aussi progressif que le nôtre, d'affirmer qu'on possède aujourd'hui la perfection définitive et que d'autres ne nous dépasseront pas demain.

C'est particulièrement chez les adultes, que les hernies sont étudiées : les causes, les symptômes, la nature des accidents, les difficultés du diagnostic, les indications du traitement, la technique des interventions, l'excellence ou les défectuosités des résultats, tous les points ont été abordés, élucidés et discutés dans le cours de ces dernières années, soit à la Société de chirurgie, soit dans des ouvrages spéciaux.

Mais, nous le répétons, ce n'est jamais que les adultes qui sont en question, dans les discussions et dans les écrits.

Or, nous espérons prouver que les hernies de l'enfance présentent des lésions anatomiques et des caractères cliniques qui leur sont propres.

1

Ce n'est pas seulement au point de vue de la guérison radicale des hernies, mais aussi au point de vue de la connaissance exacte des lésions, que l'avènement de la méthode antiseptique aura marqué dans l'histoire des hernies. L'opération étant sans danger, nous opérons aujourd'hui plus hardiment et plus souvent qu'autrefois; l'opération nous fait voir et, pour ainsi dire, prendre sur le fait, des détails qu'il nous était, tout au plus, permis de soupçonner autrefois.

A l'époque où l'on n'avait à opposer à cette infirmité d'autre remède que le bandage, la rentrée des viscères et leur contention étant les seuls résultats qu'ambitionnât le chirurgien; il n'était ni nécessaire, ni possible d'entrer dans le détail des choses.

Aujourd'hui la prévision d'une intervention directe nous oblige à plus de rigueur dans l'exploration. A la crainte de marcher dans l'inconnu s'ajoute le désir de profiter de l'occasion qui s'offre de contrôler de visu notre examen, et de saisir, dans le cas où nous nous sommes trompé, la cause et les raisons de notre erreur. Avec ce besoin instinctif de voir de plus près, le diagnostic s'aiguise, et, dans le but de se mettre à l'abri des surprises, poursuit avec plus de minutie la détermination de l'état anatomique, que les opérations précédentes vous ont fait connaître et que l'opération de demain rencontrera.

L'opération, ainsi comprise, est en effet une source riche d'instruction. Elle nous permet de voir directement ce que nous avions senti, de confirmer ou de démentir ce que nous avions pensé, de contrôler, en un mot, par un examen direct et indiscutable, l'opinion que nous nous étions faite de la nature et des particularités du mal.

Les auteurs nous ont bien fait comprendre combien l'anatomie pathologique avait bénéficié de la pratique, de plus en plus répandue, des interventions chirurgicales.

La savante monographie de M. Berger[1] *dans le grand* Traité de Chirurgie, de Duplay et Reclus, *un gros volume de M. Lucas-Championnière*[2], *sur la* Cure Radicale des Hernies, *tels sont les deux ouvrages les plus récents qui, avec quelques thèses de la Faculté, résument l'état actuel de nos connaissances sur les hernies de l'âge adulte.*

La hernie inguinale de l'enfance, qui représente une des infirmités chirurgicales les plus fréquentes de cet âge, n'a, par contre, été l'objet d'aucun travail spécial.

Les journaux et les revues de médecine rapportent, il est vrai, de temps à autre, à titre de curiosité, des opérations de hernie, pratiquées sur des sujets âgés de moins de cinq ou six ans.

Ce ne sont là, dans l'esprit de tout le monde, que des interventions exceptionnelles : l'enfant était très petit, l'opération ne l'a pas fait mourir, c'est à peu près le seul enseignement que comportent les observations publiées.

Et encore ces tentatives, malgré les succès qui les ont suivies, sont-elles, encore aujourd'hui, formellement condamnées par un grand nombre de chirurgiens.

« J'estime, dit M. Lucas-Championnière, que, chez les jeunes enfants, dans l'immense majorité des cas, la cure radicale est inefficace, dangereuse, *et peut être remplacée par quelque chose de plus simple. »*

---

1. DUPLAY et RECLUS. T. VI, p. 543-641, 1892.

2. LUCAS-CHAMPIONNIÈRE. *De la cure radicale des hernies.* Paris, Rueff, in-8°, 1892.

Nous verrons, dans le cours de ce travail, de quelle manière les faits répondent à cette affirmation.

Ce que nous pouvons dire ici, c'est que l'histoire des hernies inguinales de l'enfance a été faite moins avec l'observation directe des faits que d'après des analogies et de simples suppositions, et que dans les ouvrages classiques ou spéciaux, c'est à peine si la hernie inguinale infantile fait l'objet d'une mention en passant, maladie curieuse, sans doute, mais bonne tout au plus pour le bandagiste, et dont le chirurgien ne s'occupera que plus tard.

Nous subissions, nous aussi, l'influence de cette opinion généralement admise, quand nous avons pris possession du grand service de chirurgie infantile qui fut ouvert à l'hôpital Tenon, en 1889. Nous n'avions pratiqué, jusque-là, que sur des adultes.

Nous avions eu, il est vrai, l'occasion d'opérer, en 1881, un enfant de cinq semaines apporté du dehors, un matin, dans le service de M. le professeur Duplay, que nous avions l'honneur de remplacer, pendant les vacances, à l'hôpital de Lariboisière.

Alexandre Michon, âgé de cinq semaines, 8, rue d'Aubervilliers, aux Quatre-Chemins, portait dans la bourse droite une hernie du volume d'une petite poire, étranglée depuis deux jours et impossible à réduire. Vomissements, choléra herniaire, mort imminente.

Kélotomie, dissection minutieuse du sac, torsion du pédicule séreux, ligature et fixation du collet. Guérison.

L'opération avait eu lieu le 4 septembre 1882.

L'observation avait été égarée et l'enfant n'avait pas été ramené, une fois sa plaie guérie.

Il nous était resté de cette opération, avec le souvenir d'une curiosité chirurgicale, l'impression des difficultés que nous avions rencontrées alors, difficultés dues surtout à l'exiguïté de la région et de l'extrême minceur des tissus.

Nous nous étions en effet servi des instruments de la boîte des yeux : le bistouri boutonné de Weber, destiné au débridement des canaux lacrymaux, avait rempli l'office du bistouri de Cooper, et je crois que nous avions eu recours au blépharostat pour écarter les lèvres de la plaie, que la main des aides nous aurait masquée.

La hernie était, autant que je puis me le rappeler, congénitale testiculaire.

Quoique nous n'ayons pas eu recours aux perfectionnements qui rendent aujourd'hui l'opération vraiment radicale, l'enfant avait parfaitement guéri, ainsi que nous avons pu nous en assurer cette année même.

Une femme nous amenant à la consultation de l'hôpital Tenon un enfant atteint de fracture de l'avant-bras, nous raconta, incidemment, que son aîné avait été, tout jeune, beaucoup plus malade; qu'il avait été guéri à l'âge de cinq semaines « d'un effort », dont il avait pensé mourir, et qu'il avait été opéré en 1881, à Lariboisière, par un chirurgien dont elle ne connaissait pas le nom.

L'enfant me fut amené le lendemain. Il avait les deux anneaux bien fermés, aussi bien à droite qu'à gauche : pas la moindre impulsion contre le doigt pendant l'effort. Si je n'avais pas trouvé la petite cicatrice linéaire déprimée de mon intervention, j'aurais pu croire que ce jeune sujet n'avait jamais subi la kélotomie.

En 1890 parut un travail sur la Cure radicale des hernies, particulièrement chez les enfants [1].

Ce fut, je crois, le premier ouvrage consacré à la chirurgie des hernies de l'enfance.

Bien qu'il repose sur l'observation de vingt cas d'opération radicale, ce travail laisse voir qu'il a été composé sous l'influence des idées qui régnaient alors et qu'on n'a pas abandonnées aujourd'hui, au sujet de l'identité chirurgicale des hernies de l'homme et des hernies de l'enfant.

Les indications opératoires y sont exposées avec une réserve et des restrictions que l'expérience nous a montrées depuis être excessives.

Enfin la technique de l'intervention, visant surtout un objectif particulier, l'isolement du sac herniaire, ne comprend qu'une partie des manœuvres que nous considérons aujourd'hui comme indispensables, pour obtenir une guérison immanquablement radicale.

Notre mémoire était suivi de l'observation d'une double opération radicale chez un enfant de huit mois, en juin 1890.

Le Dr Karewski a, depuis ce temps, rapporté neuf cas de cure opératoire chez des enfants, dont le plus jeune avait neuf mois et le plus âgé vingt-neuf mois, profitant de cette occasion pour affirmer que c'est au-dessous de deux ans, que les enfants supportent le mieux l'opération radicale.

En Belgique, M. E. Charon [2], *chef de clinique à*

---

1. G. FÉLIZET. 1 vol. in-8°. Masson, Paris.

2. E. CHARON et G. GEVAERT. *Chirurgie infantile.* 1 vol. in-8°, p. 89. Paris, 1891.

l'hôpital Saint-Pierre de Bruxelles, pratiqua avec succès et relata, comme un acte audacieux, l'opération d'une hernie congénitale sur un enfant de cinq ans.

Notre collègue subissait sans doute l'influence de ceux qui se sont plu à exagérer les difficultés de cette utile opération, car il tergiversa longtemps avant d'agir, et c'est avec une modestie parfaite et une bonhomie intéressante qu'il nous raconte ses perplexités :

« Je fus cinq mois, dit-il, avant de me décider à l'opération. Dans les ouvrages que je consultai entre temps, je ne trouvai que de bien rares documents sur la cure de la hernie congénitale chez les jeunes sujets. Des auteurs, Holmes entre autres, qui n'écrivaient pas encore sous l'influence d'une foi bien profonde en l'antisepsie, déconseillent formellement l'opération chez les enfants; dans les autres traités spéciaux, il n'était même pas question de la hernie congénitale.

« Je finis néanmoins par me décider à une intervention chirurgicale chez le jeune sujet, bien convaincu qu'aucun autre moyen ne parviendrait à le débarrasser ni même à le soulager de sa cruelle infirmité.

« Une fois ma résolution prise, je dus subir la lenteur traditionnelle que mit le fabricant d'instruments à me fournir divers objets que je croyais indispensables et... dont je ne me servis pas, car l'appareil instrumental nécessaire pour la cure radicale est des plus simples. »

L'enfant, très habilement opéré, guérit.

En France, M. Phocas, agrégé à la Faculté de Lille, a publié la relation de deux opérations pratiquées avec succès chez des enfants, dont l'un avait quatre mois et l'autre quinze.

Enfin, la Revue mensuelle des maladies de l'enfance, *du 15 avril 1892, contient une dissertation dogmatique dont la conclusion formelle est, on ne sait pas pourquoi, qu'il ne faut pas opérer avant la troisième année. Cet article n'ajoute rien, d'ailleurs, à la connaissance de la question.*

Toutes les relations d'opération radicale chez les petits enfants sont néanmoins pleines d'intérêt. Les indications qui ont déterminé le chirurgien à agir, l'exposé des difficultés qu'il a rencontrées, la rareté extrême des cas de mort, tout cela méritait, certes, d'être publié, ainsi que cela a été fait.

Mais, en dépit de cet intérêt, ce ne sont toujours que des faits dont le caractère saillant se rattache à l'âge des petits opérés, et nous voyons invariablement reparaître l'impression dominante de l'identité des hernies de l'enfance et des hernies de l'âge adulte.

Nous espérons prouver ici que rien n'est moins fondé que cette opinion.

Nous espérons montrer que la différence est fondamentale, au point de vue de l'anatomie pathologique, des symptômes, des complications, du pronostic, du traitement; ajoutons, au point de vue de l'opération, c'est-à-dire des précautions techniques qu'elle exige, des suites qu'elle comporte et des résultats qu'elle donne.

Dans cette chirurgie spéciale, nous pensons toujours qu'il convient d'opérer vite et d'être extrêmement avare du sang des petits malades. Sur ce point, nos idées n'ont pas varié, depuis la publication de notre mémoire en 1891.

Où nous avons changé, c'est sur l'opinion qu'il faut se faire des hernies des premières années et sur les ma-

nœuvres qui doivent constituer l'objectif de l'opération.

*Nous tenons toujours pour une dissection minutieuse du sac, mais nous pensons que cette dissection minutieuse, à laquelle nous attachions jadis une importance première, n'est pas tout et qu'étant donnée la grande majorité des formes de la hernie inguinale de l'enfance, l'effacement de l'infundibulum péritonéal, par la tension d'une ligature, succédant à une dissection poussée aussi haut que possible, ne suffit pas, le tympan fût-il soutenu par une accumulation abondante de « tissus de remplissage », pour supprimer entièrement le point faible et répondre à la définition que nous avons donnée ailleurs de la hernie guérie par l'opération radicale : **une hernie qui n'existe plus et qui ne peut plus reparaître.***

Ce n'est pas à dire toutefois que dans la série des opérés cités dans notre premier travail nous ayons relevé de nombreuses récidives.

Les huit guérisons définitives sur les seize enfants que nous avons revus entre quatorze mois et trois ans après l'opération, que nous signalions en 1890, se sont parfaitement maintenues. Mais une expérience plus complète et assez étendue du sujet nous a fait voir et nous permet de dire aujourd'hui, que chez les enfants, nous avons le devoir d'être plus difficiles.

Sans doute la nature est riche en ressources : les tissus de l'enfant sont vivaces et le travail inflammatoire qui succède à l'intervention du chirurgien se caractérise par une prolifération copieuse favorable au calfeutrage des ouvertures ; la texture des aponévroses n'a pas encore le caractère définitif du tissu fibreux des aponévroses des adultes, avec leur vitalité précaire. Non seulement, elles supportent, sans se couper, les ligatures serrées, mais ces ligatures même provoquent dans leur substance, un travail irritatif, qui se traduit par un processus de retour à l'état embryonnaire, dont l'effet sera de créer une sorte de virole de soutien et de renforcer la puissance des piliers, loin d'en compromettre la continuité, ainsi que certains auteurs le redoutent chez les adultes.

Pour nous, nous sommes persuadé, et nous devons reconnaître, que les récidives que nous avons relevées chez les opérés mentionnés dans notre précédent travail et qui représentent un pourcentage équivalent à celui qu'on obtenait alors et que nous n'avons plus, les récidives tenaient au mode encore mal arrêté de notre pratique.

Subissant les errements d'alors, nous ne suturions pas le trajet, ou, nous le suturions mal, soit que nous ne saisissions pas assez largement les aponévroses, soit que nous ne faisions alors usage que du catgut, qui, si gros qu'on le choisisse, n'a qu'une valeur ligaturante de quelques jours de durée.

Aujourd'hui nous sommes plus exigeant et nous avons le droit d'être plus ambitieux.

Sans doute, on verra des enfants guéris définitivement sans qu'on ait cru devoir fermer le trajet inguinal, mais on rencontre aussi encore, au-dessous de la quinzième année, une trop grande proportion de récidives.

C'est cette proportion des récidives qu'il faut viser à réduire, au point de la supprimer.

Ce n'est pas assez qu'on ait le bonheur de constater, après plusieurs années, comme chez notre petit opéré de cinq semaines de 1881, qu'une hernie, opérée sans les manœuvres spéciales qui réalisent la fermeture du trajet inguinal, n'a plus reparu, il faut que l'opération soit faite avec un achèvement et une précision tels qu'on puisse se dire, le jour même, avant de quitter la salle d'opérations, qu'il est absolument impossible que la hernie reparaisse et que sa disparition à jamais ne sera pas le fait d'un heureux concours de circonstances, mais le résultat forcé d'un acte chirurgical simple, conçu avec méthode et exécuté avec précision.

Une hernie inguinale de l'enfance qui n'existe plus et qui ne reparaîtra pas, parce qu'il est impossible qu'elle se reproduise, tel est l'idéal, jadis éloigné, qu'il est permis aujourd'hui de réaliser, dans l'immense majorité des cas.

Les récidives chez les enfants, si nous ne nous trompons pas, doivent dépendre, soit d'un de ces incidents impossibles à prévoir, qui font échouer parfois même les opérations les plus élémentaires, soit d'une pratique défectueuse.

L'obligation de ne pas nous contenter de la dissection fine, de la ligature et de l'excision du sac et d'agir directement sur le trajet inguinal et sur les piliers, en nous obligeant à faire des sutures bien appuyées et solidement fixées, nous a conduit à étudier de plus près la constitution anatomique des hernies.

Après avoir pratiqué, sur des enfants, plus de cent opérations radicales, avec le procédé que nous exposerons plus loin, nous avons reconnu qu'il existe un certain nombre de dispositions curieuses, qui ne sont pas décrites dans le chapitre de l'anatomie pathologique et dont personne, comme on le verra, ne soupçonnait l'existence.

Il n'y a pas de nécropsie qui donne des renseignements plus nets que cette opération radicale, dans laquelle on agit à ciel ouvert, sans perdre de vue un instant ce que

l'on fait et où, guidés par l'œil, le doigt et les instruments
ne manœuvrent jamais à l'aventure.

Ce n'est pas seulement le sac et son contenu, les ano-
malies du testicule, les productions kystiques incluses ou
adjacentes ; c'est encore et surtout la disposition insolite du
trajet, la malformation des piliers, dont nous avons pu,
à l'occasion des opérations, découvrir des modalités
anatomo-pathologiques intéressantes et nouvelles.

Il y avait, dans les premiers temps, peu d'opérations
au cours desquelles ces découvertes ne nous amenaient pas
à modifier notre action, dans le but d'effectuer l'occlusion
de la baie herniaire.

Ces observations, depuis, se sont répétées, nous les
avons relevées sans parti pris et nous avons été amenés
à conclure que, s'il existe un type analogue à celui des
adultes, dans lequel le canal est simplement déformé,
il existe plus souvent chez les enfants un type qui est
caractérisé par une malformation véritable du trajet.

Revenant alors aux symptômes, que nous avions notés
sans idée préconçue, nous avons pu voir qu'il existe,
parallèle à l'anatomie pathologique, une symptomatologie des hernies véritablement spéciale au jeune âge, et
que les symptômes, différents de ceux qu'on constate
dans l'âge adulte, ne sont que la traduction de telle ou
telle modalité de lésions anatomiques particulières.

En clinique, tout s'enchaîne, mais c'est la lésion anatomique, qui domine de haut le caractère des signes et
les indications du traitement.

Dans mon travail précédent, j'avais admis, avec tous
les chirurgiens, une sorte d'unité nosologique de la hernie inguinale, infantile ou adulte.

La maladie me semblait devoir être justiciable, avant tout, de l'épreuve des bandages.

« Dans l'enfance (p. 6), l'opération sanglante sera forcément, à notre avis, une opération de nécessité, une opération d'exception...

« Le bandage permettra de statuer, sans regret, sur le sort des hernies qu'il n'aura pas guéries, des hernies dangereuses, des hernies rebelles et progressives. C'est à ces hernies, ainsi éprouvées et préparées, que l'opération radicale aura affaire. »

Nos idées se sont modifiées, et nous pensons aujourd'hui qu'on peut, au point de vue thérapeutique, distinguer trois espèces de hernies :

1° Celles pour lesquelles, de par leur état anatomique, on peut et on doit accepter le traitement par les bandages, avec de sérieuses chances de succès ;

2° Les hernies pour lesquelles le traitement, encore que le succès soit problématique, doit être tenté par les bandages, à moins d'indications pressantes ;

3° Enfin, les hernies pour lesquelles on voit tout de suite, par les signes que nous exposerons, que la guérison radicale par le bandage est absolument impossible.

C'est pour celles-là, et le nombre en est considérable, qu'on est en mesure de dissiper d'emblée les illusions que les parents pourraient avoir sur les effets d'un traitement palliatif et d'annoncer tout de suite que, la hernie ne devant pas guérir, on a le choix entre la résignation à une infirmité, dont le bandage palliera les risques, et l'opération chirurgicale.

G. FÉLIZET.

Décembre 1893.

Les dessins qui accompagnent et illustrent ce travail, sont dus à notre ami M. le Dr L. Naret.

Le lecteur appréciera l'habileté de son crayon et la clarté avec laquelle il a reproduit dans leurs détails les plus minutieux, l'anatomie pathologique et l'opération de la hernie des enfants.

Nous manquerions à la justice, si nous ne le remerciions pas publiquement de la complaisance avec laquelle il a saisi notre pensée.

Les élèves du service garderont le souvenir de ce médecin très distingué, de cet artiste simple qui, le jour des opérations, faisait sans embarras et sans bruit, en quelques minutes, le croquis de ce qu'il voyait, avec une sincérité et une puissance de vérité qui les charmait tous.

G. F.

HERNIES INGUINALES

DE L'ENFANCE

Première Partie

I

INTRODUCTION ANATOMIQUE

Avant d'étudier les hernies inguinales dans leur formation, leur constitution, leurs connexions, leurs rapports, et les particularités qu'elles présentent suivant qu'elles sont simples ou complexes, il est nécessaire de dire quelques mots de l'anatomie de la région inguinale.

Cette région a la forme d'un triangle dont les côtés seraient formés, en bas, par l'arcade de Fallope ; — en dedans par une ligne élevée verticalement de l'épine du pubis ; — en haut par une ligne fictive menée transversalement d'une épine iliaque antérieure et supérieure à l'autre.

A cette désignation conventionnelle, et qui ne relève en quelque sorte que de la géométrie plane, il convient d'ajouter, qu'en dedans de la partie moyenne il existe un système anatomique de la plus haute importance qui comprend la zone que le testicule tra-

verse pour descendre dans les bourses vers la fin de
la vie intra-utérine, que le cordon occupe et que, chez
les malades, les hernies franchissent et déforment.

C'est en effet sur ce point, déformé ou malformé,
que l'action chirurgicale s'exerce pour produire la
guérison de la communication anormale entre l'abdomen et le scrotum.

Tout l'intérêt de ce résumé anatomique porte donc
sur le siège et les caractères du trajet inguinal.

Chez l'adulte, cette région inguino-scrotale est à
peu près invariable dans sa position : on sait que
l'orifice externe du trajet inguinal se trouve sensiblement à l'union des deux lignes qui séparent les
deux tiers externes et les deux tiers supérieurs du
triangle inguinal.

Chez l'enfant la situation n'est pas la même, mais
c'est surtout chez les très jeunes enfants que la différence est frappante.

Avant le quinzième mois de la vie, le bassin présente un développement des plus précaires : les ailes
notamment ont une étendue restreinte, mais ce qui
est surtout frappant, c'est leur quasi-verticalité.
Nous savons qu'à la naissance, le bassin possède
encore une partie des caractères de l'état fœtal.

Je ne parle pas du petit bassin, dont la capacité
insignifiante loge une faible partie des viscères et
constitue une des principales causes du développement, énorme en apparence, de l'abdomen chez les
nouveau-nés. Je ne parle que du grand bassin, « dont
les ailes sont plates, regardent en avant et montent
droit sans se déjeter au dehors » (*Campana*. Développement du Bassin. *Dict. Encyclop.*, t. VIII,
p. 458). Cette disposition de la crête iliaque, et
surtout cet arrêt normal dans un développement qui
ne se fait pas parallèlement à la croissance des autres
parties a pour effet de rapprocher l'épine iliaque an-

térieure et supérieure de la symphyse pubienne.

Il en résulte que l'arcade de Fallope est proportionnellement moins longue qu'elle le sera plus tard, il en résulte surtout que l'épine iliaque antérieure et supérieure répond à un plan notablement plus élevé. *La conséquence est que l'orifice externe du trajet inguinal est situé beaucoup plus haut, par rapport au plan de la symphyse.*

On peut s'en faire une idée par l'observation que voici et qui intéresse l'anatomie pathologique des hernies de l'enfance : on décrit, dans l'anatomie artistique des formes du corps humain, un pli arciforme à convexité inférieure, qui tendu d'une épine iliaque à l'autre, coupe la région hypogastrique ; c'est la *ceinture ou pli de Vénus*.

En fait, c'est un pli de flexion, qui répond à l'inclinaison du tronc sur le bassin.

Chez l'adulte, c'est à deux ou trois travers de doigt *au-dessous* de ce pli, qu'on rencontre l'orifice externe du trajet inguinal.

Chez un enfant de quelques mois (fig. 1), c'est *sur ce pli même* que nous faisons l'incision transversale de la peau, car c'est sur lui qu'aboutit précisément l'orifice de sortie de la hernie.

Avec l'âge, c'est-à-dire avec le développement et l'épanouissement des ailes de l'os iliaque, l'arcade de Fallope s'allonge, se tend et s'abaisse, à la façon de la corde d'un arc dont les extrémités s'éloignent.

Ce pli de Vénus cesse d'être le point de repère de l'opération, l'orifice externe se trouve de plus en plus au-dessous, et à la fin de l'adolescence, il est à peu près dans les conditions de l'âge adulte, c'est-à-dire très bas (fig. 2 et 3).

Il en résulte, que le centre de l'action opératoire est très élevé chez les petits enfants, et se trouve, non pas près de la racine des bourses, mais en pleine paroi abdominale, à la hauteur de l'hypogastre.

Nous en verrons plus loin l'heureuse conséquence au point de vue de la réussite des sutures cutanées chez les tout petits.

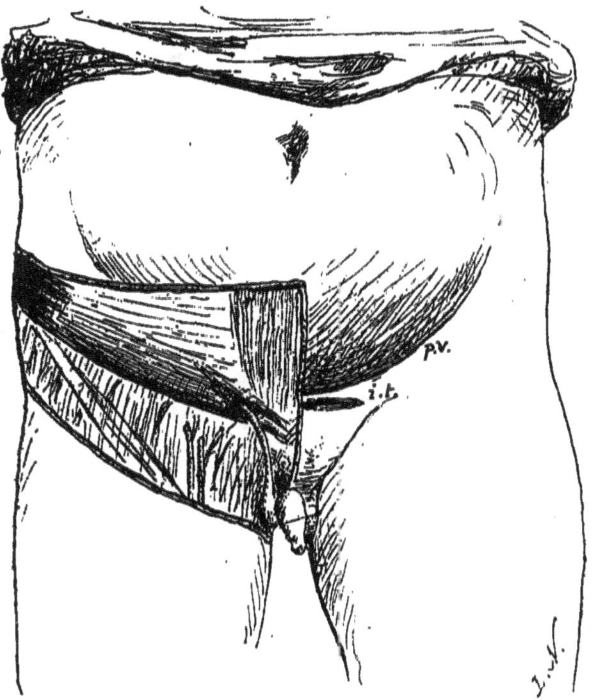

Fig. 1. — Enfant de huit mois.
L'orifice externe du trajet inguinal est sensiblement à la hauteur du pli de Vénus.

*
* *

La peau ne présente rien de particulier à signaler, si ce n'est la richesse de ses fibres musculaires lisses de constitution, qui tendent à porter la lèvre infé- rieure de l'incision transversale en entropion, particularité dont il faut tenir compte quand on affronte les lèvres de la plaie.

La couche de tissu cellulaire est copieusement adipeuse ; nous l'avons trouvée souvent, chez quel-

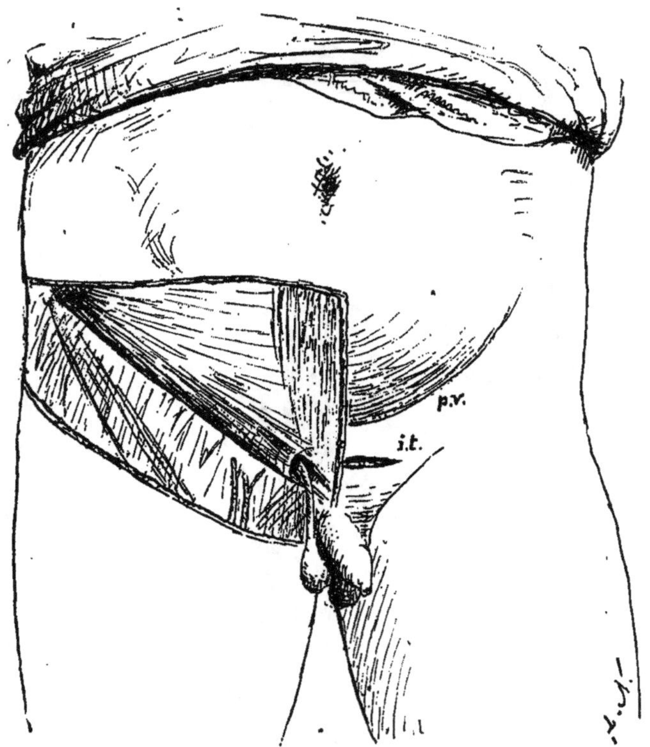

Fig. 2. — Enfant de quatre ans.
L'orifice externe du trajet inguinal est notablement descendu et occupe le milieu de la distance qui sépare le pli de Vénus d'un plan rasant la branche horizontale du pubis.

ques-uns de nos opérés du premier âge, épaisse de près d'un centimètre.

Le fascia superficialis est souvent masqué par cette couche adipeuse, mais on le trouve toujours avec son dédoublement en deux membranes, dont l'une passe directement du ventre à la racine de la cuisse, et dont l'autre, insérée à l'arcade de Fallope, se continue sur les enveloppes du cordon, contribuant à la formation de ce qu'on a appelé le *fascia de Cooper*.

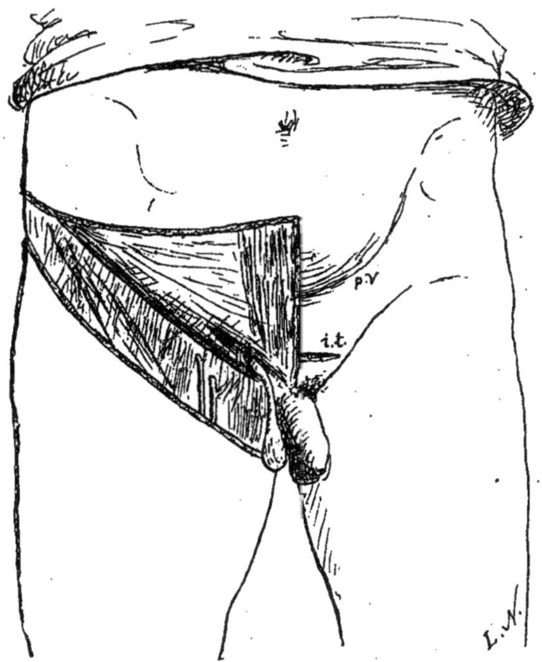

Fig. 3. — Enfant de quatorze ans.
L'orifice externe est à peu près aussi bas que chez l'adulte; il dépasse de peu un plan rasant les branches horizontales du pubis.

C'est sous le fascia superficialis que s'engage, en dehors de l'orifice externe du trajet inguinal, l'artère sous-cutanée abdominale.

L'incision transversale que nous avons adoptée pour l'exécution de l'opération radicale, ne coupe aucune artère, dans la grande majorité des cas : l'artère sous-cutanée abdominale étant en dehors et les artères honteuses externes se distribuant beaucoup plus bas.

C'est donc à sec qu'on arrive sur l'aponévrose superficielle, qui sert d'enveloppe au muscle grand oblique, s'insère avec lui sur la lèvre antérieure de l'arcade crurale et qui possède, dès les premiers mois de la vie, une texture très nette et une structure assez résistante.

Quand on a enlevé cette aponévrose, ou quand, au cours de l'opération, on l'a ouverte, on ne peut pas dire qu'on voit encore l'orifice inguinal externe. Cet orifice est en effet voilé par un revêtement fibreux adhérant à son pourtour et enveloppant, à leur émergence de la paroi, les éléments du cordon avec la hernie.

Les origines de ce revêtement fibro-cellulaire sont multiples : le fascia superficialis, une expansion de l'aponévrose d'enveloppe, souvent même quelques tractus émanés de l'aponévrose même du grand oblique, tout cela concourt à constituer une sorte de gaine celluleuse, sous laquelle les faisceaux du crémaster et la gaine fibreuse commune sortent de la paroi abdominale, dissimulant ainsi l'orifice inguinal externe, si peu visible déjà dans les conditions anatomiques normales.

Entre cette enveloppe celluleuse et la gaine fibreuse commune des éléments du cordon, on voit nettement, surtout chez les enfants, les deux bandelettes du muscle crémaster dont l'interne rejoint profondément l'épine du pubis, et dont l'externe, plus forte, s'engage derrière l'arcade de Fallope dans la direction de l'épine iliaque.

Ces deux organes contractiles ne servent pas seulement à protéger le cordon, ils réalisent, par leur contraction, chez le sujet sain, une occlusion parfaite et comme *étanche* du trajet inguinal pendant l'effort.

L'orifice externe du trajet inguinal est situé sensiblement à l'union d'une ligne verticale élevée à l'union des deux tiers externes et du tiers interne de l'arcade de Fallope.

C'est une ouverture elliptique, dont l'axe incliné suit la direction des fibres du muscle grand oblique. En fait, il est constitué par l'écartement de l'aponévrose d'insertion de ce muscle.

On donne le nom de *Piliers* aux sangles fibreuses qui marquent les bords de cet écartement, et on distingue un pilier interne et un pilier externe.

Le *Pilier externe* constitue l'insertion de l'aponévrose sur la lèvre externe de l'arcade de Fallope et sur l'épine du pubis, il est incurvé en bas, tandis que le *pilier interne* est parfaitement rectiligne. Ses fibres inférieures dépassent l'épine du pubis et s'entre-croisent devant la symphyse avec les fibres correspondantes du pilier externe opposé (fig. 4). Mais c'est surtout pour le pilier interne que l'entre-croisement avec les fibres du côté opposé est remarquable. Ces fibres dépassent même le lieu de cet entre-croisement et vont s'insérer au-dessous de l'épine du pubis, de l'autre côté, contre le tubercule d'insertion du premier adducteur.

La boutonnière fibreuse constituée par l'écartement de l'aponévrose du grand oblique est plus ou moins longue ; elle est garnie, à son angle supérieur, par des tractus fibreux semi-circulaires, les *fibres arciformes*, qui n'ont pas seulement pour objet d'empêcher l'écartement de la fente, véritables *points d'arrêt*, mais encore de fermer en avant une partie du trajet inguinal et de contribuer à en faire, en quelque sorte, un canal complet partout.

Mais cette constitution d'un véritable canal est

effectuée surtout par un système de rubans aponévrotiques, dont l'ensemble a été décrit sous le nom
de *pilier postérieur* et qui est appelé aussi ligament
de Colles.

Tandis que le pilier interne et le pilier externe
sont obliques en dedans, le pilier postérieur est

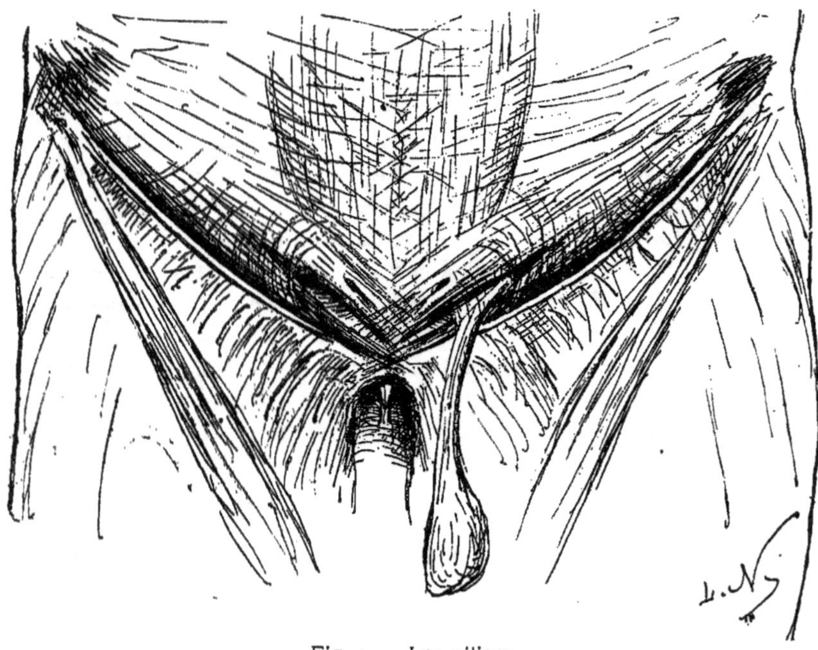

Fig. 4. — Les piliers.

oblique en dehors, suivant une direction perpendiculaire à l'axe des piliers de la façade.

Il n'a certes ni l'épaisseur, ni la résistance des
autres piliers, mais il est solide, il est surtout continu, et si ses origines sont assez difficiles à découvrir par la dissection, sa terminaison dans le ligament
de Gimbernat et à la partie postérieure de l'arcade
de Fallope est aisée à constater.

Il résulte de cette disposition réciproquement perpendiculaire des trois piliers la formation d'un véritable tunnel, dont la paroi postérieure et le plancher sont constitués par le ligament de Colles, la paroi antérieure par le pilier externe et la paroi interne par le pilier interne et ses fibres de renforcement.

Mais ces trois éléments de la charpente ne sont pas aussi nettement séparés que la clarté de la description exige que l'anatomie nous les montre.

Le ligament de Colles échange des expansions fibreuses avec les piliers interne et externe, de façon à faire un cloisonnement à peu près continu au canal que les éléments du cordon traversent. On peut se rendre compte de ces choses, quand on explore une hernie à large ouverture.

Le plancher (ligament de Colles et arcade de Fallope) est solide, ainsi que la paroi interne. Seule la paroi externe est irrégulière et permet de sentir des arrêtes et des lacunes verticales, constituées par les interstices des muscles de la paroi.

C'est là, en effet, le second point faible du trajet inguinal, c'est par ces fentes que s'engagent parfois les viscères qui y refoulent le péritoine pour produire les hernies *interstitielles* et les hernies *para-inguinales* . Nous avons dit que ce n'est que le second point faible : c'est pour cela que les hernies que nous venons de citer sont exceptionnelles et ne se produisent que dans les cas où la large baie directe de l'orifice inguinal externe est fermée soit par une malformation rare de l'aponévrose du grand oblique, soit par l'obstruction de l'orifice externe par le testicule ectopié.

A l'état normal, le doigt peut s'engager dans le trajet inguinal, mais il y pénètre à peine.

Chez les sujets atteints de hernie, il s'engage à la

suite de l'intestin refoulé, et il y évolue avec assez d'aisance pour pouvoir explorer non seulement la disposition du trajet, mais encore l'orifice interne, et déterminer l'état du cordon, la position de l'artère épigastrique, etc.

Chez l'adulte, cette artère est grosse et on en perçoit presque toujours les battements, si l'on a soin de prendre le sac très bas dans les bourses, de le refouler, de l'invaginer dans l'abdomen, de façon à pouvoir, ayant dépassé l'ouverture, ramener le doigt d'arrière en avant pour comprimer les vaisseaux contre le bord externe ou interne de l'orifice profond du trajet inguinal, suivant que la hernie est oblique ou directe.

Chez l'enfant, la perception des battements de l'artère est souvent impossible, soit que le doigt ne puisse pas s'engager assez loin dans l'abdomen, soit plutôt que l'artère, étant très petite, échappe à toute constatation.

Dans tous les cas, chaque fois que j'ai pu la sentir, c'est *toujours en dedans* qu'elle se trouvait battre ; je parle des enfants.

L'artère épigastrique limite en dedans l'orifice interne du trajet inguinal et la légère saillie qu'elle fait sous le péritoine transforme la séreuse en un godet plus ou moins profond, par le fait du passage des vaisseaux spermatiques qui viennent d'en haut et du canal déférent qui se dirige vers le petit bassin et tous se réunissent intimement en ce point et s'accrochent, pour ainsi dire, l'un à l'autre par l'opposition de leur courbure. Ce petit godet qui siège quelque peu au-dessus de l'orifice interne et qui marque le croisement des vaisseaux spermatiques, de l'artère épigastrique et du canal déférent, marque aussi l'origine du trajet inguinal immédiatement au dehors et au-dessous de ce triple croisement.

Les trois fossettes péritonéales que l'on décrit avec soin à l'occasion des hernies de l'adulte, ne nous paraissent pas avoir une grande importance au point de vue de l'évolution des hernies des petits sujets, car c'est toujours la fossette inguinale externe qui livre passage à leurs hernies, si nous nous en rapportons à ce que nous avons vu jusqu'ici.

Nous n'avons, en effet, jamais rencontré un exemple de la hernie directe chez l'enfant. Et d'ailleurs, que la hernie soit *directe* ou *indirecte*, qu'il s'agisse d'un adulte ou d'un enfant, la détermination de la variété n'a d'intérêt pratique qu'au point de vue du sens dans lequel on doit faire le débridement, afin de ne pas blesser l'artère épigastrique.

Or ce point, important au point de vue de la kélotomie, est négligeable ou à peu près dans l'opération de la cure radicale, puisque c'est toujours par le haut qu'on débride et qu'on élargit l'ouverture, quand les circonstances obligent le chirurgien à ouvrir le canal dans sa longueur pour s'éclairer.

L'orifice interne du trajet inguinal répond directement à la fossette externe : une aiguille engagée d'avant en arrière au milieu de la baie inguinale externe tombe à peu près sur le milieu de l'orifice interne. Chez le très jeune enfant, le trajet inguinal est beaucoup moins oblique qu'il le sera plus tard, après le développement des ailes de l'os iliaque.

Les viscères sortent donc directement. Nous verrons, à l'occasion des syptômes, quelle est la conséquence de cette disposition au point de vue de l'aspect des hernies dans les premiers mois de l'existence.

Cette dernière dépression est le vestige du canal péritonéo-vaginal que le testicule a traversé, en sortant du ventre, pour descendre dans les bourses.

Quand le canal s'est effacé, le petit infundibulum persiste; Ramonède en a démontré la constance.

Si l'effacement n'a pas eu lieu, et qu'il reste soit une voie large, soit un simple canalicule, l'entonnoir est plus nettement accentué : c'est en réalité l'aggravation du point faible et, comme on l'a dit, l'*amorce* des hernies, qui pourront se produire à travers le trajet inguinal.

Ce n'est pas seulement, en effet, dans une dépression de la séreuse péritonéale que le testicule a laissé la trace de son passage. Il a refoulé également le *fascia transversalis* et a passé sous le muscle transverse et le petit oblique, et ces deux muscles exercent une action dynamique incontestable sur la lèvre supérieure d'une ouverture en boutonnière, que la foulée de l'effort des viscères pourra élargir et dans laquelle une hernie s'engagera.

Soit qu'elle refoule et fasse, comme on dit, glisser le péritoine, soit qu'elle pénètre et distende un canalicule péritonéo-vaginal persistant et qu'elle le transforme en une large voie de communication entre la cavité abdominale et le dehors, cette boutonnière demi-musculaire aurait, si nous ne nous trompons pas, une valeur qu'elle ne possède, à coup sûr, pas chez les adultes, au point de vue des accidents auxquels la hernie est exposée.

Dans les premières années, elle n'a pas eu le temps, comme chez l'adulte, de se distendre et de se forcer. Elle est encore surtout libre d'adhérences avec ce tissu scléreux que l'on voit si souvent, dans la dissection des hernies anciennes, épaissir le collet et le fixer, définitif et béant, dans le trajet inguinal. Cette boutonnière est donc encore soumise à l'action des fibres musculaires qui la constituent en partie. Qui sait si la sévérité de l'étranglement, la violence et la gravité des symptômes, le danger formidable de la situation que tous les auteurs ont signalés, comme caractéristiques de cette hernie inguinale congénitale des adultes, ne sont pas en rapport avec la conservation de cette contractilité et surtout avec sa transmission intégrale à travers une séreuse que le va-et-vient intestinal d'une hernie habituelle n'a pas encore modelée, travaillée et durcie ?

La hernie sort, dans les cas de ce genre, pour la première fois, et sa sortie est subite.

L'orifice interne est un passage étroit, dont les bords ne sont pas émoussés par les alternatives de sortie et de réduction de l'intestin et l'étroitesse de cet orifice se rétrécit encore de toute la contraction des muscles dans lesquels elle est, en quelque sorte, taillée. N'y a-t-il pas là l'explication de ces lésions intestinales précoces qui, quelque empressement qu'on ait mis à agir, entraînaient souvent la mort du malade adulte ?

La grande rareté des accidents d'étranglement nécessitant la kélotomie chez les enfants, dont l'intestin est souple et petit, l'action on pourrait dire héroïque de l'anesthésie chloroformique, la rentrée spontanée de la hernie souvent sous l'influence du premier coup de bistouri, quand on s'est décidé à intervenir, tout cela ne témoigne-t-il pas en faveur d'un agent d'étranglement différent des arêtes saillantes, dures, inextensibles, *statiques*, pour ainsi dire, du collet des sacs herniaires et ne serions-nous pas autorisés à admettre l'action d'un obstacle *dynamique*, spasmodique, l'intervention d'un agent musculaire d'étranglement ?

Entre le péritoine pariétal et le muscle du transverse, dans la zone des fossettes inguinales et la face postérieure du muscle transverse, se trouvent deux membranes, d'importance inégale : le *fascia propria* et le *fascia transversalis*. C'est ce dernier qui, refoulé par le testicule pendant l'avant-dernière étape de sa migration, constituerait la gaine fibreuse commune du testicule et du cordon, tandis que le fascia propria formerait précisément la lamelle celluleuse, immédiatement contiguë au sac, lamelle sur laquelle sont fixés les éléments du cordon.

Tel est l'avis de Kœlliker et de la plupart des anatomistes contemporains.

* *

Le CORDON traverse le trajet inguinal et nous avons peu de choses à en dire, car ce n'est pas là qu'il offre de l'intérêt au point de vue des indications chirurgicales que les hernies présentent.

Les éléments du cordon sont le canal déférent, l'artère et les veines spermatiques ; ces dernières sans constituer le riche plexus veineux qu'on observe chez les sujets de l'âge adulte, forment déjà, dès les premiers jours de la vie, un lacis important de vaisseaux dilatés, largement anastomosés qui accompagnent le canal déférent et entourent l'artère. Ils sont plongés dans une atmosphère celluleuse, à laquelle se distribuent l'artère funiculaire et l'artère déférentielle, qui sont les véritables artères nourricières du cordon, l'artère spermatique n'émettant aucune branche, avant d'être arrivée au voisinage de l'épididyme et du testicule.

Pour mémoire, nous devons signaler les petits filets nerveux qu'on ne voit certes pas pendant l'opération, mais dont la conservation est la conséquence forcée de la minutieuse dissection, qui a pour objet d'isoler intégralement le sac herniaire.

Enfin, au milieu du cordon, on découvre souvent un petit ligament fibreux, que J. Cloquet a bien vu et a fait dessiner, vestige de la régression du canal péritonéo-vaginal oblitéré. M. Poirier l'a cherché et l'a rencontré dans un grand nombre de ses dissections.

Mais ce n'est pas à l'état normal qu'il faut s'adresser pour bien voir le *ligament fibreux de Cloquet*. C'est au-dessous du sac des hernies congénitales funiculaires et dans l'axe de leur expansion qu'il est surtout visible. On le reconnaît à la résistance qu'on perçoit, au moment de la décortication de l'extrémité inférieure de cette enveloppe séreuse.

Le fait, qu'il n'ait pas été résorbé et qu'on le sente aussi nettement, est comme le corollaire de la persistance de la partie supérieure du canal péritonéovaginal, où s'est engagé la hernie.

Tous ces éléments du cordon sont enfermés dans une enveloppe résistante, la *gaine fibreuse commune*.

La gaine fibreuse commune, dans la structure de laquelle Rouget, de Montpellier, et M. Lannelongue ont cru découvrir des fibres musculaires lisses, le crémaster interne, est une expansion du fascia transversalis.

L'épaisseur en est des plus variables : tantôt elle est constituée par une simple lame celluleuse, à travers laquelle, au cours de l'opération, on aperçoit par transparence la teinte bleutée des veines spermatiques, tantôt elle est épaisse, opaque et d'une résistance voisine de la rigidité. Son épaisseur nous a semblé toujours être en rapport avec le développement du muscle crémaster.

Chez les filles, la gaine fibreuse mériterait plutôt le nom de gaine celluleuse, car elle est mince et fuyante, et ce n'est pas en s'orientant sur elle qu'on découvre le sac quand on opère, la hernie rentrée dans l'abdomen.

Ce n'est pas d'ailleurs sur les caractères physiques de cette gaine qu'il convient de s'appuyer pour affirmer ou pour nier les rapports d'origine qu'elle a avec le *fascia transversalis*.

A l'état normal, cette gaine fibreuse envoie intérieurement des jetées de tissu cellulaire qui soutiennent et fixent les éléments du cordon. Mais, c'est surtout dans les cas d'ectopie testiculaire que ces expansions sont résistantes. Ce sont alors de véritables brides qu'il faut sectionner au fur et à mesure qu'on déplisse l'enroulement des éléments du cordon et qu'on attire le testicule plus en bas.

Cette gaine fibreuse du cordon fait forcément partie des enveloppes de la hernie inguinale congénitale, c'est-à-dire de la hernie engagée dans la voie péritonéo-vaginale, qui ne s'est pas fermée après la migration du testicule au dehors. Mais est-elle spéciale aux hernies de cette origine et est-il absolument impossible, comme on l'a prétendu théoriquement et sans preuves, que des hernies acquises s'y engagent jamais?

En dehors des cas en effet où il existe un sac préformé, pourquoi les viscères ne profiteraient-ils pas de l'amorce péritonéale pour passer au dehors, à la faveur de la laxité du tissu cellulaire qui entoure les éléments du cordon dans ce canal fibreux? Pour notre part, nous croyons qu'il n'est pas impossible qu'il en soit ainsi, et si nous estimons qu'une hernie développée en dehors de la gaine fibreuse commune, est assurément une hernie acquise, nous demandons pourquoi on ne trouverait pas également dans cette gaine du cordon des hernies qui ne seraient pas congénitales et qui, sans profiter d'un canal préexistant, auraient refoulé le péritoine, dissocié les éléments du cordon et se seraient comportées, dans le canal de la gaine fibreuse commune, comme des hernies congénitales funiculaires.

Nous ne parlons, bien entendu, que de ce que nous avons observé chez les enfants. L'adhérence de la gaine fibreuse du cordon à la partie inférieure de la boutonnière musculo-aponévrotique et sa conti-

nuité avec le fascia transversalis font bien comprendre que, si la hernie emprunte à cet âge, la voie
funiculaire de préférence à tout autre cheminement
dans le trajet inguinal, c'est que cette voie est la
plus simple, la plus directe, la plus commode.

Pour nous, nous n'avons pas encore opéré de
hernie sans avoir eu à ouvrir la gaine fibreuse du
cordon, soit que la hernie se soit frayé un chemin,
comme nous ne croyons pas la chose impossible,
en refoulant le péritoine le long des vaisseaux spermatiques et du canal déférent, soit plutôt que l'intestin ait emprunté un trajet préexistant, le canal
péritonéo-vaginal incomplètement oblitéré, ce qui
nous semble être le mécanisme ordinaire de la production des hernies de l'enfance.

PHYSIOLOGIE PATHOLOGIQUE

Nous sommes d'autant plus à l'aise pour émettre l'opinion qui précède, que nous possédons la certitude que l'immense majorité — je serais même tenté de dire la totalité — des hernies inguinales de l'enfance appartient au type des hernies congénitales.

C'est par une voie demeurée ouverte après la traversée du testicule que l'intestin s'engage, tantôt d'emblée dans les premiers jours de la vie, tantôt plus tard, après un laps de temps pendant lequel les parents n'avaient aucune raison de soupçonner la persistance du canal péritonéo-vaginal.

C'est alors, soit à l'occasion des efforts de la station debout, de la marche, des cris et du jeu, soit sous l'influence de certaines maladies dites *maladies à toux*, que l'intestin s'engage dans le point faible, que marque l'infundibulum de la fossette externe.

Le premier pas est fait et les choses vont aller vite : les viscères forcent, ils élargissent, ils abaissent ce qui n'était d'abord qu'un conduit canaliculaire, ils le modèlent sur leur volume et sur leur forme, ils en font une enveloppe, une poche, le *sac*, en un mot, d'une hernie qui ne diffère des autres que par les origines de la séreuse qui la revêt.

Nous avons parlé de la migration du testicule, du trajet qu'il laisse plus ou moins ouvert après son passage ; nous avons répété que ce trajet offre une voie toute prête à l'engagement des viscères et prépare ainsi la formation d'une hernie inguinale.

Les anciens avaient bien mentionné des *descentes* qui se font dans la poche du didyme, mais il appartenait aux travaux de Hunter sur l'évolution du testicule de faire sortir ces faits de la classe des singularités chirurgicales, pour les faire rentrer dans l'ordre des réalités scientifiques.

Formé dans la région lombaire, le testicule s'avance vers l'aine et arrive au septième mois de la vie intra-utérine, dans le voisinage de la paroi abdominale antérieure, un peu au-dessus de ce qui sera l'orifice interne du trajet inguinal.

Dans ce parcours, il a refoulé devant lui le péritoine lombaire sous lequel il a été formé. Il l'a tiré et effilé, transformant ainsi ce soulèvement péritonéal, primitivement sessile, en un cylindre et ce cylindre en un corps pédiculé dont la tubérosité est le testicule et dont le pédicule, qui contient les vaisseaux spermatiques, a reçu le nom de *mésorchium*.

Ce méso s'allonge à mesure que le fœtus grandit et que le testicule avance. Son évolution ne s'arrête même pas, quand le testicule est arrivé au niveau de l'orifice inguinal interne.

Nous touchons à la fin de la vie intra-utérine. Le testicule est alors séparé de l'orifice interne du trajet inguinal, dont la charpente s'est achevée dans le développement du reste de la paroi, par le péritoine pariétal.

Que se passe-t-il alors?

Le testicule déprimerait le péritoine pariétal et d'autorité le refoulerait devant lui, à travers le trajet inguinal.

La séreuse qui recouvre le testicule et la séreuse du péritoine pariétal refoulé se correspondraient alors par leur surface endothéliale, la première en dépit de son origine pariétale lointaine étant devenue par l'intimité de ses rapports avec l'organe mâle un véritable péritoine viscéral, la seconde n'ayant pas cessé d'être un revêtement pariétal et étant destinée à rester telle, quand l'évolution du testicule sera terminée et qu'elle occupera le scrotum, sous le nom de tunique vaginale.

On admet généralement la réalité de ce travail compliqué, qui n'est pas toujours facile à comprendre avec le mécanisme, dont la description est classique.

Au *gubernaculum testis* on a attribué le mérite de la force constante et de la direction impeccable qui font que le testicule va droit à sa destination, le fond des bourses, les rares ectopies testiculaires ne représentant qu'un exceptionnel moment d'oubli chez ce fidèle serviteur de la migration.

Un fait est certain, c'est qu'à un moment donné, et d'une façon temporaire, la cavité vaginale communique avec la cavité péritonéale.

Ce qui est moins connu c'est le mécanisme par lequel cette communication a lieu.

S'agit-il vraiment du refoulement progressif de la séreuse abdominale par un organe bien gouverné dans le sens de ses destinées physiologiques, qui l'appellent au dehors?

Mais, si la migration intra-abdominale du testicule, progressive entre la région lombaire où il est apparu et l'orifice interne qu'il avoisine à la fin de la vie fœtale, est lente, régulière et subordonnée au développement de l'organisme, l'observation nous apprend que sa descente définitive au fond des bourses se fait, dans la grande majorité des cas, dans les heures qui suivent la naissance rapidement et comme d'un seul coup.

Or comment concilier cette rapidité de l'étape

finale avec les conditions d'un travail de développement continu et de refoulement progressif?

On a été amené, dans ces dernières années, à
admettre que la cavité vaginale se forme par un processus indépendant de la migration du testicule.

M. Bramann, il y a dix ans, reprenant une théorie
de Roser, avait admis l'indépendance de formation
de la tunique vaginale, en s'appuyant sur une série
de faits dans lesquels une séreuse testiculaire large
et complète existait jusqu'au fond des bourses, alors
que le testicule avait été arrêté dans sa descente.

Il y aurait, si j'ai bien compris, une traction du
péritoine au voisinage de l'orifice interne et l'agent
de cette traction serait précisément le *gubernaculum
testis* auquel on attribue d'ordinaire, dans toute l'évolution physiologique du testicule, un rôle autrement
capital, un rôle qui est une absurdité flagrante de
mécanique, puisque cet agent de déplacement, ce
moteur, a ses points d'appui à contre-sens et ses pré-
tendus points d'application sans contact direct avec
la masse qu'il doit mouvoir.

Il y a dans la théorie du gubernaculum conduisant
le testicule une telle quantité de contradictions que
ce que M. Bramann fait appeler *sa* théorie bénéficia
de l'horreur instinctive que l'absurdité nous inspire.
Elle fut accueillie avec une certaine faveur, qui tenait
du soulagement, non pas parce qu'elle était meilleure, mais parce qu'elle était autre.

C'est certainement à ce titre que beaucoup de
chirurgiens l'ont adoptée.

Le chirurgien allemand aurait vu, dans un certain
nombre de cas, une vaginale bien constituée dans les
bourses alors que le testicule était retenu dans le trajet et, sans nous dire s'il s'agissait d'un testicule fixé
dans son ectopie ou simplement arrêté dans la route
qu'il doit parcourir, il n'hésita pas à conclure à l'in-

dépendance de la formation de l'enveloppe du testicule. Il ne fut pas en peine un seul instant pour imaginer une petite cavité séreuse, qui, formée dans le scrotum, n'attendait que l'arrivée du testicule pour s'ouvrir devant lui, le recevoir et s'isoler aussitôt après de la cavité péritonéale.

Avec la théorie du gubernaculum c'est le comble de l'ingéniosité, avec la théorie de MM. Roser et Bramann, c'est le comble de la prévoyance, que l'on attribue à la complaisante nature.

Il ne serait pourtant pas indifférent de savoir si, dans les cas cités par M. Bramann, le testicule ne serait pas remonté après avoir fait un séjour plus ou moins prolongé dans la vaginale. Les exemples de rentrée du testicule dans l'abdomen ne sont, on le sait, pas absolument rares.

Je veux bien admettre cependant que le testicule n'a jamais franchi le trajet et que la vaginale est bien formée. par une séreuse qui ne doit rien à personne.

Je veux bien admettre aussi le chiffre des faits de vaginales qui ont été rencontrées bien constituées et indépendantes, sans que le testicule y soit logé, mais j'ai le droit de demander au chirurgien allemand de vouloir bien compter, pour les mettre en regard de ses chiffres, les cas dans lesquels le testicule n'étant pas descendu, le vaginale n'existe pas. Or le nombre de ces cas est infiniment plus élevé que celui des faits observés par M. Bramann. Que les chirurgiens d'ici et du dehors, qui opèrent souvent des ectopies testiculaires, nous répondent et qu'ils nous disent combien de fois il leur est arrivé de trouver des loges vaginales bien agencées, dans lesquelles ils n'ont eu qu'à installer le testicule.

N'y a-t-il pas là la preuve que le testicule est en réalité pour quelque chose dans la préparation du logis qu'il occupe?

Pour nous, nous n'avons pas encore observé une telle chose et nous pensons qu'il n'y a pas lieu de formuler une théorie générale d'après les quelques faits singuliers que M. Bramann a pu relever.

Pour que la théorie dont nous venons de parler ait quelque raison, il faudrait qu'on nous montre une cavité vaginale bien close, occupant dans le scrotum la situation qu'elle doit avoir et exempte de toute connexion avec le péritoine dont on déclare qu'elle ne dépend pas, et le testicule qu'elle attend.

Si d'ailleurs, c'est de la sorte que la cavité vaginale se crée, ce n'est pas seulement à l'occasion de l'accident rare des ectopies testiculaires qu'il faut nous en démontrer l'indépendance de formation ; c'est dans le cours normal des choses, sur des fœtus de six, sept ou huit mois, qu'il est indiqué de suivre pas à pas et de décrire l'évolution de ce travail. Ce ne sont ni les sujets, ni les occasions qui manquent.

Que le testicule trouve à la naissance un logis tout prêt à le recevoir, ou qu'il le prépare, l'agrandisse, le modèle et s'y adapte, il y a toujours une question qu'on n'a pas encore résolue : d'où tient-il la force qui lui permet d'exécuter ce travail?

Le *gubernaculum* peut sans doute imprimer une certaine direction au mouvement ; à coup sûr, il ne le produit pas.

La tension des viscères dont le volume augmente, en même temps que la paroi abdominale, béante chez l'embryon, se ferme dans le cours de la seconde moitié de la vie fœtale, expliquerait peut-être l'engagement du testicule à travers un point faible, mais il faudrait que cet organe témoignât de quelque initiative et s'y prêtât, et tout le monde est d'accord pour lui attribuer une passivité absolue.

Mais le testicule ne porterait-il pas en lui, précisément, la force qui commande à sa migration? N'y a-t-il pas dans la constitution du mésorchium, dès les premières semaines de la vie de l'embryon, l'explication principale de la cause et du sens de cette évolution même ?

Dans un mémoire sur les *Hernies du cæcum*, publié par M. Tuffier dans les *Archives de Médecine* en 1887, nous trouvons cette proposition, à laquelle on n'a fait guère attention et qui a pour nous la valeur d'une loi : « Ce sont, dit-il, les vaisseaux qui, là (il s'agit des ligaments du cæcum), comme dans tous les autres organes, commandent le trajet des séreuses. Leur description exacte doit donc précéder et dominer celles de toutes les cavités closes et, en particulier, celles du péritoine. »

Or pourquoi n'admettrait-on pas, de même que les vaisseaux mésentériques président à la formation du mésentère, que ce sont les vaisseaux spermatiques qui président à la formation du mésorchium, que son agrandissement est la conséquence de leur croissance, et que son allongement n'a pas d'autre cause que cette force physiologique bien connue de l'expansion excentrique, qui pousse le développement des organes et des néoplasmes dans le sens des vaisseaux qui les alimentent ?

Le testicule serait donc *activement poussé* en avant et en bas par le développement de son artère spermatique.

Il y a, à l'appui de cette opinion, un argument pathologique qui n'est pas sans intérêt.

On sait, depuis les travaux de Godart, de Follin et de Goubaux que le testicule en ectopie est dépourvu de spermatozoïdes.

Le fait est généralement exact, mais on l'interprète mal, selon nous, en estimant que c'est à sa seule erreur de position qu'il faut attribuer son infécondité.

Or, cette infécondité tient à des altérations ou

plutôt à des arrêts de formation, qui ont été bien décrits par Godart et par Follin. Pourquoi n'admettrait-on pas, là comme ailleurs, que ces altérations du parenchyme dérivent d'une insuffisance de la nutrition?

En vertu de quelle grâce efficace un testicule, abaissé de quelques centimètres, possèderait-il, au delà de l'orifice inguinal des vertus dont il était dépourvu en deçà ?

Ce n'est certes pas par le fait de l'abaissement au fond des bourses que le testicule infécond récupèrera ses qualités fonctionnelles, car il a grandes chances d'y garder ces altérations de tissu que le temps a rendues définitives et qu'on a pu comparer à celles du testicule des vieillards.

Chez l'enfant il n'en est vraisemblablement pas toujours ainsi et il n'y a sans doute pas lieu de désespérer de l'avenir, mais il serait peut-être aussi imprudent de trop promettre, car la pratique de l'orchidopexie chez les enfants est, en vérité, de date trop récente pour qu'on puisse, à l'heure actuelle, en apprécier les résultats au point de vue de la virilité.

Quoi qu'il en soit, cette ectopie de l'organe n'est pas la cause de l'atrophie : ectopie et atrophie, ce sont là des conséquences parallèles d'une insuffisance de la nutrition. Et c'est si bien l'artère, qui non seulement alimente, mais encore pousse excentriquement le testicule, que, dans les cas où ses branches épididymaires ont présenté un développement extrême à l'exclusion des autres, on voit l'épididyme et le canal déférent pousser en avant leur marche migratrice et aller occuper le fond des bourses avec une vaginale suffisante qu'ils ont créée, le testicule étant resté en route, avec un double arrêt dans son itinéraire et dans son développement.

Follin et Deville ont appelé l'attention sur des cas qui ne sont pas très rares et auxquels on doit rattacher beaucoup de faits notés sous la rubrique de *testis deficiens*. D'une nature analogue serait le cas que M. Berger a fait dessiner d'un testicule ectopié avec un canal déférent et un épididyme déroulé en une anse énorme dans le sac d'une hernie congénitale testiculaire.

L'expansion excentrique du testicule et sa direction vers le dehors produite par les vaisseaux dont le mésorchium accompagne avec docilité le développement, telle serait donc, pour nous, la principale cause de l'évolution testiculaire et la création de la cavité vaginale résulterait tout simplement du refoulement du péritoine pariétal, suivant la doctrine généralement admise.

Nous ne serions d'ailleurs pas éloigné de croire que l'existence d'une vaginale indique à coup sûr que le testicule a séjourné au fond des bourses et que si on ne l'y trouve pas toujours à la naissance, cela ne signifie pas qu'il ne l'a pas encore atteinte, mais peut-être qu'il l'a quittée.

L'organisme du petit être est à la naissance l'objet d'une révolution formidable.

En quelques secondes, sans transition, brusquement, les conditions de la vie fœtale sont supprimées et le jeu de la vie respiratoire commence.

Un saisissement à la première impression de l'air, une sorte de sidération réflexe, auxquels succède une inspiration profonde suivie du premier cri, tout cela ne suffirait-il pas pour expliquer la rentrée du testicule, dont la ressortie pourra fort bien ne s'effectuer que plus tard ?

Il y a, dans ce sens, une recherche qu'il appartient aux accoucheurs de faire, mais à laquelle on n'a pas songé jusqu'à présent, au milieu des préoccupations de tout autre ordre qui absorbent l'attention au moment de la délivrance.

Dans un bon nombre de cas le testicule occupe
sa loge vaginale plus ou moins longtemps avant la
naissance. Nous avons vu qu'il est parfois en retard,
en dehors de tout état pathologique, pour occuper
la situation qu'il doit garder définitivement dans les
bourses.

M. Féré, qui a dirigé d'intéressantes recherches
dans ce sens, a reconnu qu'avant la fin du premier
mois de la vie le canal péritonéo-vaginal est fermé,
plus ou moins complètement des deux côtés, dans la
moitié des cas : 34 enfants sur 62.

M. Ramonède, de son côté examinant 215 trajets,
a relevé la persistance du canal péritonéo-vaginal
32 fois, soit 14.4 p. 100. C'est qu'il avait étudié un
bloc comprenant des enfants, des adultes et des
vieillards, et son pourcentage ne contredit nullement
celui de Féré, car avec le temps les occlusions
incomplètes au moment de la naissance se réparent
et s'achèvent. Il y aurait certes un grand intérêt, au
point de vue de la question des hernies inguinales
de l'enfance à faire une sélection et à ne pas envisager les trajets exclusivement à la naissance, comme
Féré, ni indifféremment à tous les âges, comme
Ramonède, mais à se limiter à l'enfance et à l'adolescence. En établissant, par année, la proportion
des oblitérations incomplètes, on verrait ainsi comment se font les adhérences, comment l'occlusion
s'achève, si la coalescence se fait à la fois sur toute
la longueur du canal péritonéo-vaginal, ou si elle
descend de haut en bas vers le testicule, ne laissant
à ce dernier que l'espace nécessaire à son logement.

III

ANATOMIE PATHOLOGIQUE

Nous diviserons, au point de vue anatomo-pathologique, les hernies inguinales de l'enfance en hernies *simples* et en hernies *complexes*.

Pour les hernies simples, nous conserverons la distinction en congénitales et en acquises, bien que l'existence de ces dernières nous semble problématique, ainsi que nous l'exposerons plus loin.

Nous appellerons *complexes* les hernies accompagnées de lésions anatomiques anciennes ou récentes, qui entravent plus ou moins la réduction, provoquent des accidents ou portent avec elles des indications thérapeutiques spéciales. Telles sont les hernies avec adhérences de l'épiploon ou de l'intestin, avec pachy-vaginalite, avec malformations du cœcum et de l'appendice, avec kystes de toute nature, avec présence d'un organe inattendu, l'ovaire, la vessie, par exemple, dans le sac. Mais de toutes les formes de la complication d'une hernie inguinale, la plus fréquente, la plus pénible, la plus délicate et souvent la plus difficile à soigner ou à traiter, c'est sans contredit l'ectopie testiculaire.

SUPERPOSITION DES PLANS

On a décrit bien souvent les diverses couches de tissus superposés à un sac herniaire inguinal :

La peau du scrotum ;

La couche élastique;

Les couches celluleuses ;

L'aponévrose d'enveloppe du grand oblique ;

L'enveloppe fibreuse commune, avec le crémaster, ou le fascia transversalis ;

Le fascia propria ;

Enfin, le péritoine d'enveloppe, sac herniaire proprement dit.

Cette description était certainement acceptable à une époque où la hernie inguinale était envisagée comme une tumeur le plus souvent scrotale, où c'était sur les bourses que portaient les manœuvres du chirurgien, soit quand il se proposait d'appliquer un bandage, soit quand il était dans l'obligation de lever les causes d'un accident d'étranglement et de faire la kélotomie.

L'orientation de la chirurgie a changé de nos jours. C'est surtout sur le pédicule et sur la région des piliers que l'attention se porte, quand il s'agit simplement d'une hernie réductible simple, et c'est le fait de la majorité des cas.

Que la hernie soit petite ou volumineuse, c'est exclusivement sur la zone du pédicule que s'exerce l'effort de toute l'action chirurgicale.

Chez les enfants, dont les hernies ont le plus souvent un sac simple et sont presque toujours réductibles, la région du pédicule est tout : c'est là qu'est le collet du sac, là que sont les piliers, c'est sur ce point nettement limité qu'on opère, pour exciser le sac, lier le collet, suturer les piliers, et, en un mot, fermer le trajet inguinal élargi, de façon à assurer une guérison radicale et définitive.

C'est sur ce point également que la pression du bandage produit, comme nous le verrons, son action curative, non pas seulement en contenant la sortie des viscères, mais encore et surtout, en pressant sur le trajet et en préparant l'accolement des surfaces séreuses du collet.

Ce qu'il y a dans le scrotum nous importe de moins près que ce qui a produit la maladie même, c'est-à-dire la conformation du collet et du trajet.

Les premières opérations radicales de hernie se faisaient sur le globe herniaire lui-même, en plein scrotum. Ce n'était que du fond de la poche, très haut et très loin, qu'on allait dénuder la séreuse du sac, pour en faire la ligature.

On ne tarda pas à s'apercevoir qu'il ne tenait qu'au chirurgien de rendre moins laborieuse cette manœuvre et on releva beaucoup la ligne de l'incision, de telle sorte que le scrotum est partiellement ménagé par la plupart des chirurgiens d'aujourd'hui.

Nous le ménageons encore davantage, puisque nous le laissons absolument en dehors de notre incision. Cette peau ridée, mince, à vitalité médiocre, à recroquevillement facile, se prête mal à une bonne réunion par première intention.

C'est sur les téguments du bas-ventre, dans le haut de la région de l'aine, contre l'hypogastre, que nous pratiquons une incision transversale, dont le niveau répond au milieu même de la baie herniaire.

Dans ces conditions, la superposition des plans sera pour nous d'une description anatomique très simplifiée. Nous ne trouvons, bien entendu, ni le dartos, ni la membrane celluleuse, ni rien qui dépende du groupe des enveloppes communes aux deux testicules, mais, après avoir traversé la couche cellulo-adipeuse, le *fascia superficialis* et l'aponévrose d'enveloppe, nous tombons directement sur l'aponévrose du grand oblique, toujours nette et parfaitement visible, même chez les plus petits.

Nous n'avons pas, comme chez l'adulte, à nous

tromper dans cette superposition d'aponévroses adventices, auxquelles ont donné naissance, en les multipliant souvent, les à-coups de la hernie et la meurtrissure des bandages. Ce sont des tissus jeunes, vierges pour ainsi dire, que le bistouri divise, dans la simplicité d'une anatomie parfaitement normale.

Les artères de la région se distribuent entre la peau et l'aponévrose d'enveloppe du grand oblique.

L'incision généralement employée, parallèle à l'axe du canal inguinal, coupe, à peu près à coup sûr, les deux artères honteuses externes : soit pas moins de cinq ligatures à faire. Ces artères sont remarquablement contractiles ; elles cessent de donner presque aussitôt après leur section, mais se reprennent à verser plus tard et peuvent, dans la journée, compromettre par une hémorrhagie sous le pansement, le succès de l'opération.

L'incision transversale, que nous avons adoptée, ne rencontre aucune artériole ; l'artère sous-cutanée abdominale est en dehors, les artères honteuses externes sont au-dessous. Sur plus de quatre-vingt opérations pour lesquelles nous avons fait noter cette particularité, c'est à peine si nous avons eu à faire dix fois une ligature artérielle.

Le principal avantage est une économie notable de temps, à un âge où les opérations n'ont pas le droit de traîner. C'est donc à sec, à travers une couche épaisse de tissu adipeux, qu'on arrive sur l'aponévrose d'enveloppe du grand oblique.

Au-dessous de celle-ci, dont la sépare une couche lâche de tissu cellulaire lamelleux, on découvre le gaine fibreuse commune, qui renferme le sac herniaire et les éléments du cordon.

On ne la découvre toutefois pas aussitôt : la membrane celluleuse enchevêtrée qui constitue le *Fascia de Cooper* est en rapport avec les deux bandelettes

qui constituent le crémaster et souvent ces bandelettes contractiles se rejoignent et forment autour de
la gaine fibreuse commune une enveloppe musculaire
à peu près continue, ayant parfois plus de 2 millimètres d'épaisseur, qu'il faut exciser avant de pousser l'opération plus loin.

Nous avons remarqué que c'est généralement dans
les hernies de volume moyen et surtout quand le
trajet n'est le siège d'aucune malformation notable,
que le crémaster présente ce développement extrême. Il se voit à peine quand la hernie est volumineuse, ancienne et surtout quand elle est liée à un
vice de conformation de la région.

LES PILIERS ET LE TRAJET

Dans la description anatomique sommaire que
nous avons faite du trajet inguinal, nous avons compris comment, avec le maximum de légèreté, cette
charpente fibreuse procure en même temps que
l'indépendance et la sécurité des éléments du cordon,
une solidité qu'elle doit à l'ingénieux enchevêtrement
des expansions aponévrotiques.

La vie et les fonctions du testicule sont ainsi
assurées par le cordon qui se loge sur une gouttière
fibreuse à peu près complète et demeure, en dépit
des mouvements et des efforts, à l'abri de toute
compression.

Les déformations du trajet ont été de tout temps
signalées dans les hernies. On a bien mentionné le
redressement de l'obliquité du canal inguinal qui
donne l'apparence de hernies directes aux hernies
volumineuses et surtout aux hernies anciennes, mais
l'anatomie pathologique n'a guère été plus loin.

Or, depuis trois ans que notre attention a commencé à être attirée sur ce point, c'est-à-dire sur nos

quatre-vingt-cinq dernières opérations, nous avons consigné soigneusement l'état anatomique des piliers. Voici les résultats que nous avons sous les yeux aujourd'hui et dont on pourra prendre connaissance aux observations.

Dans 85 cas nous relevons :

18 TRAJETS PARFAITS,	c'est-à-dire	21 p. 100.
15 — MÉDIOCRES,	—	17 p. 100.
52 — MAUVAIS,	—	61 p. 100.

Nous appelons *parfaits* des trajets dont l'orifice externe, quoique assez large pour admettre aisément l'extrémité de l'index, présente des piliers à bords épais et solides, vibrant l'un et l'autre sous le doigt, et le serrant énergiquement pendant l'effort.

Au-dessus de cet orifice, l'aponévrose du grand oblique est forte, continue, sans éraillure, avec un lacis plus ou moins riche de fibres arciformes.

Ce sont, pour le dire tout de suite, de tels piliers que nous avons trouvé dans les hernies, assez rares dans l'enfance, qu'on appelle hernies à accidents.

A peu près chaque fois que nous avons eu à faire la kélotomie, avant de pratiquer l'opération radicale, ce sont de *bons piliers* que nous avons rencontrés (fig. 5).

Nous appelons *médiocres*, des trajets qui se présentent sous l'apparence que voici :

L'orifice externe est plus ou moins large, mais ce qui frappe surtout, ce n'est pas la dilatation de l'orifice externe, mais l'état des piliers, qui sont minces, comme membraneux et peu résistants ; leur bord libre est tranchant, et le doigt qui perçoit cette sensation les refoule sans les faire vibrer, tant ils sont peu tendus.

A l'occasion des cris et surtout pendant l'effort, que fait le petit malade couché, pour se relever sur son séant, ils se rapprochent encore, ils s'appliquent sur le doigt, mais sans produire cette striction que nous avons mentionnée à l'occasion des *bons* trajets, dont les piliers se rapprochent et se joignent à la façon des cordes vocales.

Une telle disposition ne représente pas un incident local isolé, mais un caractère saillant dans l'ensemble d'une conformation défectueuse de la paroi abdominale. C'est ainsi que dans le voisinage, l'aponévrose du grand oblique est molle et le muscle est mal joint au droit antérieur de l'abdomen.

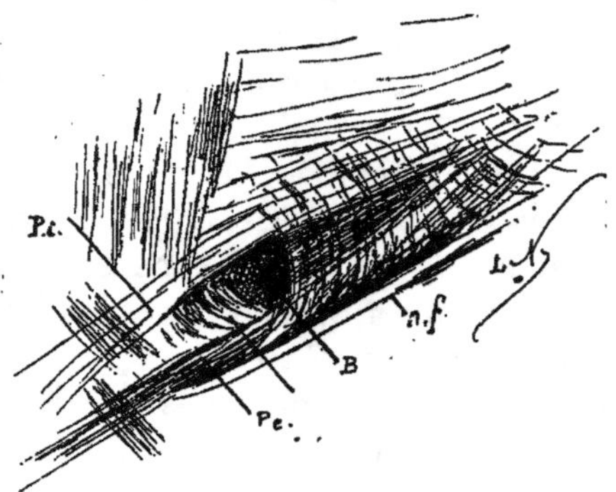

Fig. 5. — Bons piliers.
P*i*, pilier interne; P*e*, pilier externe; D, ligament de Colles;
B, baie herniaire; *af*, arcade de Fallope.

L'opération fait voir souvent en outre qu'en dépit de l'existence des fibres arciformes, la lame fibreuse présente des éraillures filant plus ou moins loin et dues à un écartement anormal.

Cet état pathologique coïncide enfin, comme nous le verrons, avec une paroi abdominale atone et bombée, et souvent avec un écartement de la ligne blanche *au-dessus* de l'ombilic.

Ce n'est pas seulement l'union des deux muscles droits l'un avec l'autre qui laisse ainsi à désirer, c'est aussi leur adhérence avec les muscles obliques : il en résulte une rupture de la solidarité dans les efforts, que traduit cette disposition dont la signification clinique est connue depuis longtemps et à laquelle Malgaigne a donné le nom de ventre trilobé ou *ventre en bateau*.

Ce qui est à noter pour ces anneaux médiocres, ce que nous avons constaté dans à peu près la moitié des cas, c'est l'existence d'un état défectueux analogue de la région inguinale correspondante, alors même que l'enfant n'a jamais éprouvé les incommodités ni ressenti les menaces d'une hernie de ce côté opposé.

Les petits sujets qui présentent cette disposition sont, en général, peu résistants : leur appareil locomoteur est précaire. Je serais même tenté de croire que, d'une manière générale, leur tissu musculaire est en déchéance, car souvent leur cœur est mou et j'ai noté que, dans quatre cas d'accidents inquiétants de syncope chloroformique que j'ai essuyés depuis trois ans, c'est chez des petits sujets, atteints de cette variété de conformation défectueuse que l'à-coup s'était produit.

Les *mauvais trajets* représentent autre chose qu'un incident anatomo-pathologique aggravant la production et l'évolution d'une hernie.

Ils traduisent un arrêt véritable dans le développement de la région : ce sont des *malformations*, dans la véritable acception du mot.

Nous les avons d'autant mieux étudiés de près, que nous considérons la suture des piliers comme la condition fondamentale de la guérison véritablement radicale et nous avons pu mesurer à l'étendue des lacunes dont la paroi est tarée, les difficultés qui, dans les premiers temps, nous donnèrent beaucoup de mal.

On peut ramener à trois types principaux les trajets malformés.

PREMIER TYPE : *Le pilier externe fait défaut* (fig. 6).
— Il est représenté parfois par une lamelle celluleuse, mince et presque transparente qui passe sous
le cordon et va se perdre sous l'épine du pubis.

Dans bien des cas, il manque absolument; quelquefois c'est seulement sa partie la plus interne qui
fait défaut, la moitié externe, à peu près complète,
venant se perdre sur l'arcade crurale. Dans tous les
cas, le bord inférieur de l'orifice externe est repré-

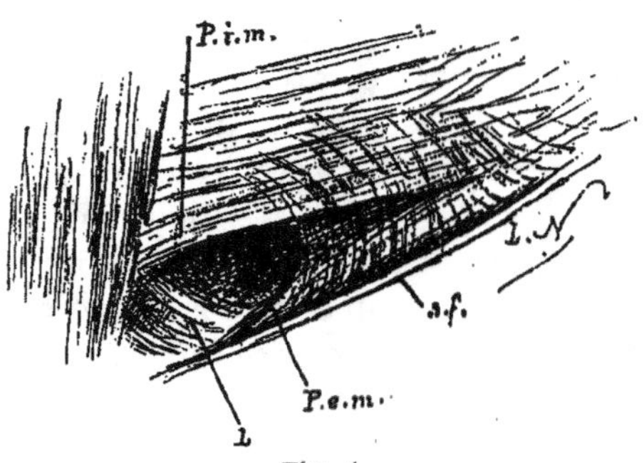

Fig. 6.
Le pilier externe manque.

senté par l'arcade de Fallope sur laquelle le collet
de la hernie repose sans interposition aucune.

Le pilier interne a son volume et sa consistance de
l'état normal. Pendant l'effort, il s'abaisse et presse
le doigt contre l'arcade crurale, sans donner toutefois
la sensation de ce pincement que procurent les
piliers biens conformés et bien opposés. Avec une
telle disposition, la baie herniaire ne se ferme jamais
et, même pendant l'effort brusque, l'ouverture en
demeure toujours considérable. Elle conserve surtout
la disposition d'une sorte de cadre ovale, dont la
forme est visiblement incompatible avec toute possibilité d'occlusion spontanée ultérieure.

L'absence de pilier externe est la malformation de

beaucoup le plus fréquente : sur 52 cas de trajets *mauvais*, nous l'avons constatée 35 fois, soit 68 p. 100.

DEUXIÈME TYPE : *Le pilier interne est, lui-même aussi, quelquefois mal venu* (fig. 7). — La malformation est rare, puisque nous ne l'avons relevée que sept fois.

Il faut savoir qu'il n'est pas toujours facile de reconnaître cette disposition vicieuse. Le bord externe du muscle droit antérieur dissimule à première vue l'absence du pilier interne, et ce n'est qu'au cours de l'opération que nous avons pu déter-

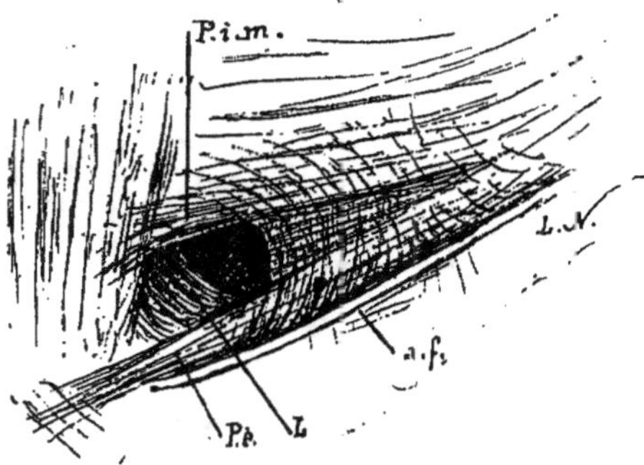

Fig. 7.
Le pilier interne manque.

miner avec précision le véritable état des choses.

Sur un jeune garçon (obs. Alfred Hall) auquel nous avons fait deux opérations, à quatre semaines d'intervalle, pour une hernie congénitale double, nous avons constaté que le pilier externe manquait du côté droit, et le pilier interne du côté gauche. Il n'y avait donc pas de symétrie dans la malformation.

TROISIÈME TYPE : *Le pilier externe et le pilier interne. font défaut tous les deux* (fig. 8). — En dehors du muscle droit antérieur et au-dessus de l'arcade de Fallope, il existe une ouverture triangulaire à angles arrondis, admettant aisément deux doigts et livrant passage à une hernie généralement volumineuse.

Nous n'avons pas pu déterminer, le siège externe ou interne de l'artère épigastrique, ce qui eût été intéressant.

Il semble que l'aponévrose du grand oblique s'insère à l'arcade de Fallope et au muscle droit. Je dis « il semble », car, comme je n'ai encore rencontré ces malformations que chez des enfants de quelques mois, on comprendra sans peine que, dans le désir d'achever rapidement l'opération, je n'aie pas voulu m'attarder à des explorations qui, pour satisfaire ma

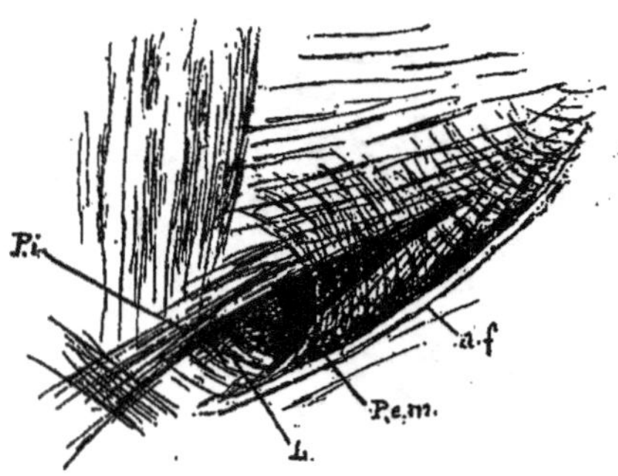

Fig. 8.
Les deux piliers manquent.

curiosité, auraient pu mettre en danger la vie du petit malade.

Ce que je sais, c'est que la hernie sortait par une large baie trapézoïde, dans laquelle deux ou trois doigts pénétraient facilement et dont le bord interne et le bord externe ne donnaient nullement la sensation que donnent les piliers.

C'est en suturant l'arcade de Fallope avec le bord externe du muscle droit, que j'arrivais à fermer cette ouverture extraordinaire.

Chez les filles, la conformation des piliers est généralement bonne. Sur huit opérations radicales pratiquées chez elles, je n'ai constaté qu'une fois l'absence complète du pilier externe (observation *Bouvet*) ; une fois, j'ai vu des piliers répondant à la catégorie des trajets médiocres.

Dans les cinq autres cas, l'orifice externe était bien conformé et le trajet irréprochable.

LE CORDON

Le cordon a des connexions extrêmement étroites avec le sac des hernies du jeune âge.

Sans ces connexions, l'opération radicale des hernies serait une des manœuvres les plus faciles de la chirurgie infantile. Or, le point délicat est précisément, en poussant aussi loin que possible la dissection du sac, de bien isoler les éléments du cordon et de les récliner, afin de ne pas les comprendre dans la ligature.

Chez l'adulte, la chose est relativement assez simple : les vaisseaux sont gros, visibles, tangibles et résistants, et la canal déférent se sent parfaitement sous le doigt.

Chez l'enfant, à part les veines dont le plexus bleu foncé ne peut pas passer inaperçu, les éléments du cordon sont extrêmement grêles. Le canal déférent n'a certainement pas, chez les tout-petits, plus d'un demi-millimètre d'épaisseur. Ajoutons que ces éléments sont fragiles en proportion et qu'il ne faut pas compter toujours sur les décollements par tractions, qui peuvent se pratiquer impunément sur les adultes.

Les rapports de ces petites choses avec le sac herniaire sont d'autant plus intimes que ce dernier occupe avec elles l'intérieur de la gaine fibreuse du cordon.

Dans la distension exercée sur cette enveloppe par le développement de la hernie, l'intimité des rapports se resserre de plus en plus dans la région du pédicule, et quand la gaine commune, en cédant, a pris la forme et le volume de l'enveloppe fibreuse qu'elle procure aux viscères herniés, on s'apercevra que les distensions des premiers temps auront eu pour effet de rattacher le canal déférent et les vaisseaux au sac par des adhérences tellement intimes qu'on a pu croire, dans certains cas, que les éléments du cordon faisaient corps avec la séreuse péritonéovaginale, la dissection étant à peu près impossible.

On lira plus loin la relation de quatre cas de ce genre dans lesquels nous fûmes obligé de renoncer à séparer en haut les vaisseaux et où nous avons dû, par un artifice particulier, constituer un collet capable de supporter une ligature étanche, afin de fermer la cavité péritonéale.

Mais ce sont là des exceptions, qui deviendront, croyons-nous, de plus en plus rares, à mesure qu'on pratiquera plus souvent l'opération radicale de la hernie chez les enfants.

Quoi qu'il en soit, la hernie siège dans l'enveloppe fibreuse commune du cordon et il est peu intéressant de poser la question de savoir si cette enveloppe fibreuse est ou n'est pas une expansion secondaire du fascia transversalie.

Les considérations anatomiques qui précèdent semblent prouver que les hernies inguinales de l'enfance sont toutes congénitales, c'est-à-dire passent dans un canal préexistant.

Il y a, sans doute, des exceptions. Nous pensons en avoir rencontré, une fois, mais dans des conditions telles, que nous ne sommes pas en mesure de l'affirmer.

Pour les hernies inguinales testiculaires, le doute n'est pas possible : le trajet qu'a suivi la hernie est bien celui qu'a parcouru le testicule dans sa migration au dehors, puisqu'ils ont un logis commun.

Ce serait, pour nous, par un processus analogue que les hernies funiculaires se produisent. Cette surprenante spontanéité, cette constitution si précoce d'une hernie parfaite résulteraient de la protrusion des viscères dans un canal congénital resté partiellement ouvert et la partie la plus déclive du sac répondrait au point où l'oblitération du canal vaginal se serait arrêtée. Ce serait, en quelque sorte, l'étape première de la hernie, laquelle pourrait plus tard, en distendant ce sac, progresser à la façon d'une hernie acquise.

Où nous admettons, sans réticence, les hernies acquises, c'est dans certains cas où il existe une ectopie testiculaire, quelle qu'en soit la variété.

Il faut toutefois reconnaître que, si l'évolution de la hernie est dans ces cas identique à celle des hernies qui poussent d'emblée le péritoine sur un point faible, le distendent et le font glisser, le point de départ, l'amorce est toujours une disposition congénitale, et cette disposition congénitale est précisément l'infundibulum préformé d'un canal, dont les circonstances ont empêché l'oblitération.

Le cordon, nous l'avons vu, est extrêmement court, court aussi le cul-de-sac péritonéo-vaginal, puisque le testicule qui en occupe le fond n'est pas descendu. C'est dans le cul-de-sac, dont l'infundibulum est la porte d'entrée, que l'intestin s'engage, atteignant bientôt le testicule et refoulant les éléments du cordon sous la gaine fibreuse distendue. Deux éventualités peuvent alors se produire : tantôt, la hernie chasse devant elle le testicule. Nous avons exposé à la Société de Chirurgie (séance du 8 juillet 1891) le rôle *providentiel* que jouent parfois les hernies, corrigeant l'ectopie testiculaire. Il se produit alors, grâce à la poussée de l'intestin, une hernie testiculaire, à la fois congénitale et secondaire, qui s'organise et qui, descendant, abaisse le testicule et peut le refouler au fond des bourses. Dans ce cas cette rectification de l'ectopie se fait exactement par le procédé des hernies acquises, dont le développement progressif est dû à la distension et au glissement du sac.

Mais souvent le testicule résistant et demeurant, pour une raison ou pour une autre, en ectopie, la hernie distend l'enveloppe fibreuse ou emprunte le fascia superficialis après avoir profité de l'infundibulum. Elle s'était engagée dans la voie péritonéovaginale, après avoir atteint le testicule, elle la quitte, refoule les tissus qui lui formeront des enveloppes et ne tarde pas à dépasser l'organe séminal, pour gagner une région, où son expansion ne rencontrera pas d'obstacle : le voisinage des bourses chez l'enfant et, parfois chez l'adulte, les interstices de la paroi abdominale sous le péritoine ou sous le petit oblique. Nous avons vu que chez l'homme-fait la paroi est moins homogène et se prête particulièrement à cette sorte d'infiltration, pourrait-on dire, des organes, sous forme de hernies interstitielles étalées.

La répartition des éléments du cordon à la surface du sac herniaire varie suivant la hauteur à laquelle on les examine. A la partie moyenne et à la partie inférieure, ils sont étalés et affectent les apparences d'un réseau ; plus haut, au niveau de l'orifice externe du trajet inguinal ils sont rassemblés en une bande d'une régularité telle qu'on a relativement peu de mal à les récliner, sans en oublier aucun. Cette position des vaisseaux était importante à relever. « Les connexions avec le cordon, dit cependant l'auteur de l'article INGUINAL du *Dictionnaire encyclopédique*, peuvent s'indiquer en un seul mot : le cordon est, dans la partie extra-inguinale, dans la paroi postéro-interne du canal séreux. »

En fait, il serait difficile d'exprimer en moins de mots le contraire de la réalité.

Nous avons pu nous assurer, en effet, par l'observation directe, que, quelle que soit la forme anatomopathologique du trajet, déformation ou malformation, les éléments du cordon occupent, près du collet du sac herniaire, une position dont la constance permet de formuler une sorte de règle. Au cours des 85 dernières opérations de hernie, que nous avons pratiquées, nous avons trouvé le cordon appliqué :

En arrière et en dehors du sac.	70 fois.	82 p. 100.
En avant et en dedans . . .	13 —	15 p. 100.
En avant, avec inversion du testicule.	2 —	2 p. 100.
En avant, sans inversion. . .	2 —	2 p. 100.

Or, comme une des précautions essentielles de l'opération est d'éviter la plus petite blessure du cordon et que le moyen le plus sûr d'éviter la lésion d'un organe est d'aller droit à lui et de le mettre au grand jour, c'est vers la partie externe et postérieure du cordon qu'il faudra chercher d'abord, avec quatre chances sur cinq de rencontrer les vaisseaux et le canal déférent. La présence du cordon cesserait ainsi de représenter un danger, mais fournirait au contraire un précieux point de repère, pour la poursuite de l'opération.

Le canal déférent n'occupe pas, de son côté, une position constante par rapport aux vaisseaux : à la partie moyenne du globe herniaire, il est souvent très éloigné de l'artère et des veines spermatiques.

Plus haut, vers le pédicule de la hernie, il s'en rapproche, mais il est assez rare qu'il soit engainé dans le paquet des vaisseaux et nous le rencontrons toujours, en avant ou en arrière, suivant sa ligne à part.

Il est, dans tous les cas, recouvert par la même couche cellulo-fibreuse et c'est en suivant cette couche, quand on a mis en lumière les vaisseaux, qu'on le découvre à son tour, une règle de stricte prudence commandant de ne pas continuer l'opéraration, sans l'avoir vu, récliné et mis en sûreté.

Quant à l'artère spermatique, elle est entourée par les veines et grâce à la visibilité de celles-ci, elle ne court aucun danger. Tout ce que nous pouvons en dire, c'est que dans le cours de nos opérations, nous ne l'avons jamais *vue*.

Dans les hernies inguinales des petites filles, le ligament rond, analogue du cordon, est à peine déformé par la distension que fait subir la hernie au canal de Nuck, qui est la cavité préformée des hernies inguinales développées dans son axe même.

Sans doute quand la hernie est sortie et distend son sac, les parties constituantes sont étalées sur une une paroi dont la minceur est extrême. Mais cet étalement ne semble pas entraîner des altérations définitives des tissus, car la hernie rentrée, on voit émerger de l'orifice externe du trajet inguinal, un cylindre rose pâle, ayant la couleur bien connue des fibres lisses qui la constituent.

Nous sommes bien éloignés, on le voit, des dispositions anatomiques qui nécessitent, dit-on, chez les femmes adultes, des précautions opératoires minutieuses et complexes.

LE SAC

Nous n'avons examiné jusqu'ici que des éléments extrinsèques et en quelque sorte accessoires; avec l'étude du sac, nous entrons dans le cœur même de la question anatomo-pathologique des hernies inguinales de l'enfance.

Nous examinerons d'abord le sac dans sa disposition la plus simple, qui est, disons-le tout de suite, de beaucoup la plus ordinaire dans les hernies du premier âge. Nous étudierons ensuite le sac complexe, c'est-à-dire modifié dans sa forme, dans sa capacité, dans sa structure et dans ses rapports.

** **

Sacs simples. — Le sac se présente sous la forme d'un œuf ou d'une poire à petite extrémité supérieure, mais souvent on observe, au voisinage de l'orifice externe, un resserrement circulaire, qui persiste tel malgré une dissection minutieuse, ce qui prouve que ce rétrécissement ne tient pas à l'action d'une bride extrinsèque, mais à une conformation propre de la poche. C'est surtout dans les hernies de moyen volume et dans les hernies aqueuses, que nous avons noté cette disposition. Dans les grosses hernies, la masse s'arrondit uniformément en effaçant ce sillon circulaire et, cédant à l'impulsion des viscères, prend, après s'être allongée, l'apparence d'un volumineux cylindre.

La capacité du sac est très variable : nous l'avons vu répondre, chez un de nos plus jeunes opérés, à un volume de plus de 400 centimètres cubes : elle est presque toujours en proportion de la largeur de l'ouverture de la baie herniaire.

Cette capacité bénéficie, en outre, d'une propriété d'élasticité à peu près illimitée de la séreuse.

Il est, en effet, sans exemple que le sac d'une hernie infantile se soit rompu, et cet âge, nous le savons, ne comporte pas seulement les efforts formidables des quintes de la coqueluche, mais encore les colères invincibles, quand les sujets sont tout petits, et les brutalités de tous les jeux, quand ils sont plus grands. Quoi qu'il en soit, l'épaisseur varie suivant que la hernie distend le sac ou qu'elle est rentrée. Dans le premier cas, la séreuse est d'une minceur telle que l'on peut nettement voir par transparence les plus petits détails des organes contenus.

Ce serait cependant une erreur de croire que la paroi d'un sac aussi distendu gagne en épaisseur ce qu'elle perd en surface après la réduction et que la séreuse des hernies énormes soit, par conséquent, plus facile à isoler que celle des petites hernies.

Nous avons eu souvent, comme nous le dirons plus loin, beaucoup de peine à retrouver le sac herniaire de grosses hernies après leur réduction, et c'est non pas par la saillie ou l'impression de la consistance du sac, mais par le point de repère des veines du cordon, que nous arrivions à le découvrir, pour bien l'isoler.

Chez les hommes, les grosses hernies possèdent un sac dense ; mais cela tient à ce que, chez eux, la séreuse a eu le temps de s'organiser en une membrane complète, qui n'a, pour les propriétés physiques, rien de commun avec la pellicule lamellaire des enfants.

La pellicule est plus ou moins épaisse et, d'une manière générale, l'épaisseur est en proportion de l'âge du sujet et de l'âge de la hernie. Il ne faudrait pourtant pas trop s'y fier : nous avons observé, comme on le verra aux observations, des enfants de dix ou douze ans, dont la séreuse était plus mince que celle de certains enfants de quelques mois.

La structure du sac est la structure des séreuses, et je n'ai rien de particulier à en dire : un revêtement endothélial sur une couche de tissu cellulaire, traversé par un réseau vasculaire peu fourni.

Toute la vitalité de la membrane réside dans les cellules endothéliales.

La vascularisation peut toutefois, en quelques

heures, s'organiser avec une intensité remarquable. Nous en avons eu le spectacle à chaque fois, dans les cas, où la hernie étant étranglée depuis quelques heures, nous avons eu à faire la kélotomie, avant l'opération radicale.

La face interne du sac était alors rouge, d'aspect velouté, gonflée et saignait au plus petit grattage avec l'ongle.

En dehors de ces cas d'inflammation aiguë, le sac est peu vasculaire : il est mince et uniformément mince partout.

On a signalé l'existence de petites plaques scléreuses, irrégulières et discrètes qui n'ont pas grande signification et dont nous ne connaissons pas l'origine.

Enfin, dans la partie déclive du sac, le point qui correspond à la soudure du canal péritonéo-vaginal laisse parfois des traces de cette soudure sous la forme de brides sessiles ou de saillies irrégulières. L'enfant Timbert (obs. xxix) présentait deux nodules fibreux avec une dépression ombiliquée, qui marquaient manifestement le lieu où l'occlusion du canal péritonéo-vaginal s'était arrêtée en haut. Nous en avions la preuve dans l'existence du cordon fibreux de Cloquet, dont la traction accentuait visiblement la petite dépression dont nous venons de parler.

Le collet, qui présente à peu près constamment, chez l'adulte, un épaississement considérable et une consistance fibreuse, constituant, comme on le sait, un des principaux agents de l'étranglement, le collet, ici, est à peine plus épais que le corps même du sac herniaire.

Nous n'avons rencontré qu'une exception, dans le cas de l'enfant Bernard, dont on lira plus loin l'observation. Le collet, à la suite des meurtrissures de l'application d'un mauvais bandage, porté deux ans auparavant, pendant un semestre, présentait une épaisseur de plus d'un millimètre, mais, à l'inverse des collets d'adulte, il n'avait presque rien perdu de son élasticité, et à la façon dont le doigt le distendait, on voyait qu'il avait conservé une souplesse parfaite et qu'il était incapable de servir d'agent à un étranglement.

C'est, en effet, le caractère des collets des hernies infantiles, d'être facilement extensibles.

Ajoutons que la face interne en est toujours lisse. Nous n'avons jamais vu ni saillies, ni stigmates, ni arêtes fibreuses de nature inflammatoire, ni aucune irrégularité susceptible de faire obstacle à la rentrée de l'intestin. Ce n'est pas du collet que provient l'obstacle, mais c'est extérieurement à la séreuse, de la résistance de la boutonnière musculaire.

Chez l'adulte, le collet est adhérent au tissu cellulaire souvent épaissi du trajet inguinal. Soit que la production d'une hernie acquise ait exigé chez lui une plus grande somme de violence, soit qu'avec le temps les parties aient réagi contre les irritations répétées du va-et-vient de l'intestin ou du traumatisme chronique du bandage, le collet est fixe là où il est, il ne se déplace pas et nous croyons bien comprendre pourquoi Bassini a été amené à prolonger si haut l'incision sur la paroi abdominale.

Je suis certain que cette incision ne serait pas nécessaire, si le collet était mobile et pouvait être abaissé. Il faut de toute nécessité que le chirurgien se fasse du jour, afin de l'isoler, d'en détruire avec sécurité les adhérences et de porter la ligature du collet assez loin, pour qu'il ne reste rien de cet infundibulum péritonéal, lequel servirait d'amorce à la reproduction de la hernie.

La suite de l'opération de Bassini consiste donc, selon nous, non pas dans la réfection d'un canal inguinal, dont le cordon pourrait très bien se passer, mais dans la réparation du dégât, que l'indication d'aller jusque dans l'abdomen libérer au grand jour le collet dans sa totalité, a rendue nécessaire.

Chez l'enfant, le collet n'a pas de ces épaississement ni de ces adhérences : il est indépendant, on l'abaisse facilement, mais pas autant toutefois que l'indépendance de cette partie du sac et l'élasticité du péritoine pourraient le faire croire *a priori*. Il peut s'allonger, certes, en vertu de l'élasticité de son tissu, il ne peut guère glisser en bas, retenu qu'il est par une adhésion intime au fascia transversalis au point où a lieu l'entrecroisement réciproque de l'artère épigastrique et du canal deférent. Alors même qu'on pousse la dissection très haut, la libération n'est jamais assez complète pour permettre une locomotion de grande importance.

Et c'est là, pour nous, une raison anatomique qui s'ajoute aux autres, pour nous autoriser à dire que les hernies inguinales de l'enfance sont le résultat, non pas d'un refoulement suivi d'un glissement secondaire du péritoine, mais de l'engagement des viscères dans un canal préexistant, car il n'y a pas de raison pour que le glissement qui a produit la hernie ne se continue pas indéfiniment; en un mot, que ces hernies sont toujours des hernies congénitales.

Enfin, on a décrit et nous avons assez souvent rencontré des productions graisseuses extérieures au sac. A l'une de ces formes, véritable petit lipome extra-péritonéal, on a prétendu attribuer une importance considérable au point de vue de la production des hernies.

Chez l'enfant Savisky (obs. XLVIII), le lipome avait acquis des dimensions telles, que nous l'avions pris pour un kyste du cordon.

Une autre disposition consiste dans l'existence
d'un revêtement adipeux entourant le collet sur une
hauteur de plus d'un centimètre. Le fait de l'enfant
Lyoret (obs. XVI) est le seul que nous ayons eu, jusqu'ici, l'occasion d'observer.

Ce n'est pas seulement par sa souplesse que le
collet du sac des hernies infantiles diffère du collet
des sacs d'adultes. Nous constatons, dans la grande
majorité des cas, que l'axe du sac ne se continue pas
avec l'axe du collet. Que cette inflexion résulte de la
souplesse même et de l'indépendance de la séreuse,
ou qu'elle réponde au coude sous-valvulaire que le
canal péritonéo-vaginal décrit normalement, il est
certain que chez l'enfant, le collet est infléchi en bas.
Ne serait-il pas possible que cette flexion créât parfois un obstacle à la rentrée de l'intestin? Nous verrons plus loin, à l'occasion du taxis, l'importance de
la manœuvre qui consiste à insinuer le doigt en
arrière, pour relever le globe herniaire, de façon à
placer son grand axe dans le sens, et même au-dessus
de l'axe du trajet inguinal.

Est-ce à cause de la simplicité élémentaire de la
texture du sac. Est-ce à cause du caractère inoffensif
de l'invasion de l'intestin dans une cavité toute préparée ? Un fait est à peu près constant, c'est l'absence
d'épanchement séreux dans la poche herniaire.

A part les cas d'étranglement ou de complication,
les hernies inguinales infantiles sont des *hernies sèches*.

Nous avons rencontré, dans le cours de nos opérations radicales, trois ou quatre hernies avec épanchement séreux, et la quantité de ces épanchements
n'atteignait certes pas quatre ou cinq grammes.

*
* *

Sacs complexes. — Le sac herniaire, sous la forme
que nous venons d'étudier, représente une dépen-

dance du péritoine, régulière dans sa cavité, homogène dans sa structure. La présence, dans le sac, du testicule, dont la vaginale ne s'est pas isolée, ne constitue qu'un incident anatomo-pathologique, à peu près sans importance au point de vue chirurgical.

Quand le canal péritonéo-vaginal communique dans sa totalité avec la cavité péritonéale, les viscères touchent le testicule : la hernie est dite *testiculaire*

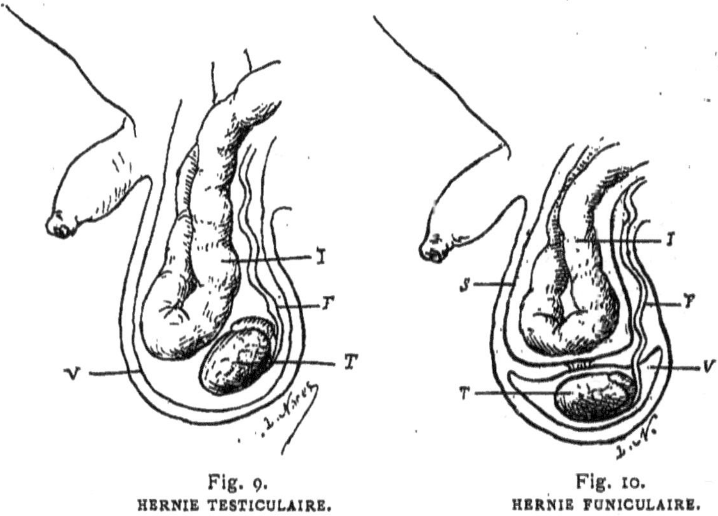

Fig. 9.
HERNIE TESTICULAIRE.

Fig. 10.
HERNIE FUNICULAIRE.

(fig. 9). S'il s'est produit un travail adhésif dont l'effet a été l'isolement du testicule dans une vaginale indépendante, l'intestin n'occupe que la portion haute du canal péritonéo-vaginal, celle qui confine au cordon, la hernie est dite *funiculaire* (fig. 10).

La forme testiculaire de la hernie est moins fréquente que la forme funiculaire. Ainsi, sur 68 hernies infantiles, nous avons relevé 40 hernies dont le sac était distinct de la vaginale, et 28 dont le sac contenait le testicule, soit une proportion de 58.8 contre 41.2 p. 100.

Funiculaire ou testiculaire, il s'agit toujours d'une hernie congénitale, c'est-à-dire développée dans un sac préformé, et ce sac préformé, en dépit de la distension dont il a été l'objet, appartient d'ordinaire à la caté gorie des sacs simples, la présence du testicule ne constituant pas une complication.

Les sacs complexes présentent des particularités, dont quelques-unes ne sont que de simples curiosités anatomiques, mais dont d'autres constituent de véritables écueils pour le diagnostic et de sérieuses difficultés dans la conduite de l'opération.

Singularités ou dangers, les dispositions dont nous allons parler, ont pour caractère commun de relever soit d'un vice autre que la permanence du canal péritonéo-vaginal, soit d'un trouble survenu dans la migration du testicule.

Quoi qu'il en soit, comme la communication avec le péritoine persiste toujours dans ces cas, il ne faut pas perdre de vue que *là est le danger* et que ces malformations, pour inoffensives et peu graves qu'elles soient en elles-mêmes, doivent être traitées avec la plus grande prudence et surtout avec cette forme de la prudence chirurgicale, qui consiste dans la décision et dans cette hardiesse, dont le principe répond au besoin d'agir à ciel ouvert et de bien voir ce que l'on fait, pour le faire avec précision.

Quand le sac herniaire cesse d'être simple, c'est à l'infini que peuvent varier les dispositions qu'il présente.

On peut les classer suivant qu'elles consistent en des altérations morbides de la structure ou en des accidents portant sur la conformation et les rapports de la poche.

Nous n'avons, en vérité, que peu de choses à dire sur les altérations morbides.

Au Congrès de chirurgie de 1891, M. le Dr Phocas, agrégé de la Faculté de Lille, a le premier relaté deux faits de tuberculose du sac herniaire.

Si nous nous en rapportons à ce que nous avons pu voir nous-même, nous pensons que ces faits doivent être d'une extrême rareté en chirurgie.

Dans un cas, où nous avons trouvé sur la surface interne d'un sac herniaire des granulations suspectes, les inoculations ont été négatives, en même temps que le microscope nous montrait qu'il s'agissait de simples petites productions fibreuses, dépourvues de tout caractère infectieux.

Peut-être, au surplus, cette rareté de la dégénération tuberculeuse du sac herniaire, tient-elle à ce fait, qu'on ne songe guère, en général, à opérer la hernie chez des enfants suspects de péritonite tuberculeuse.

Aussi, est-ce une lésion qu'on aura rarement l'occasion de rencontrer à la salle d'opération, tandis qu'il est vraisemblable qu'on la trouverait souvent à l'amphithéâtre, où elle ne serait, comme dans un des deux cas de M. Phocas, qu'un épiphénomène de la propagation de la tuberculose péritonéale, par continuité de tissu, à la cavité vaginale.

Les lésions inflammatoires, autres que celles qui se traduisent par des adhérences, sont exceptionnelles chez les enfants, en raison, peut-être, de la grande rareté des accidents dont les hernies sont l'occasion. Nous avons cependant observé, chez l'enfant Coudray, dont on lira l'observation (obs. xcix), un sac herniaire testiculaire, dont la surface interne avait subi des altérations identiques à celles de la pachy-vaginalite hémorragique. L'enfant nous avait été amené en février 1892, à l'occasion de douleurs violentes que lui causait un bandage prescrit par le médecin, quelques semaines auparavant. La tumeur était douloureuse et très dure. La hernie se réduisait difficilement, mais intégralement. C'est seulement l'opération qui nous a fait reconnaître l'existence de ces lésions toutes particulières de la pachy-vaginalite qui, chose curieuse, ne s'étendaient pas jusqu'au collet.

*
* *

Les changements qui surviennent dans la confor-

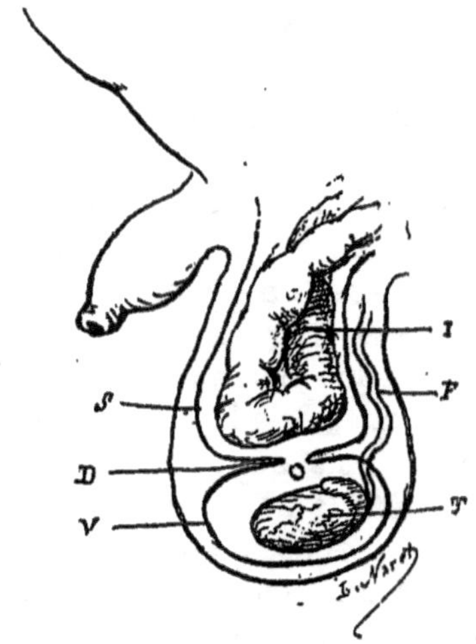

Fig. 11. — Hernie congénitale mixte.
La cavité vaginale U est séparée du sac funiculaire F par le diaphragme D, perforé en O.

mation intérieure des sacs herniaires, sont autrement fréquents.

Nous avons eu plusieurs fois l'occasion de voir la cavité du sac divisée en deux parties par un diaphragme transversal, portant au centre un petit pertuis, qui établissait une communication entre la poche herniaire et la cavité vaginale. L'observation de l'enfant C... (obs. XII) est l'exemple le plus typique qu'on puisse citer (fig. 11).

On aurait tort, croyons-nous, de voir dans la disposition en diaphragme un degré extrême de la forme bilobée que nous avons signalée plus haut. Nous pensons plutôt que le canal péritonéo-vaginal était devenu un canalicule, dont la hernie a dilaté la partie supérieure et que le pertuis nous indique la limite à laquelle cette dilatation s'est arrêtée. Nous avons noté, en effet, toutes les dispositions intermédiaires entre le pertuis diaphragmatique et le canalicule à parois épaisses et à lumière étroite.

La hernie enkystée d'Astley Cooper, qui est une forme extrêmement rare même chez l'adulte, nous montrerait ce qu'il peut advenir, avec le temps, d'une lésion de ce genre : l'intestin va s'étrangler dans un orifice qu'il est parvenu à élargir, mais qu'il n'a pas pu complètement dilater.

Cette évolution complexe n'a pas encore pu se produire à l'âge auquel nous étudions ici les hernies.

Dans certaines circonstances, on rencontre des valvules, formées par une plicature de la séreuse. Mais, chez l'enfant, les valvules sont peu résistantes, leur crête est flexible : elles sont absolument incapables de produire un étranglement. Ces valvules peuvent exister sur tous les points : c'est surtout au-dessous du collet qu'elles s'observent; elles produisent, dans le trajet, des irrégularités et des saillies capables de rendre difficile la rentrée non pas de l'intestin, mais de l'épiploon, dont la consistance mollasse transmet mal les efforts du taxis direct.

Entre le diaphragme à pertuis central, et les valvules plus ou moins saillantes, les hasards de l'évolution de la séreuse péritonéo-vaginale donnent naissance à des lésions intermédiaires.

C'est ainsi que nous avons récemment opéré un enfant (obs. xviii) chez lequel le diaphragme interposé entre la vaginale et le sac herniaire était perforé non pas au centre, mais sur le côté, à 3 ou 4 millimètres du pourtour. Que l'ouverture se soit étendue quelque peu, et nous étions en présence de la disposition valvulaire commune.

Les irrégularités et les aberrations de l'occlusion du canal péritonéo-vaginal donnent naissance à d'autres dispositons anatomiques, qui intéressent de plus près la pratique.

Les valvules et les diaphragmes représentent, en

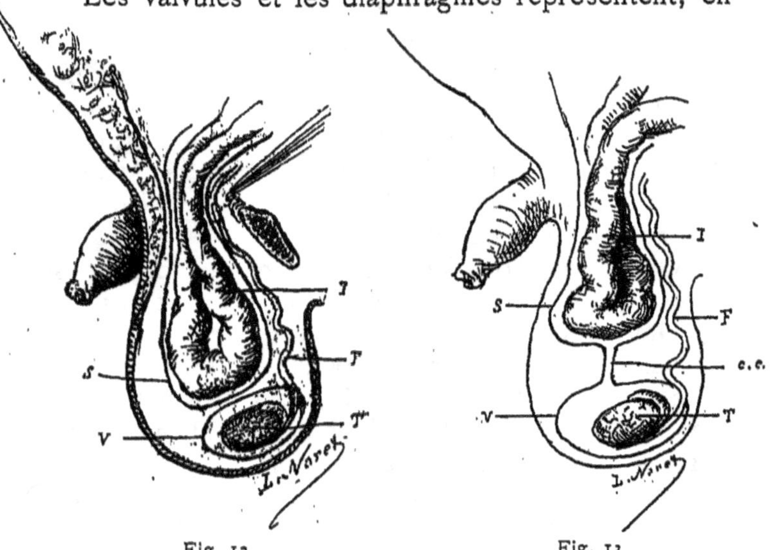

Fig. 12.
HERNIE FUNICULAIRE
Indépendance parfaite de la cavité
vaginale.

Fig. 13.
HERNIE FUNICULAIRE
Communication canaliculaire
avec la cavité vaginale.

réalité, une oblitération péritonéo-vaginale *fruste*.

Entre la disposition testiculaire et la disposition funiculaire de la hernie congénitale, il existe une série d'états anatomiques, que nous avons rencontrés et qui marquent une gradation régulière.

Les figures 10 et 12 nous font voir l'indépendance absolue de la vaginale et du sac.

La figure 11 nous montre la communication à travers un diaphragme.

La figure 13 nous montre la communication réalisée par l'intermédiaire d'un canalicule, résultat d'une oblitération inachevée du canal péritonéo-vaginal (obs. XXXVII).

Enfin sur la figure 14 nous voyons le sac et la vaginale indépendants, mais réunis par un filament

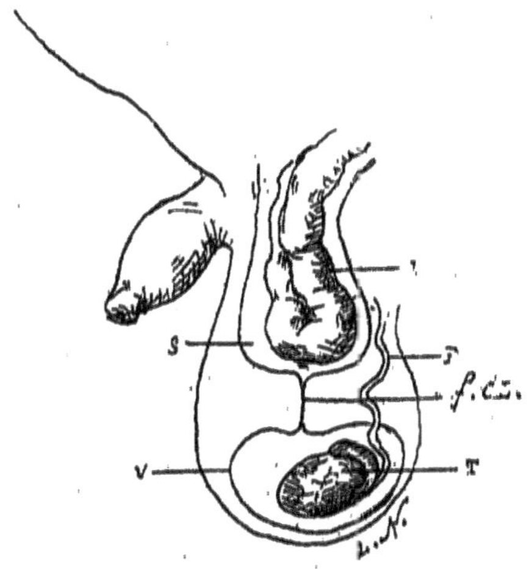

Fig. 14. — HERNIE FUNICULAIRE.
Filament fibreux ($f C L$) de Cloquet, vestige de l'oblitération
péritonéo-vaginale.

fibreux, vestige de l'oblitération parfaite du canal péritonéal, le *filament de Cloquet*.

Quelquefois le sac est contigu à un kyste dont il est séparé par une membrane dont la minceur est telle qu'un rien, à ce qu'il semble, pourrait le rompre et que je me suis demandé souvent si, dans quelques cas, les valvules dont nous parlions tout à l'heure, ne seraient pas les vestiges et comme les caroncules de cette rupture.

A l'occasion de la présentation à la Société de chirurgie en 1892, par M. Michaux, du fait d'un kyste du cordon développé dans un sac herniaire et ayant justifié l'opération radicale, j'ai présenté onze observations faisant voir un certain nombre de particularités touchant le sujet de ce chapitre.

Chez un enfant de trois ans (obs. Philippe), une hernie peu volumineuse, engage le fond de son sac herniaire dans un gros kyste péritonéo-vaginal, communiquant au moyen d'un canalicule, avec la cavité vaginale (fig. 15).

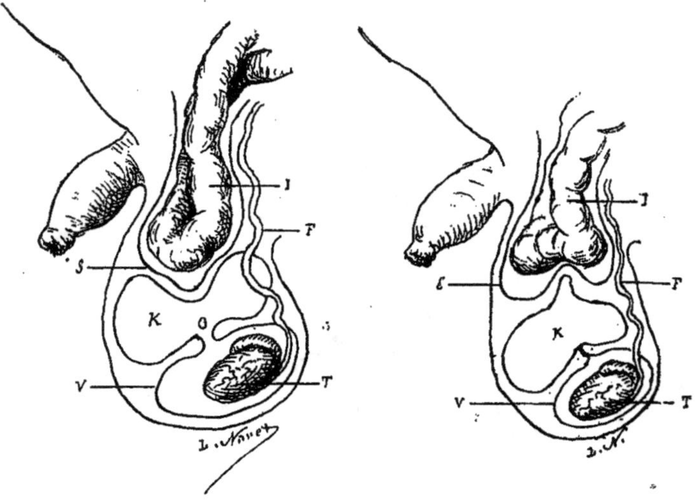

Fig. 15.
Hernie pénétrante dans un kyste
péritonéo-vaginal.

Fig. 16.
Kyste péritonéo-vaginal pénétrant dans un sac herniaire.

Chez un autre (obs. Gallefosse), c'est un kyste péritonéo-vaginal qui pénètre de 2 centimètres par son extrémité effilée dans le fond d'un sac herniaire (fig. 16).

Chez un autre (obs. Raettner) (fig. 17), ce n'est plus une pénétration, c'est un refoulement en masse, qu'un kyste péritonéo-vaginal opère sur la paroi antérieure du sac d'une hernie et qui provoque des accidents de compression, en même temps qu'il rend le diagnostic de l'état des choses à peu près impossible.

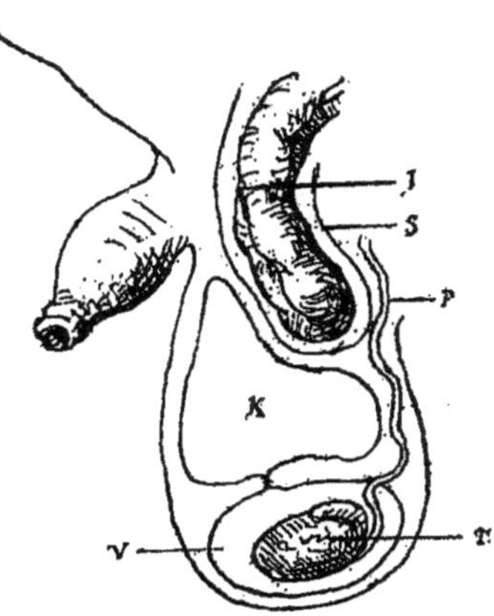

Fig. 17.
Kyste péritonéo-vaginal
pré-herniaire.

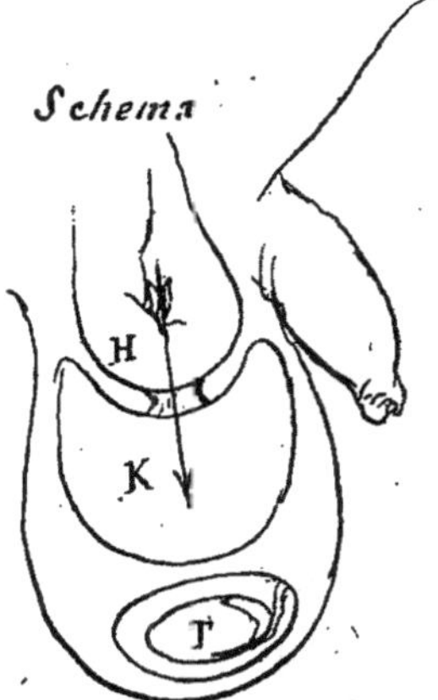

Fig. 18.
Pression verticale.
La hernie pénètre le kyste.

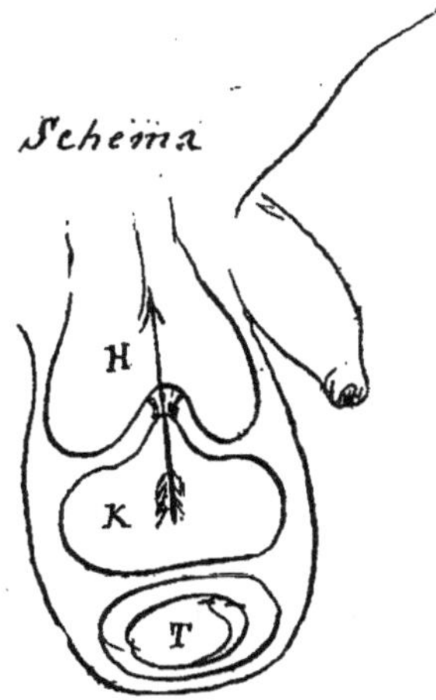

Fig. 19.
Pression verticale.
Le kyste pénètre la hernie.

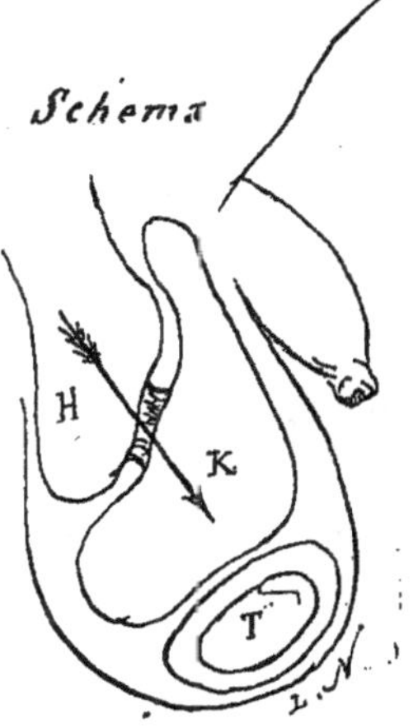

Fig. 20.
Pression en déplacement.
Le kyste déborde et masque la
la hernie.

C'est ainsi que dans ce cas, l'opération seule nous

a fait reconnaître une hernie complètement constituée, quand nous avions supposé une hernie à ses
débuts, refoulée et aggravée par un gros kyste.

Une hernie qui plonge dans un kyste, un kyste qui
pénètre une hernie, un kyste qui comprime une
hernie et la masque entièrement, ce sont là des
formes anatomiques bien dissemblables et qui cependant sont identiques
dans leur pathogénie.

Si nous supposons
(fig. 18, 19, 20) trois
poches superposées : le
sac, le kyste et la vagi-
nale, nous pouvons ad-
mettre que les éléments
de ce chapelet s'in-
fluencent et la consé-
quence de leurs pres-
sions réciproques se
traduira par les trois
formes que nous ve-
nons de mentionner.
La hernie ou le kyste
se pénétrant, c'est un
point faible dans le

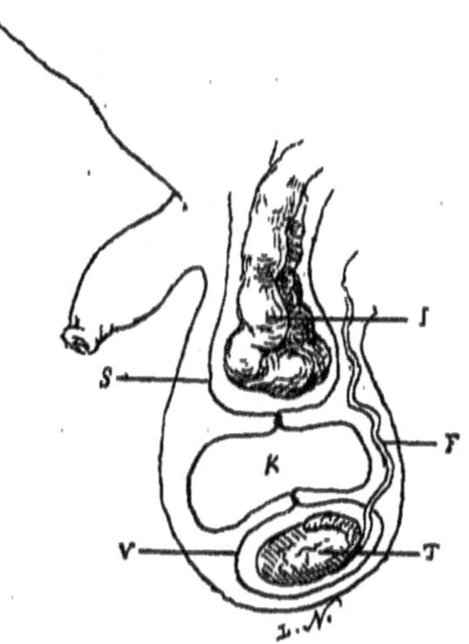

Fig. 21.
Kyste péritonéo-vaginal intermédiaire
et indépendant.

sens de l'axe. Le kyste débordant et couvrant la
paroi antérieure de la hernie, c'est un point faible
latéral, dans le sens duquel l'expansion de la tumeur
liquide s'est accentuée (fig. 20).

Il arrive aussi, et la chose est très commune, que
le kyste péritonéo-vaginal, développé entre le sac
herniaire et la vaginale, ne présente avec l'un et avec
l'autre que des rapports de contiguïté.

La figure 21 nous montre, sous une des innombrables formes qu'ils peuvent affecter, un de ces
kystes intermédiaires.

Que le sac communique encore ou ne communique plus avec la cavité vaginale, on voit souvent, développées sur sa face interne, des productions particulières, de petite dimension. Ce sont de petits kystes implantés par un pédicule très mince et très friable sur la séreuse sacculaire (fig. 22).

Un liquide transparent et très fluide, contenu dans

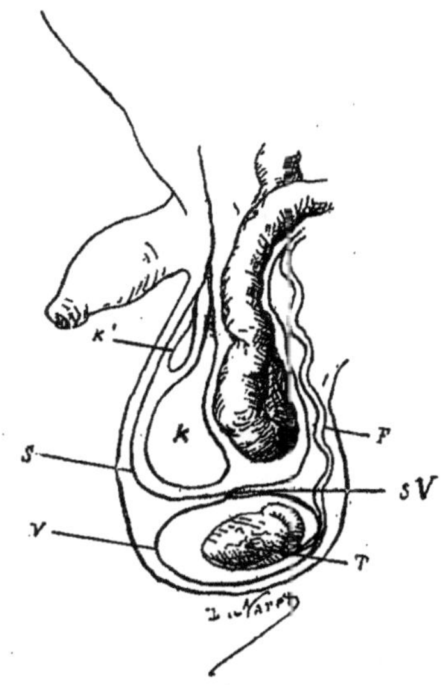

Fig. 22. — Kystes séreux adventices intra-sacculaires.

une poche constituée par une mince membrane lamineuse, que tapisse une simple couche de cellules endothéliales, telle est la structure de ces petites tumeurs.

Elles sont souvent multiples et prennent naissance plutôt au voisinage du collet du sac.

Sont-elles le premier terme du développement de ces gros kystes sacculaires, dont nous en avons rencontré plusieurs exemples ?

Le fait est plus que probable et c'est même à l'opération que nous sommes redevables d'une sorte de certitude sur ce point. En effet, à côté de ces gros kystes, atteignant souvent le volume d'une noix, nous avons découvert, deux ou trois fois, de petites poches pédiculées, qui ne diffèrent des précédentes que par le volume et dont la présence atteste certainement, en dépit de l'inégalité du développement, la communauté d'origine.

Dans le cas de l'enfant Albert (Charles), le développement d'un de ces gros kystes, en se combinant à la disposition en diaphrame du sac, avait produit un imbroglio qu'il fut assez difficile de tirer au clair (fig. 23).

L'ouverture du sac nous fit voir, en contact avec l'intestin, une languette effilée ayant le volume d'une sangsue, implantée sur la partie moyenne du collet. C'était un kyste séreux adventice. On l'ouvrit, et le stylet, engagé

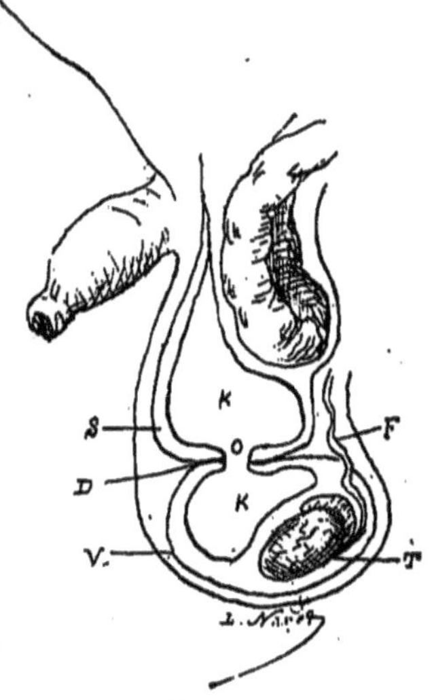

Fig. 23.
Kyste adventice enkysté dans le diaphragme d'un sac herniaire.

dans le petit pertuis, pénétra dans la cavité à une profondeur de 6 centimètres, alors qu'on rencontrait le fond du sac herniaire, à 15 ou 20 millimètres seulement.

Nous considérions ce kyste comme une expansion singulière de la tunique vaginale dans le sac, quand après avoir lié le collet de ce dernier et nous être mis en règle avec la sécurité de notre petit opéré, nous avons trouvé dans la cavité vaginale une languette flottante, qui était précisément la continuation du kyste implanté sur le collet, qui avait traversé un sac diaphragmatique et dans lequel nous avions plongé le stylet.

Nous avions un kyste qu'on ne pouvait mieux comparer qu'à un sablier dont l'un des réservoirs occupait le sac herniaire et l'autre la cavité vaginale.

L'explication était claire : un kyste séreux, né sur le collet d'un sac herniaire s'était développé et s'était insinué, à la façon de la hernie d'Astley Cooper, dans un diaphrame et avait contracté sur ce point rétréci du sac des adhérences, qui avaient fixé sa poche, sans segmenter sa cavité.

Il y avait même dans cet étranglement du kyste une analogie très étroite avec la hernie enkystée d'Astley Cooper. Nous étions en présence de ce qu'on pourrait appeler un « kyste enkysté ».

Il ne s'agit là sans doute que d'une rareté, mais le fait est instructif en ce qu'il nous apprend que toutes les singularités sont possibles dans les hernies et que l'interprétation de ce fait n'a été possible, que grâce à la clarté et à la précision, que comporte l'opération radicale.

De toutes les dispositions qui précèdent, aucune ne constitue, à vrai dire, un danger pour la vie de l'enfant chez lequel elles se montrent.

Les brides semi-lunaires que l'on a représentées comme des agents d'étranglement incisifs, pour ainsi dire, et qui expliquent parfois la rapidité et la violence extrême des accidents observés chez l'adulte, ces brides sont à peu près inoffensives dans les premières années de la vie. Il suffit de les avoir vues, d'en avoir tâté l'épaisseur et la consistance, pour comprendre que dans un conflit entre la bride et l'anse intestinale herniée, ce sera forcément la première qui cédera.

Il n'est pas jusqu'à la fameuse ouverture diaphragmatique d'Astley Cooper par laquelle la hernie s'engage, qui ne puisse causer, chez un enfant, la dixième partie du mal qu'elle s'est montrée capable de faire chez l'adulte.

*
* *

Une complication anatomique autrement sérieuse des hernies du premier âge, c'est l'ectopie testiculaire.

On pourra s'étonner que nous rattachions cette aberration dans l'évolution de l'organe séminal à l'anatomie pathologique du sac herniaire. Comme nous n'étudions pas cette maladie congénitale en elle-même, mais seulement au point de vue des rapports qu'elle présente avec la maladie herniaire, on comprendra que le seul point de vue qui ait de l'intérêt pour nous ici, c'est la fixation du testicule au sac, fixation qui a pour conséquences de rétrécir le calibre du passage. Avec un tel empiètement sur l'alignement, l'intestin est exposé à des traumatismes ou à des à-coups, qui se traduisent par des crises douloureuses ou des accidents ; il est obligé enfin à travailler lui-même, quand la hernie dépasse le testicule ectopié, à se créer un sac par la distention et le glissement de la séreuse péritonéale, au lieu de profiter d'un trajet préexistant.

Parfois, quand l'organe est arrêté très haut dans sa migration, le testicule, en obstruant complètement le trajet, force l'intestin engagé dans l'infundibulum à dévier et à se diriger soit vers une partie insolite de la région inguinale, soit, comme nous l'avons vu plus haut, sous le péritoine, soit dans les interstices des muscles de la paroi (*hernies pro-péritonéales, hernies interstitielles*).

Ces dernières formes sont déjà rares dans l'âge adulte, et je ne crois pas qu'on les ait encore rencontrées dans l'enfance.

Quoi qu'il en soit, au point de vue qui nous occupe, le testicule représente un épaississement, une irrégularité dans la constitution du sac, un accident de terrain dans sa surface, et c'est pour cela que nous parlons ici de l'ectopie.

Deux degrés de l'ectopie testiculaire présentent de l'intérêt au point de vue du sac : l'ectopie interstitielle et l'ectopie inguinale externe.

Dans cette dernière forme, la face postérieure et externe du canal péritonéovaginal présente une élevure ovoïde énorme, c'est le testicule qui n'a pas pu tirer plus loin son mésorchium.

En avant du testicule, le sac est libre, et un stylet enfoncé dans le trajet pénètre facilement dans l'abdomen. Au-dessus du testicule, le sac est dilaté ; il l'est également au-dessous (fig. 24).

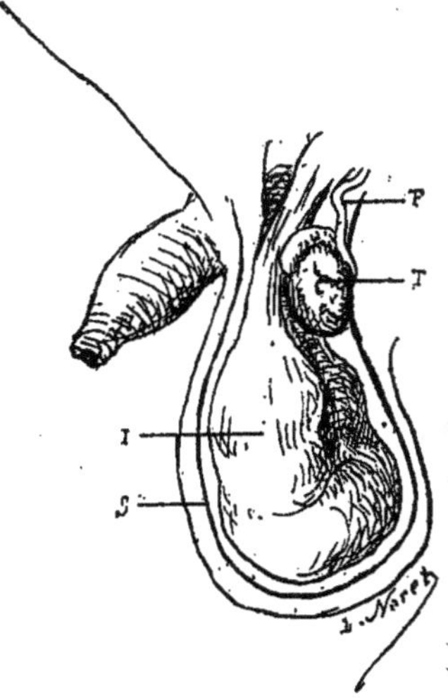

Fig. 24.
Éclosion testiculaire.
Le testicule fixé et dépassé par les anses intestinales herniées.

Le sac a donc la forme d'un sablier, dont la partie rétrécie répond au testicule.

Or, le testicule ne contribue pas seulement à rétrécir par sa présence le détroit qui sépare ces deux dilatations, il rend impossible, par sa fixation à la séreuse, la dilatation large et facile qui, grâce à la ténuité des tissus jeunes, se produit avec tant de facilité dans les hernies infantiles. Sa présence, en supprimant ainsi la plus grande partie de la souplesse du collet, pourrait de la sorte être l'occasion d'accidents réels d'étranglement.

Dans les cas heureux, où le testicule n'est pas
arrêté d'emblée, retenu et comme *ancré* au voisinage
de l'orifice externe du trajet inguinal, le développement même de la hernie peut concourir à sa migration : l'intestin, comme nous l'avons montré, élargit
et allonge l'infundibulum péritonéal et le testicule
se trouve (fig. 25) porté dans les bourses avec le
fond du sac herniaire, dont il faisait, en quelque sorte
partie intégrante.

Il peut arriver cependant que la poussée herniaire,

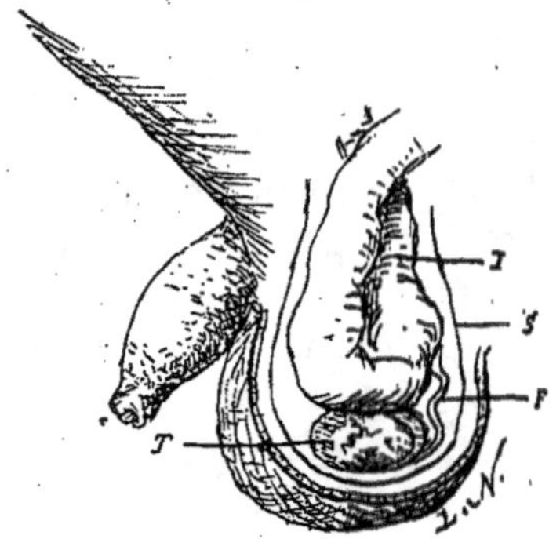

Fig. 25. — Le testicule ectopié repoussé au fond du scrotum
par le développement d'une hernie.

impuissante à déplacer le corps testiculaire lui-
même, se dépense, ce dernier restant dans sa position
vicieuse, sur les parties saillantes et plus faibles de
ses annexes.

MM. Monod et Terrillon ont vu et ont fait dessiner un sac dans lequel, le testicule demeurant au
niveau du collet, le canal déférent se montre sous la
forme d'une longue anse (fig. 26) à concavité supérieure, qui coupe verticalement le sac herniaire, à la
façon d'un méridien.

Effet des poussées mécaniques secondaires ou

conséquence d'une malformation primitive, cette dislocation de la partie efférente du testicule est de nature à compliquer singulièrement le traitement de l'ectopie, en même temps que la cure de la hernie congénitale.

Toujours est-il, que placé en cavalier au niveau du collet, le testicule reçoit l'effort du va-et-vient des

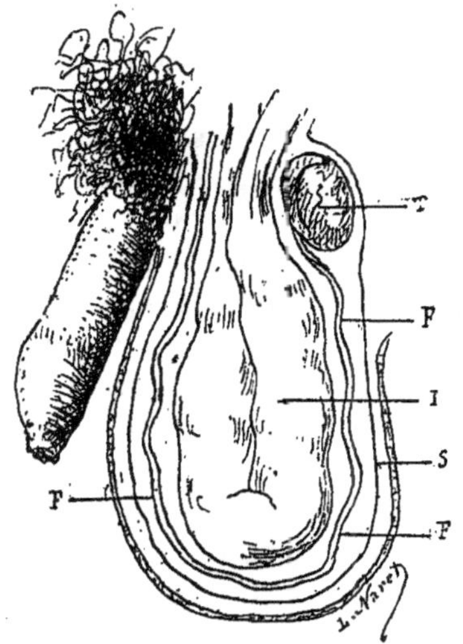

Fig. 26. — Ectopie testiculaire.
Déroulement dans le sac de l'épididyme et du canal déférent.

viscères, si ces derniers l'ont dépassé et se sont créé une loge séreuse au-dessous de lui.

Dans tous les cas, il fait partie intégrante, avec sa fixation vicieuse persistante, du sac herniaire.

Nous n'avons encore jamais opéré une ectopie testiculaire inguinale externe, sans avoir été obligé de faire la ligature d'un pédicule péritonéal. Toujours, l'enveloppe séreuse du testicule communiquait avec la séreuse abdominale et, pour bien rendre ma pensée, j'oserai dire qu'une ectopie testiculaire inguinale externe représente une hernie péritonéo-vaginale à l'état virtuel.

Notre collègue M. Lucas-Championnière, qui a souvent eu l'occasion d'opérer ces malformations, a fait la même observation et ne manque jamais de faire l'opération complète, qui rationnellement implique deux objectifs :

1° Lier le pédicule péritonéal;

2° Abaisser l'organe séminal.

Chez un enfant que nous avons opéré cette année, nous avons rencontré une disposition assez rare.

Le testicule était arrêté à un travers de doigt au-dessous de l'orifice externe. En ouvrant la vaginale, qui était spacieuse, et communiquait largement avec la cavité péritonéale, nous avons trouvé un méso-cordon, qui avait soulevé la séreuse du sac et permettait aux vaisseaux spermatiques et au canal déférent de flotter en quelque sorte, avant d'aller rejoindre le testicule immobilisé (obs. Yardin) contre la paroi postérieure du sac.

Il fallut disséquer la séreuse qui recouvrait le cordon, afin de mettre ce dernier en dehors et constituer un collet bien continu, pour donner à la ligature la sécurité d'une occlusion parfaite.

Cette particularité anatomo-pathologique exceptionnelle est la reproduction exacte de la disposition normale chez les solipèdes.

Voici, à titre de curiosité, la description que fait M. Chauveau[1] de l'anatomie du cordon chez le cheval.

« Les deux feuillets sont mis en continuité par un frein séreux, frein analogue au mésentère qui soutient le côlon flottant et forme, comme lui, deux lames adossées.

« ... Ce frein est adossé par son bord postérieur

---

1. Chauveau. *Anatomie des animaux domestiques*, p. 957.

à la paroi postérieure de la gaine (tunique) vaginale et s'insère par son bord antérieur en arrière du cordon testiculaire. »

C'est donc un véritable ligament suspenseur du testicule.

· Il nous semble que les raisons qui précèdent nous autorisent à considérer le testicule comme faisant partie du sac herniaire.

Il est possible cependant que le testicule soit maintenu en ectopie interstitielle par des adhérences peu solides. La rupture brusque de ces adhérences, en libérant le testicule, provoque des lésions telles du canal déférent et des vaisseaux que la vitalité de l'organe séminal soit gravement compromise. La seule castration que nous ayons été amené à pratiquer nous a été imposée par un accident de cette nature : un arrachement des vaisseaux spermatiques produit par la propulsion d'un testicule non descendu, à l'occasion d'un effort, tel est le fait que relate l'observation du jeune enfant Lemeunier (obs. LXXXVI), opéré le 23 septembre 1893. Le canal déférent était perdu dans une gangue hématique et les vaisseaux n'étaient plus reconnaissables. C'est surtout l'état du canal déférent qui nous décida à sacrifier ce testicule, lequel, d'ailleurs, était manifestement atrophié et dont le parenchyme était, comme l'examen microscopique nous l'apprit, dépourvu de spermatozoïdes et à peu près scléreux.

LE CONTENU

Le contenu de la hernie des enfants est généralement constitué par l'intestin et par l'épiploon.

En dehors des cas dans lesquels l'ectopie testiculaire a précédé la manifestation herniaire, on ne rencontre guère, à cet âge, cet engagement partiel du cylindre intestinal, qui donne lieu au pincement.

Le sac contient une demi-anse d'intestin, souvent une anse entière et quelquefois, surtout chez les sujets de quelques mois, atteints de hernies par malformation, plusieurs anses intestinales.

Nous en avons compté quatre, bien complètes dans la hernie de l'enfant Gory (obs. xciv).

INTESTIN

Dans l'immense majorité des cas, c'est l'intestin grêle qui est en question. On a supposé que c'était surtout la partie moyenne, à cause de l'allongement relatif du mésentère, à la fin du jéjunum et au commencement de l'iléon. Je crains bien que ce ne soit là une idée théorique. Ce que l'on peut dire, c'est que les portions de l'intestin, celles qui succèdent au duodénum et celles qui aboutissent au cæcum sont moins exposées à se hernier, que le reste de l'intestin grêle, à cause de leur continuité avec ces segments relativement fixes du tube digestif, auxquels elles s'insèrent.

Toute la portion très mobile, c'est-à-dire les $5/6^{es}$ de l'intestin grêle, peut faire partie, sans préférence et sans prédestination spéciale, du contenu d'une hernie. Nous en avons eu la démonstration dans le seul cas de mort que nous a donné l'opération radicale en 1891.

Il s'agissait d'un sujet de douze mois, l'enfant Victor Gory, très vigoureux, très criard et qui opposa d'emblée au chloroforme une résistance exceptionnelle.

Hernie énorme ; sac très mince, intestin sortant en masse par poussées, qui entravaient à tout instant l'opération. Pendant une de ces crises, l'enfant chasse brusquement contre le tranchant du bistouri une anse intestinale qui fut blessée, blessure superficielle, sur laquelle j'appliquai, par précaution, un point de suture au catgut.

Les trois anses furent alors réduites. A l'occasion d'une explosion suivante, un gros paquet d'intestin reparut, dans lequel je cherchai en vain l'anse qui portait la suture; elle était restée dans l'abdomen.

Une déchirure du sac causée par un mouvement brusque d'un assistant, fut suivie d'une nouvelle irruption des anses intestinales, parmi lesquelles je retrouvai cette fois mon point suturé.

Il est certain que dans cette tourmente opératoire malheureuse, les anses intestinales sortaient sans ordre fixe et au hasard des poussées de l'effort abdominal, puisque ce n'étaient pas les mêmes anses, qui se montraient au dehors; le catgut de la suture nous servait d'indice, et l'erreur n'était pas possible.

A l'autopsie de l'enfant, qui mourut cinq jours après, nous retrouvions notre catgut bien fixé à la petite plaie de l'intestin.

D'après ce que j'ai observé chez l'adulte, je serais tenté, par contre, de croire que les anses ne sortent pas toujours ainsi avec cette indifférence, en raison des modifications que la hernie opère sur le mésentère, dont l'épaississement partiel et l'allongement favorise certainement la sortie de tel segment de l'intestin de préférence à tel autre.

Le gros intestin fait, lui aussi, avec une fréquence infiniment moindre, partie du contenu des hernies de l'enfance. Nous n'avons pas encore rencontré l'S iliaque, quoique cette portion de l'intestin, large et flottante dans les premières années de la vie, semble devoir se prêter particulièrement à la formation d'une hernie.

M. Eugène Bœckel, de Strasbourg, nous a rapporté récemment qu'il avait opéré un garçon de quatre ou

cinq ans portant deux grosses hernies inguinales :
celle du côté gauche consistant en une anse énorme
du gros intestin, dans laquelle notre éminent collègue,
à cru reconnaître le côlon descendant ou l'S iliaque.

L'enfant portait également à droite une hernie contenant le cæcum.

Ces deux segments du gros intestin n'avaient
aucune adhérence avec le sac et la réduction en fut
aisée. La double opération fut suivie de succès.

Le cæcum est le seul gros intestin que nous
ayions encore observé, mais il nons semble probable, d'après les trois cas qu'il nous a été donné de
voir, que les hernies du cæcum dans l'enfance n'ont
pas la même physionomie et ne procèdent pas de
la même pathogénie que dans l'âge adulte.

Desault a dit et tout le monde a répété, sur son
dire, que les hernies du cæcum sont des *hernies sans
sac.*

M. Tuffier, en 1886, à l'occasion d'un fait d'amphithéâtre, étudia très soigneusement l'anatomie du
cæcum et crut pouvoir affirmer, avant le D'' Treves,
de Londres, que toutes les hernies du cæcum sont
pourvues du sac. C'est donc, entouré de son enveloppe séreuse et suspendu à ses ligaments tiraillés,
que le cæcum prend part à la constitution de grosses
hernies. Il n'y est généralement pas seul. On peut
croire, dans un grand nombre de cas de hernies d'a-
dultes, que l'intestin grêle l'a précédé, seul pendant
quelque temps, a préparé les voies et que sa chute
dans le sac, en un mot, est la suite d'une longue
fatigue des anneaux et constitue une véritable entéro-
ptose secondaire.

Rien de pareil chez l'enfant, croyons-nous.

La hernie du cæcum n'est pas un accident secondaire, conséquence d'un effondrement préparé par
une détérioration locale et une déchéance de l'état

général. Il s'agirait, pour nous, le plus souvent, d'une lésion primitive, ayant une physionomie propre : les opérations que nous avons pratiquées semblent du moins en apporter la preuve.

Et d'abord, ce n'est pas un cæcum normal, mais un cæcum mal conformé, que l'on rencontre. Dans

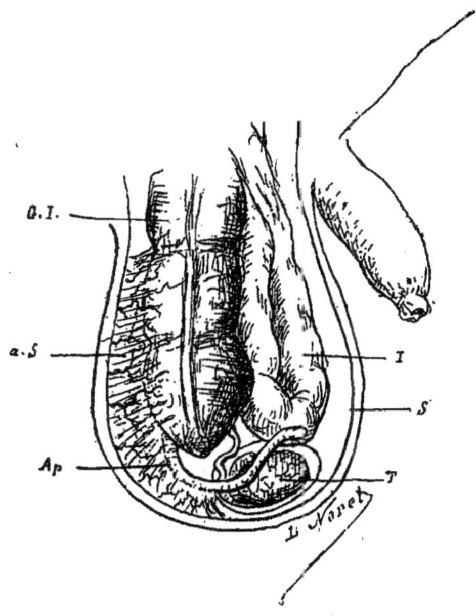

Fig. 27. — Hernie du cæcum adhérente au sac avec son appendice, par un méso bien constitué.

l'observation de l'enfant Guittard, âgé de dix-huit mois, nous trouvons (fig. 27) un appendice, dont la longueur est de 7 centimètres, relié à la paroi postérieure du sac par un méso, dont la constitution, les vaisseaux courts, directs et prenant naissance sur la séreuse du sac, semblent bien montrer que ce petit organe n'a pas été refoulé hors du ventre, mais qu'il a pris naissance là, sur place.

Le fond du cæcum est très allongé, conoïde : il recouvre l'insertion de l'appendice sur lequel il se couche. *Sur toute leur surface* ces organes, appendice et côlon, sont recouverts par le péritoine. Dans ce cas, notre opération avait été indiquée par la violence d'accidents d'étranglement survenus depuis quarante-huit heures. Ces accidents dépendaient non du gros intestin, mais de l'intestin grêle qui avait pris part à la constitution de la hernie.

La fixation du cæcum à la paroi du sac par un méso peut coïncider avec la liberté de l'appendice.

La figure 29 nous montre cet appendice flottant et libre au-devant du cæcum.

Dans d'autres cas, l'appendice seul fait partie de la hernie. Chez l'enfant Chardonnereaux (obs. LXI), opéré à l'âge de cinq ans en 1891, en présence de notre ami le docteur Poisson, de Nantes (fig. 28), l'ouverture du sac mit à jour un appendice de 5 centimètres de longueur qui occupait, avec une anse d'intestin grêle indépendante, un sac qui logeait aussi le testicule (hernie testiculaire). L'appendice était attaché à la paroi postérieure du sac par un véritable méso-côlon, dans l'intérieur duquel on voyait deux riches arcades vasculaires, dont l'insertion était sur le sac lui-même ; ce méso ne s'appliquait que sur le tiers supérieur, les deux tiers inférieurs de l'appendice étaient libres.

Dans le cas de l'enfant Hule, âgé de 10 mois, (obs. LVII), l'appendice ne mesurait pas moins de 8 centimètres ; il était dans toute sa longueur adhérent par un méso-côlon et décrivait une anse à concavité externe (hernie congénitale testiculaire). Enfin, chez l'enfant Taburet l'appendice était court (3 centimètres) et entièrement libre, sans méso, flottant dans le sac péritonéo-testiculaire.

Nous avons opéré, le 31 octobre 1893, un enfant

de 16 mois (obs. LIX) qui présentait un exemple d'appendice libre et flottant dans le sac : chez lui, l'appendice ne mesurait pas moins de 7 centimètres de longueur. La réduction en était très facile et le doigt pouvait s'assurer que l'appendice n'avait contracté aucune adhérence avec le trajet de la hernie.

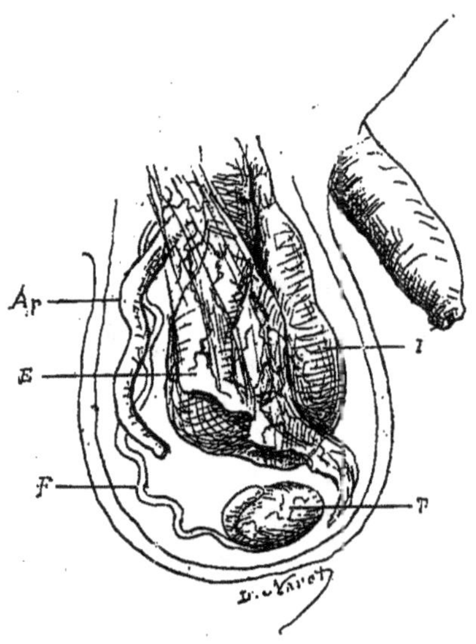

Fig. 28. — Hernie de l'intestin grêle et de l'épiploon, avec l'appendice long et adhérent au sac par un méso.
(Le méso a été oublié par le dessinateur.)

Dans ces deux cas d'appendice iléo-cæcal flottant dans le sac, nous n'avions aucune raison de croire que le cæcum n'était pas à sa place. Mais dans les trois faits de hernie du cæcum, nous avons constaté que ce viscère était fixe et résistait aux tractions exercées sur l'appendice ; il résistait aussi bien à toute tentative de réduction, et c'est de force, comme *en bourrant*, qu'on dut le refouler dans l'abdomen, avant de suturer le trajet.

Cette fixité du cæcum, cette organisation sur place du service vasculaire de l'appendice par un méso parfaitement constitué, l'altération de la forme normale du cæcum lui-même, tout cela n'indique-t-il pas clairement qu'il n'y a pas, dans ces cas, à proprement parler, hernie, c'est-à-dire issue au dehors

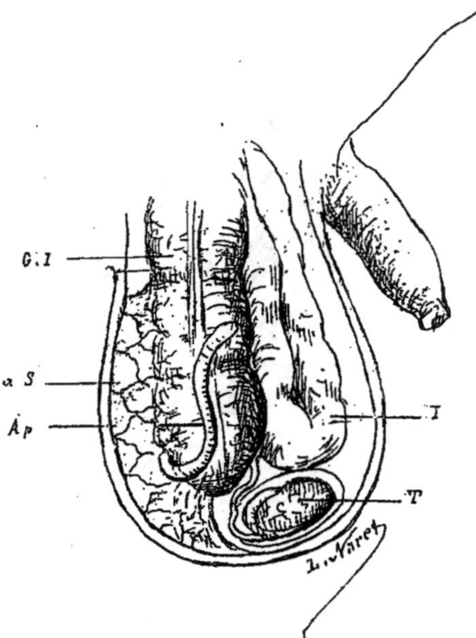

Fig. 29. — Hernie du cæcum, avec l'appendice libre.

d'un viscère, mais bien *développement hétérotopique* d'une partie du gros intestin, dont le volume présente, on le sait, dans la vie intra-utérine un développement particulier ?

Ce qui viendrait encore à l'appui de l'opinion que chez les petits enfants la présence du cæcum dans les bourses n'est pas une hernie, mais un développement avec erreur de lieu, c'est ce qui fait que, sur cinq cas que nous présentons, quatre fois la hernie appartenait à la variété testiculaire, disposition qui témoigne d'une absence absolue de tout travail d'occlusion péritonéo-vaginale.

La seule hernie funiculaire contenait seulement l'appendice : le malade avait cinq ans et demi (obs. LXI). Les quatre autres avaient dix mois, onze mois, seize mois et dix-huit mois (obs. LVII, LVIII, LIX, LX), c'est-à-dire un âge tel que l'organisation des moyens de fixité n'aurait pas eu matériellement le temps de se produire.

Dans nos observations, la présence de l'appendice n'était, au point de vue de la clinique herniaire, qu'un épiphénomène. Nous avons, en réalité, eu affaire à des hernies de l'intestin grêle, et dans le mécanisme de la production de la maladie, l'appendice a été plutôt une cause efficiente qu'une coïncidence de la hernie.

Né, organisé et fixé hors de la cavité abdominale, ce petit organe a servi à empêcher l'oblitération du canal péritonéo-vaginal, assurant ainsi la béance d'un trajet, dans lequel s'est engagé plus tard l'intestin.

Certes nous ne prétendons pas affirmer que le cæcum soit incapable de se déplacer et de faire hernie au dehors.

Nous disons seulement que nous ne l'avons pas encore vu se comporter ainsi chez les enfants et nous pensons que les lésions que nous venons de décrire n'ont rien de commun avec les hernies du cæcum, si bien étudiées par Scarpa, Cloquet, Treves et Tuffier chez les adultes.

ÉPIPLOON

Il est toujours imprudent d'affirmer que tel organe ne fera jamais partie d'une hernie.

Sur le témoignage des auteurs et sur la foi de ce

que nous avions vu jusqu'alors, nous écrivions, il y a quatre ans : « L'épiploon ne fait, on peut le dire, jamais partie du contenu d'une hernie inguinale infantile. » Quinze faits d'épiplocèle rencontrés depuis cette époque se sont chargés de démentir de la belle façon notre dire.

La participation de l'épiploon n'est pas une rareté dans les hernies du premier âge, puisque nous l'avons constatée 15 fois sur 105 opérations, soit une proportion de 14 p. 100. Notre malade le plus âgé avait douze ans et le plus jeune dix-huit mois. Sur ces douze épiplocèles, deux appartenaient à deux fillettes (obs. de Georgette Villar et d'Alphonsine Persil), atteinte de hernie inguinale gauche. Le côté atteint s'est trouvé être huit fois le droit et sept fois le gauche. Il n'y a pas de prédilection pour un côté à signaler. Nos faits ne confirmaient pas, du moins à l'âge où nous envisageons les hernies, la loi de Linhart et de Richter sur la préférence des épiplocèles pour la droite. L'épiploon est tantôt seul (épiplocèle pure), tantôt associé à l'intestin dans la composition d'une hernie (entéro-épiplocèle).

On a cherché l'explication de la fréquente présence de l'épiploon dans les hernies. On a invoqué un allongement anormal de ses franges, allongement qui pourrait bien être plutôt l'effet que la cause de la maladie.

Après avoir observé deux faits dans lesquels le testicule avait adhéré à l'épiploon pendant la migration, Kœnig n'a pas hésité à produire une théorie de l'entraînement de l'épiploon par l'organe mâle dans la vaginale.

Or, sur les treize cas que nous citons, pas une seule fois nous n'avons constaté d'adhérences de l'épiploon avec le testicule. Ajoutons que, si quelque adhérence s'était produite à la naissance, elle n'aurait pas eu le temps de disparaître, étant donné l'âge de nos petits opérés. Nous avons d'ailleurs deux fillettes dont les épiplocèles n'ont certainement rien à voir avec la théorie de M. Kœnig.

Quant à l'appendice épiploïque signalé par Haller *(omentum colicum)*, il n'est qu'une exception anatomique, exception infiniment plus rare que l'épiplocèle même, qu'elle a pour but d'expliquer.

Pourquoi d'ailleurs aller chercher aussi loin ? L'épiploon entre dans une hernie, parce qu'il est long, souple, glissant et libre. Tout est là, et quand on l'a vu dans une hernie infantile et qu'on l'a tâté, on pourrait s'étonner qu'il ne fasse pas plus souvent partie du contenu des hernies.

Il se présente en effet chez les enfants avec une physionomie spéciale.

Au cours de l'opération, mieux qu'on ne pourrait le voir à l'amphithéâtre où la mort en a glacé et durci le tissu, nous sommes à même de l'étudier, avec tous les caractères de la réalité vivante.

C'est un corps d'une teinte rose-effacé et d'un ton crème claire, qui laisse voir par transparence le dessin sobre et net de ses vaisseaux, lesquels paraissent plutôt suspendus que fixés, au milieu d'une graisse diaphane, laquelle n'a rien de commun avec l'adiposité opaque des épiploons, d'adultes.

C'est une chose ténue et comme fluide, qui se dérobe, glisse sous les doigts et résiste aux tentatives de réduction, pour peu que l'orifice ne soit pas large, et que le collet soit plus infléchi que de coutume, ou garni d'une valvule qui en accidente le chenal. Rien n'est difficile comme de refouler dans l'abdomen l'épiploon infantile, sans l'exciser. Et d'ailleurs, ne vaut-il pas mieux sacrifier une portion de cet organe, que de le réduire meurtri par cette lutte et peut-être infecté. La ligature n'est pas seulement indiquée au point de vue de l'asepsie, elle a l'avantage de nous permettre de pratiquer d'emblée la réduction. Dans la plupart de nos opérations, nous avons dû, pour pouvoir saisir l'épiploon et le rentrer dans l'abdomen, profiter de la résistance du moignon de la ligature au catgut, que nous avions faite après l'avoir excisé.

On comprend, avec une telle propriété de glissement, qu'on ne l'ait pas encore trouvé chez les enfants, faisant sur une anse d'intestin , ce sac adventice épiploïque que M. Prescott Hewett a décrit.

On comprend, à plus forte raison, que sa présence ne se révèle pas cliniquement en donnant la sensation de la corde épiploïque, signe d'une grande valeur chez l'adulte.

L'épiploon subit rapidement, dit-on, des modifications importantes dans ses caractères physiques.

On signale l'extrême facilité avec laquelle l'irritation produit des adhérences entre le sac et les viscères par des épaississements plastiques, conséquence finale d'une série de phénomènes, qui transforment rapidement une membrane inconsistante et soyeuse en un cordon fibreux irrégulier.

Voilà ce que les auteurs nous apprennent et voici ce que nous avons observé, chez les enfants, bien entendu :

Sept fois sur onze (observations des enfants Savitzky, Berthod, Cruchon, Colleville, Besnard, Tournier et Georgette Villar), l'épiploon était normal. Dans deux cas (enfants Tremblay et Maury, âgés l'un de douze ans et demi et l'autre de treize ans), il y avait des adhérences au sac, mais le tissu de la membrane adipeuse n'était ni gonflé, ni dur, même sur le point d'où partait la petite jetée séreuse de l'adhérence.

Chez l'enfant Hule, il s'agissait d'une hernie complexe qui contenait un cæcum mal formé et un appendice extraordinaire : l'épiploon, dans ce cas, adhérait par plusieurs brides à tout ce que portait le sac.

Dans un seul cas, celui de l'enfant Thiéry (fig. 30), nous avons observé les lésions de l'épiploïte. A la sortie du trajet inguinal, où il possédait toujours sa

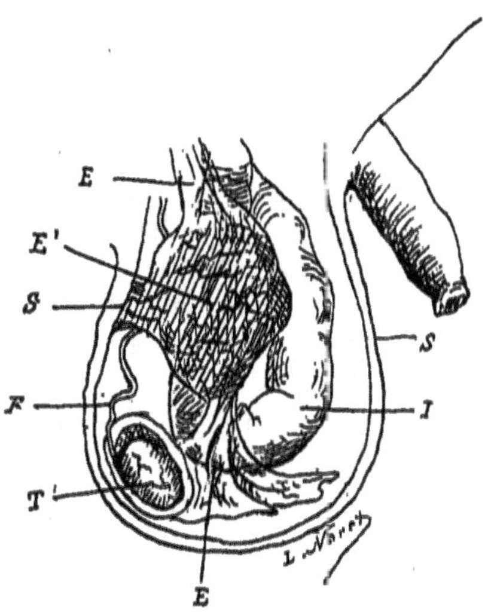

Fig. 30. — Épiploïte circonscrite dans une entéro-épiplocèle.

ténuité normale, l'épiploon se terminait en une boule dure qui obstruait presque le canal herniaire au-dessous du collet.

Cette boule, constituée par une inflammation plastique d'une zone circonscrite de l'épiploon, était résistante, régulièrement arrondie. Nous avions porté, d'après ces signes physiques, le diagnostic de kyste péritonéo-vaginal accompagnant une hernie.

Ce caractère de fluidité de l'épiploon fera que le diagnostic sera toujours difficile, quand il existera une épiplocèle simple et impossible, quand l'épiploon accompagnera une entérocèle.

Chez l'adulte, les modifications que cette membrane subit la feront toujours reconnaître, non seulement par les changements qu'elles impriment à son volume et à sa consistance, mais encore par la fixité que lui donne l'établissement des adhérences. L'épiploon de l'adulte, sous telle telle ou influence, entre dans le sac, s'y loge, s'y fixe, et, dans tous les cas, n'en sort plus, généralement.

Chez l'enfant, nous l'avons vu, il rentre de lui-même dans l'abdomen, avec autant de facilité qu'il est sorti. Aussi, sommes-nous persuadé que sa participation à la formation d'une hernie est beaucoup plus fréquente qu'on le croit et que nous l'avons vu, étant donnée la facilité avec laquelle il a pu se dérober au moment de l'opération, en ne nous laissant sous les yeux que l'intestin.

Si discrète que soit la visite qu'il rend au sac herniaire, — car ne n'est pas une invasion, — l'épiploon ne laisse pas de provoquer parfois un certain degré d'irritation qui se traduit par un épanchement dans le sac, épanchement plus abondant que la petite nappe de sérosité que certaines hernies renferment, épanchement assez copieux pour emplir et distendre le sac, et permettre de donner à la hernie le nom de *hernie aqueuse*.

HERNIE AQUEUSE

C'est une locution de la vieille chirurgie qui comprenait, sans rien préciser, toutes les tumeurs inguino-scrotales à contenu liquide, l'hydrocèle, les kystes et vraisemblablement aussi la forme de hernie dont nous parlons.

Dans notre communication à la Société de Chirurgie sur les *kystes péritonéo-vaginaux* et les *hernies aqueuses* chez les enfants, nous avons repris cette locution en en précisant l'objet, qui est une réalité de la chirurgie infantile.

Le contenu est de la sérosité claire. Cette sérosité est vraisemblablement spéciale au sac herniaire, car s'il est possible de refouler le liquide de la poche dans la grande cavité péritonéale, on peut s'assurer, et la chose est souvent facile chez les enfants, que l'abdomen est sec et que l'épanchement n'est pas le résultat, comme on l'a prétendu, du débordement d'une ascite.

L'opération d'ailleurs le démontre bien, puisqu'elle ne fait écouler que la quantité de sérosité, que le volume de la tumeur donnait à supposer et contient en réalité.

Indépendante des épanchements du péritoine, du moins dans la forme que nous étudions, ayant un sac funiculaire ou testiculaire, la hernie aqueuse ne diffère à vrai dire, du kyste péritonéo-vaginal communiquant que par la disposition anatomique de son collet large.

Elle mérite néanmoins une place à part, car c'est une hernie spéciale.

On aurait tort en effet de croire qu'il suffit qu'il existe une ouverture assez large et un sac assez capable, pour que l'intestin s'y engage, à l'exclusion de toute autre chose.

Dans bien des cas de persistance supérieure du canal péritonéo-vaginal, on voit, je ne sais ni pourquoi ni comment, des tumeurs séreuses facilement réductibles. Si l'on serre de près l'observation de ces petits malades, si on les examine en variant, les conditions de la station, de l'attitude, de l'effort, de la fatigue, du moment de la digestion, de l'heure du jour, etc., on ne voit jamais ces poches, si large que soit l'orifice de communication, être envahies par l'intestin : ce sont des hernies aqueuses, *exclusivement aqueuses*.

Nous ne les avons jamais vu ni alterner, ni coïncider avec une entérocèle. Le seul organe qui les pénètre parfois, c'est l'épiploon, tantôt libre (*obs. de l'enfant Cruchon*) tantôt avec adhérences (*observation de l'enfant Berthod*). Est-ce l'épiploon qui s'est insinué dans le sac préformé et béant d'une hernie aqueuse ? Est-ce le canal péritonéo-vaginal qui recevant l'épiploon a, par l'irritation de son contact, sécrété la sérosité qui l'a dilaté en poche et en a fait le sac d'une hernie ? Nous l'ignorons.

En fait, la hernie aqueuse existe en dehors de toute intervention de l'épiploon, en dehors de toute propagation d'une maladie ou d'une lésion péritonéale, tuberculeuse ou non, elle est justiciable du traitement qui convient à toutes les hernies que le bandage ne guérit pas, et ne peut pas guérir.

Pour ces raisons, nous pensons qu'elle a une existence propre et que la dénomination de hernie aqueuse est justifiée en clinique.

OVAIRE

La présence de l'ovaire dans le sac d'une hernie est un fait extrêmement rare.

Le Dr Puech (*Archives de Gynécologie*, 1879) a pu en rassembler 88 cas, mais ce chiffre comprend les hernies des femmes fréquemment accouchées.

Epaissi ou dégénéré dans son parenchyme, mobilisé par l'élongation de ses attaches, l'ovaire s'échappe dans l'ouverture d'une paroi distendue et meurtrie par les grossesses et il tombe dans le sac herniaire, à la façon de tout autre viscère.

En dépit de l'origine congénitale que les auteurs leur attribuent, nous n'en avions pas encore rencontré chez l'enfant, quand l'occasion s'est présentée à nous au moment où nous corrigions les épreuves, d'opérer une fillette de quatorze ans (obs. LXXXII) atteinte de hernie de l'ovaire et de la trompe.

L'ovaire était relativement libre et pouvait rentrer dans l'abdomen ; mais la trompe était fixée sur la paroi postérieure du sac, par un méso analogue au ligament suspenseur du cordon des solipèdes, analogue aussi au mode d'union du cæcum avec le sac, dans les cas que nous avons rapportés à une hétérotopie de la formation de ce viscère.

L'oviducte et la trompe étaient absolument normaux. L'ovaire, plus gros qu'il doit être à cet âge, et avant la formation, présentait une structure irréprochable ; le parenchyme était cependant lardé de sept ou huit petits kystes, du volume d'un grain de chènevis, à contenu séreux ; ces petites productions accidentelles et discrètes n'avaient rien de commun avec la dégénérescence kystique qu'on a signalée quelquefois. L'ovaire et la trompe furent liés et excisés.

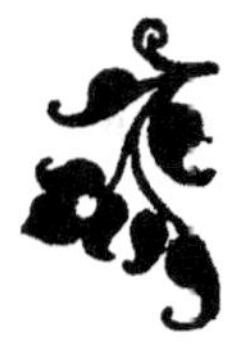

IV

ÉTIOLOGIE

Si, comme nous le pensons, les hernies inguinales de l'enfance ont pour siège, dans l'immense majorité des cas, pour ne pas dire toujours, un sac qu'elles ne créent pas, mais qui préexiste et qu'elles complètent en s'y développant, la question de la causalité se circonscrit dans la détermination des circonstances qui font qu'une poche préformée offre sa cavité à la pénétration de l'intestin.

Or cette poche toute préparée, c'est le canal dépendant du péritoine par lequel a migré le testicule; c'est aussi, mais plus rarement, le canal de Nuck.

Mais tous les garçons ont des testicules, qui, formés dans le ventre, ont, à la fin de la vie utérine, traversé le trajet inguinal, pour aller occuper leur position définitive, au fond des bourses.

Pourquoi le trajet péritonéo-vaginal s'est-il fermé après cette descente chez la plupart?

Pourquoi est-il resté perméable chez quelques-uns ?

La réponse à ces questions fixerait l'étiologie des hernies inguinales infantiles.

Quand le testicule est demeuré en chemin, on comprend bien que matériellement, par sa masse, il constitue un obstacle à l'occlusion du trajet et qu'il agisse sur le canal péritonéal, à la façon d'une *cale*, qui maintient entr'ouverte la porte, par où l'intestin pourra s'engager.

Mais lorsque le testicule a dépassé l'orifice externe du trajet inguinal et gagné le fond des bourses, quelle est la raison qui empêche la partie supérieure du canal péritonéo-vaginal de se fermer?

N'avez-vous pas été frappé de la façon très illogique, dont le chapitre de l'étiologie est traité par la plupart de nos auteurs?

Sous la rubrique des CAUSES, ils rangent à côté de l'hérédité, la forme du ventre et les maladies occasionnelles, dans une confusion singulière des concomitances, des circonstances et des occasions avec les causes proprement dites. Ainsi cette conformation du *ventre à triple saillie* que Malgaigne a signalée, n'est, en bonne logique, pas une cause; c'est précisément une manifestation concomitante du vice de conformation des parois abdominales, à la faveur duquel le canal péritonéal est resté perméable.

La persistance de ce canal n'est que la manifestation, en un point, d'une malformation générale, dont la cause est l'arrêt du travail qui doit fermer parfaitement l'abdomen, primitivement ouvert, du fœtus.

Les imperfections de ce travail s'accusent par une mauvaise soudure de la ligne blanche (*éventration*), par une fermeture insuffisante de l'ombilic (*omphalocèle*), par l'existence de lésions symétriques dans l'aine correspondante, par une fusion défectueuse des muscles droits et obliques qui ne se joignent pas dans l'effort (*ventre trilobé*), enfin par l'imperfection dans la solidité et dans les rapports des piliers, dont le défaut se complique de l'insuffisance d'un trajet inguinal défectueux. C'est le cas qui nous occupe ici.

Voilà donc des malformations qui ne dépendent pas les unes des autres, mais qui relèvent ensemble d'une même erreur de la nature. C'est précisément la

cause de cette malformation, qui domine plusieurs
maladies de siège différent, mais de nature identique,
qu'il faut chercher.

C'est surtout, si nous ne nous trompons, dans le
sens de l'hérédité que doit porter l'enquête.

On sait qu'il y a des familles dans lesquelles les
enfants sont presque fatalement atteints de hernie.
Nous en connaissons une dans laquelle les trois frères
portent des bandages, deux pour des hernies inguinales, un pour une hernie ombilicale.

Le vice héréditaire se retrouve souvent chez le
père et la mère, les grands-parents et les collatéraux.

Nous avons, autant qu'il était possible de le faire,
recherché, chez les enfants qui nous sont passés sous
les yeux, l'état de santé des ascendants. Mais pour
que nos renseignements aient une véritable valeur,
nous avons tenu à éliminer (ce qui est une exagération, nous le savons) les ascendants chez lesquels la
hernie avait fait son apparition à l'âge adulte, ceux
surtout qui exercent un métier violent (forgerons,
charpentiers), et pour lesquels on pourrait considérer
à la rigueur la hernie comme uue hernie acquise, une
hernie de force.

Il ne demeure donc que les parents de profession
peu fatigante et les femmes.

Après cette élimination, il nous restait 21 cas
d'enfants, dont les ascendants portaient la tare herniaire, ce qui pour 85 cas, représente une proportion
de 24.7 p. 100 de hernieux héréditaires, c'est-à-dire
à peu près le quart de nos petits malades.

Malgaigne avait relevé 87 hérédités sur 316 hernieux, c'est-à-dire une proportion de 29 p. 100. Mais
les recherches de Malgaigne avaient porté surtout
sur les adultes et sur les vieillards, elles n'avaient pas
éliminé, comme nous l'avons fait, les hernies de force.

La proportion que nous avons trouvée n'est donc

pas aussi atténuée qu'on pourrait le croire, en comparant simplement les deux chiffres.

Or, que l'on fasse une enquête sur le spina bifida, sur la syndactylie, sur le pied bot, sur le bec de lièvre, et qu'on nous dise s'il existe un vice de conformation qui reçoive de l'hérédité un tel appoint !

L'hérédité exerce donc ici une influence de premier ordre.

· C'est à l'hérédité que se rapporte l'ensemble des malformations, qui font les points faibles de la paroi abdominale : aux occasions maintenant d'intervenir pour constituer une hernie.

Ici nous voyons paraître les circonstances que l'on range généralement dans la catégorie des causes.

· Le sexe masculin est une occasion indéniable : 8 fillettes atteintes de hernies inguinales sur 85 malades, c'est une proportion de 9.4 p. 100, qui laisse encore en faveur des garçons un pourcentage de 90.6.

La migration du testicule représente en effet un travail plus bouleversant que le passage du ligament rond.

Quand ce dernier a pris ses insertions dans la grande lèvre, le prolongement péritonéal qu'il contient est effilé et repose au milieu des fibres musculaires dans une tranquillité qui rend l'accolement des surfaces séreuses à peu près inévitable.

Chez le garçon, au contraire, le canal péritonéal ne reçoit aucune pression, de dehors en dedans ; l'accollement des surfaces séreuses et l'occlusion du trajet ont les chances les plus vagues de se réaliser et si la charpente du trajet inguinal est mal formée, c'est une porte largement ouverte pour l'engagement des viscères, c'est l'occasion favorable à la production d'une hernie.

Nous venons de voir les causes occasionnelles prédisposantes. Il y a des causes occasionnelles presque efficientes, parmi lesquelles il faut signaler certaines maladies infantiles, *maladies à efforts et à toux*, je veux parler de la rougeole, de la coqueluche et des bronchites.

. Dans la classe pauvre, ces maladies ne sont pas l'objet des précautions que l'on prend dans les familles aisées. Les potions calmantes, le maintien d'une température uniforme dans les chambres, le renouvellement de l'air, le bien-être d'un lit soigneusement fait, tout cela manque.

Aussi les symptômes sont-ils plus violents et la maladie traîne-t-elle davantage.

L'enfant s'épuise en des efforts de toux qui soumettent à une rude épreuve le point congénitalement faible ; il n'en faut pas davantage pour que dans ces conditions la hernie se produise.

Je ne doute pas, pour ma part, que la rareté relative de l'apparition des hernies chez les enfants de la société aisée tienne à ce que les « maladies à toux », en même temps qu'elles sont plus rares, sont toujours mieux soignées.

Ces enfants peuvent avoir des anneaux larges, un canal péritonéo-vaginal non oblitéré, mais si cet état anatomo-pathologique est toujours une menace, ce n'est pas forcément une réalité d'engagement de l'intestin dans le sac : leur hernie est, pour ainsi dire, *à l'état virtuel*, car d'heureuses circonstances les ont mis à l'abri des *coups de force*, qui auraient élargi le pertuis et transformé le canal vaginal en un sac herniaire.

. Ajoutons aussi au débit des petits déshérités de la fortune, nos pensionnaires de l'hôpital, que la convalescence de la rougeole et de la coqueluche, maladies après lesquelles l'épuisement est extrême, n'est pas soutenue par une juste augmentation de la qualité et de la quantité de la nourriture : l'enfant prend sa part à la pitance commune, à peine suffisante quand il était bien portant, insuffisante maintenant pour relever ses forces. L'enfant languit; dans le cours de cette fièvre souvent formidable, il a dépensé la substance de sa graisse et de ses muscles. Aujourd'hui ce déficit, que rien ne travaille à combler, se mesure par une aggravation considérable des lésions : la toux avait forcé les anneaux, la faiblesse a fait les muscles flasques, de telle sorte que la résistance a diminué et la brèche est devenue plus large, en même temps que l'assaut s'est accentué, plus puissant et plus tenace.

Quoi qu'il en soit, nous avons recherché, chez nos petits malades, les cas dans lesquels l'apparition de la hernie a été précédée par la rougeole, la coqueluche, les bronchites. Nous avons trouvé :

La rougeole chez 28 enfants. . . . 33 p. 100.
La coqueluche chez 13 enfants. . . 15 p. 100.
Bronchites de cause indéterminée
   chez 9 enfants . . . . 10 p. 100.

Mais ce ne sont pas seulement les efforts violents et brutaux des « maladies à toux », qui occasionnent la production de la hernie inguinale : des efforts beaucoup moins puissants, mais répétés et tenaces, produisent le même résultat.

C'est un fait connu, depuis longtemps, que les vieillards, à la suite des épreintes et des mictions répétées de la dysurie prostatique, voient soit survenir, soit s'aggraver chez eux des hernies inguinales.

Or les difficultés de la miction et surtout la fréquence des envies que provoque si souvent le phimosis congénital, entraînent chez les enfants les mêmes conséquences que la dysurie de la vieillesse.

Dans notre service, où nous pratiquons la circoncision très couramment, nous ne manquons jamais,

quand un enfant nous arrive avec une pointe de hernie
et un phimosis, de réséquer le prépuce. Dans un bon
nombre de cas, quand les piliers n'étaient pas malformés, nous avons vu une pointe de hernie cesser d'être
menaçante et disparaître, alors même que l'enfant
n'avait pas été soumis au traitement par les bandages.

Ces efforts réflexes répétés, qui ont pour centre le
col de la vessie, sont singulièrement analogues à ceux
qui ont pour point de départ le sphincter anal.

J'ai vu déjà deux fois des enfants atteints de douleurs de la région inguinale, en même temps qu'ils
présentaient une pointe manifeste de hernie. Cette
douleur locale, ces *inquiétudes* de la région, cette
préparation pénible de la hernie, quand les réflexes
du phimosis n'étaient pas en question, m'amenèrent
à chercher ailleurs, et je découvris, deux fois, l'existence d'un polype pédiculé du rectum.

L'ablation fit, en quelques jours cesser tous les
accidents, dont le trajet inguinal était le siège.

Chez un de mes petits opérés, l'enfant Blanchet,
âgé de quelques mois, la hernie inguinale qui était
énorme, devenait monstrueuse, sans cause occasion-
nelle apparente. Je me convainquis que ces accidents provenaient de la présence de petits vers
oxyures dans le rectum, puisque la disparition de
ces parasites fit cesser, comme par enchantement,
les accidents aigus de tension de la hernie.

Je parle toujours des cas qui sont la base de ce
travail. Il faut bien dire que ce sont tous des cas
d'opération radicale, des cas que j'ai étudiés avec
tous les scrupules du diagnostic, qui doit précéder
une opération et dont la description anatomique est
aussi exacte que celle qui résulte d'une autopsie.

Je n'ai pas voulu joindre à ce nombre le chiffre des
hernies que j'ai vues et soignées par d'autres moyens
que l'opération ou le bandage sévère.

Or, j'ai actuellement la preuve que le traitement des occasions empêche très souvent les hernies de paraître : la circoncision, l'ablation des polypes, la dilatation du sphincter pour une fissure anale, la destruction des vers intestinaux ; la prescription, chez les nerveux disposés aux réflexes faciles, des bromures, du lait, des bains, des douches, etc., tout cela m'a donné des résultats, sur la valeur desquels je suis aujourd'hui fixé.

Ils ne sont certes pas constants, mais ils sont démonstratifs. Certainement la circoncision, l'opération des polypes et de la fissure n'ont pas guéri la maladie herniaire, elles ont enrayé les circonstances qui sollicitaient les viscères à sortir et à aggraver le vice primordial de la formation. Mais si j'ai supprimé l'occasion, la raison anatomique, la cause persiste. Les enfants ont ce qu'on pourrait appeler une *hernie virtuelle*.

Avec l'âge sans doute, avec la diminution du rapport entre l'ouverture de la baie herniaire primitive et la surface de l'aire abdominale, avec le renforcement des muscles de la paroi, la menace deviendra de moins en moins pressante, et nous aurons obtenu une guérison, qui pourra se maintenir toute la vie.

Il est probable toutefois, que c'est dans ces sacs de hernies virtuelles, que pénètre brusquement l'intestin, quand survient une de ces hernies congénitales aiguës d'adultes, qui étaient autrefois la terreur de nos maîtres.

Dans ces cas, la cause n'avait pas cessé d'exister : il manquait l'occasion. Un effort, un écart de régime, un caprice de l'intestin ont réveillé cette cause et ont fourni l'occasion, longtemps retardée, mais subite de la formation d'une hernie.

Les hernies inguinales se montrent plus fréquemment à droite qu'à gauche, et certes, étant donné l'âge de nos petits opérés, on ne peut pas invoquer la *théorie de l'effort*, soutenue par Cloquet.

Sur 102 hernies, 63 existent à droite et 39 à gauche, soit une proportion de 61.7 contre 38.5 p. 100.

Nous avons parlé de la cause et nous avons parlé de l'occasion, l'une préparant et l'autre produisant la hernie.

Ces deux éléments marchent souvent de front, dans l'apparition des hernies chez les tout petits.

Sans parler de ces malformations dans lesquelles le cæcum et l'appendice sont installés d'emblée et, pour ainsi dire, *statutairement* dans le sac péritonéovaginal, il existe, nous l'avons vu, des hernies à large ouverture, les piliers faisant défaut et le trajet inguinal étant mal venu, dans lesquelles on trouve, dès les premiers jours de la vie, une ou plusieurs anses intestinales qui ont débordé. Il s'agit là de véritables diverticules de la cavité abdominale, dans lesquels ont passé les viscères librement et, véritablement, sans effort. La disposition anatomo-pathologique des parties, la malformation, en un mot, portait en elle-même, par l'exagération même des lésions, la cause en même temps que l'occasion de la production d'une hernie inguinale. Telles sont les conditions pathogéniques de ces hernies volumineuses qui apparaissent dès les premiers jours de la vie.

V

SYMPTOMES

Au point de vue clinique, une distinction nous semble avant tout nécessaire entre les hernies apparaissant à peu près immédiatement dès la naissance ou dans le cours de la première année et les hernies qui ne se montrent que plus tard, dans l'enfance.

I. — HERNIES DE LA PREMIÈRE ENFANCE

Celles-ci ont vraiment une physionomie particulière. Cette apparition de la hernie, d'emblée, sans l'occasion déterminante d'une maladie ni d'un accident; l'inconscience du petit être qui n'écoute rien, qui ne comprend rien et ne sait que se révolter, poussant avec énergie, développant ainsi sa hernie dans son état de tension maxima et gênant de son mieux l'examen du chirurgien; ce fait surtout, que ces hernies se montrent tout de suite dans la forme globuleuse de la maladie complète, sans avoir passé par les degrés successifs de la pointe de hernie et de la hernie interstitielle, tout cela constitue un ensemble clinique spécial, sous lequel on découvre, en dépit des difficultés que l'exploration méthodique rencontre, les caractères d'une hernie par malformation à un degré exagéré.

Il s'agit bien quelquefois d'un enfant malingre et

mal venu, mais très souvent c'est un enfant robuste
et plein de vie. Cependant, si solide que nous paraisse être le petit patient, à l'examiner de plus près
dans son ensemble, on reconnaît souvent un ombilic
mal oblitéré, une ligne blanche disjointe, parfois un
anneau inguinal large du côté opposé à celui où la
hernie existe et par surcroît en dépit de l'embonpoint qui masque, à première vue, les choses, le
ventre marqué pendant l'effort de cette déformation
trilobée, que nous connaissons.

Aussi n'est-ce pas sur la seule région inguinale
que l'exploration doit porter.

Ce n'est pas à demi démaillotté et sur les genoux
de la mère, ce n'est même pas dans son berceau que
l'enfant doit être examiné, c'est complètement nu,
enveloppé dans un grand drap et couché de son long
sur une table, qu'il doit subir l'inspection.

La coexistence de telle ou telle tare modifie tellement le pronostic et les indications du traitement,
qu'on ne saurait trop rechercher les conditions qui
nous permettent de voir les choses avec précision,
dans leur ensemble et dans leur détail.

En renversant l'enfant sur la table d'examen, on
voit, sous l'influence des efforts causés par son
extrême contrariété, la hernie saillir dans toute
l'expansion dont elle est susceptible.

Dans les cas, et ils sont fréquents, où elle est
constamment sortie, elle durcit pendant cette résistance; dans les cas où elle était rentrée, nous la
voyons se produire en quelques secondes, avec une
rapidité de déroulement vraiment extraordinaire et
qui témoigne immédiatement de la largeur de la communication existant entre l'abdomen et le sac.

C'est alors une tumeur piriforme ou cylindrique.
Le volume en est variable, mais toujours considérable, relativement à la taille du petit sujet.

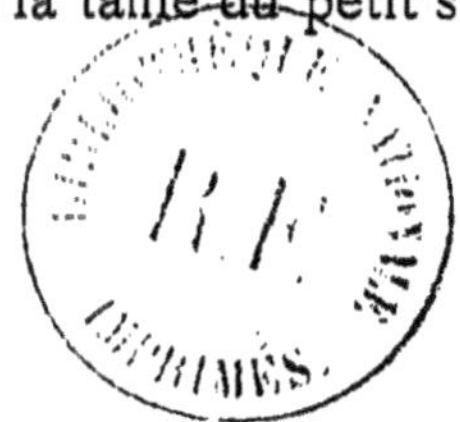

Nous l'avons vue quelquefois descendre jusqu'au niveau du genou, mais le plus souvent elle a deux ou trois fois le volume du poing de l'enfant. Dans tous les cas, elle emprunte la peau du fourreau, de telle sorte que la saillie du pénis est absolument effacée. Du côté opposé, elle déplace dans son expansion le testicule qui est écarté et relevé jusque près de la racine de la verge, et même contre l'orifice externe du trajet inguinal, de telle sorte qu'en le cherchant à la place ordinaire et en ne le trouvant pas, on serait tenté de croire qu'il n'est pas descendu. C'est en déprimant la région inguinale de haut en bas, qu'on l'abaisse et qu'on le sent, et qu'on peut, en le saisissant, s'assurer que le cordon est de longueur convenable et que son élévation est le fait, non pas d'un vice d'ectopie, mais de l'invasion de la place qu'il occupe, par la hernie voisine.

Soit à cause de cette situation élevée de l'orifice externe du trajet inguinal et de l'insignifiante obliquité du trajet, que nous avons signalée chez les tout petits enfants, soit en raison de l'étendue des lésions d'une malformation, qui occasionne une perte de substance considérable de la paroi, la hernie chez les enfants de quelques mois semble faire corps avec le ventre et, si largement qu'elle soit descendue dans les bourses, elle est peu mobile dans sa totalité, car elle garde d'intimes connexions aved la paroi abdominale, dans laquelle elle demeure *enclavée*.

Le globe herniaire est élastique, mais cette élasticité varie sous nos doigts, avec les mouvements respiratoires et l'intermittence des efforts et des cris et chaque reprise de l'inspiration est marquée par une détente dans la tension.

Lorsque la main a bien pris possession des choses et saisi le rythme de la respiration, ainsi que les alternatives des impatiences de la colère, on peut, malgré les résistances de cette révolte, examiner la grosseur dans le détail.

Sans avoir besoin de réduire l'intestin, il est souvent possible de sentir le testicule soit en arrière, soit en bas, porté à son abaissement normal, et faisant, dans cette dernière position, une saillie *en cimier* dont la présence modifie ostensiblement la ligne de convexité du fond du sac.

Nous verrons que chez les enfants en général, cette saillie du testicule en cimier ne comporte pas la signification qu'elle a chez l'adulte et qu'elle ne prouve pas l'indépendance du testicule et de la vaginale. Les enveloppes sont tellement minces, elle se laissent pénétrer avec tant de facilité, que les apparences de la juxtaposition sont souvent illusoires.

C'est à cause de cette minceur que souvent la masse d'une hernie d'enfant n'est pas régulièrement lisse, mais donne aux doigts la sensation nette des anses intestinales qui l'occupent. Elle la donne même aux yeux, car souvent nous voyons, quand la hernie sort, la peau se soulever dans le relief du déroulement des circonvolutions, faciles à reconnaître et même à compter.

En réduisant quelque peu la hernie, à la faveur de la détente d'une inspiration, on reconnaît l'intestin, on le palpe, on le mesure, on le cote, on peut même distinguer, comme nous l'avons fait, un cordon dur, plus ou moins long et mobile, l'appendice.

En pratiquant la réduction de la totalité de la hernie, manœuvre qui s'accompagne du gargouillement caractéristique, on s'assure qu'il n'y a pas d'organe adhérent. Si, par contre, en appliquant et en frottant l'une contre l'autre les faces de la séreuse du sac évacué, quelque chose reste dans le sac, le pouce de la main gauche, foulant sur la région et fermant le trajet, on peut déterminer avec précision et sans être contrarié par le retour des viscères, l'espèce d'organe dont il s'agit, intestin ou épiploon, et quels sont le siège exact et l'étendue des adhérences que ces derniers ont pu contracter dans le sac.

L'index droit, refoulant franchement le scrotum temporairement libéré, rejoint en dessous le pouce

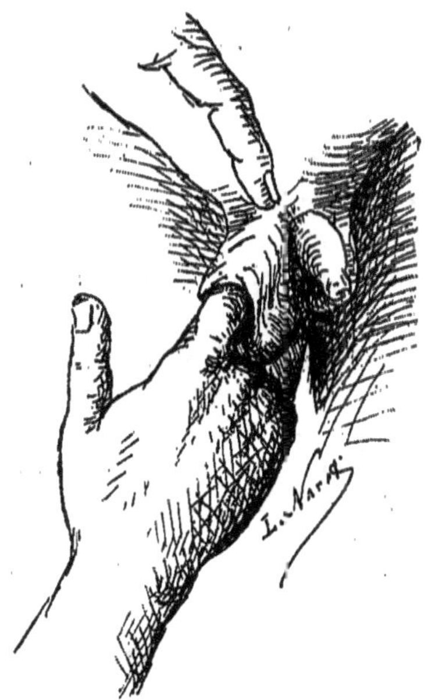

Fig. 31. — Le toucher bi-digital.

gauche qui fermait l'orifice, s'engage sans coup férir dans le trajet et le chirurgien, en moins de temps que j'en mets à le dire, apprécie l'état du collet, la conformation des piliers avec leur écartement, la forme de l'arcade de Fallope, la longueur du trajet et la largeur de l'orifice interne. En combinant les renseignements que donne ce toucher *bi-digital* (fig. 31) (l'index ou le pouce gauche porté à la hauteur de l'orifice externe et l'index droit engagé dans

le ventre par le fond des bourses), il détermine
l'épaisseur et la résistance de la paroi abdominale,
et, pour ce dernier point, les cris de l'enfant, loin de
le gêner, sont extrêmement utiles à l'achèvement de
son enquête.

Les doigts retirés, la hernie ressort, et, comme
nous l'avons vu, se tend et en quelques secondes
reprend ses dimensions premières.

La percussion est facile et nous montre que c'est
une tumeur sonore. Constamment nous avons trouvé
chez les enfants une sonorité totale, sans les demi-
tons que théoriquement l'adjonction d'une épiplocèle
pourrait occasionner, l'épiploon n'ayant pas à cet
âge des dimensions, ni surtout une consistance suffi-
santes pour traduire sa présence par de la matité,
quand il accompagne l'intestin grêle.

C'est tout ou rien. Quand il n'y a pas de sonorité
totale, il existe de la matité partout : on est alors en
présence soit d'une épiplocèle pure, soit d'une hernie aqueuse, forme de hernie rare, même à cette
époque de la vie.

On a dit que certaines hernies intestinales étaient
transparentes chez les tout petits.

Benno-Schmidt, qui a garanti ce fait, a certainement été le jouet d'une illusion : en fait de tumeurs
des bourses, il n'y a de transparentes que les hernies
aqueuses, les kystes du cordon et les hydrocèles.

Quant aux hernies intestinales, elles sont parfaitement opaques, si on les examine avec toutes les précautions nécessaires, c'est-à-dire en cherchant les
rayons lumineux dans l'axe transversal et non près
de la surface de la tumeur.

Il y a plus : dans les cas même où la hernie contient du liquide, on pourrait, dit-on, trouver de la
transparence. Là encore la transparence fait défaut,
car le liquide occupe la déclivité du sac et c'est là

que la main saisit et tend le scrotum, masquant par conséquent l'entrée et la sortie des rayons lumineux, qui pourraient, à la rigueur, traverser la nappe liquide.

Pour notre part, nous n'avons jamais constaté la translucidité, même avec les hernies dans lesquelles la palpation nous révélait l'existence d'un notable épanchement de sérosité baignant l'intestin et dont l'ouverture nous a fait, quelques minutes après, reconnaître la présence de beaucoup de liquide.

Par contre, nous pensons qu'on peut faire percevoir une fausse transparence sur la plus opaque des hernies : il suffit d'appliquer le tube du stéthoscope non pas normalement, mais obliquement par rapport à la surface de la tumeur ; l'œil perçoit alors, non pas des rayons réfractés, mais des rayons réfléchis diffus, analogues à ceux qui font courir une transparence rosée sur la pulpe des doigts, quand on les place entre un foyer de vive lumière et l'œil.

La conclusion de M. Benno-Schmidt nous paraît reposer sur une simple maladresse d'examen.

Les SIGNES FONCTIONNELS sont, chez les tout petits, à peu près négatifs, surtout quand il s'agit d'une hernie volumineuse.

Avec des hernies moyennes, l'excès de la tension provoque, chez eux, visiblement de la douleur.

Il provoque aussi parfois des réflexes singuliers.

Nous avons vu à la consultation un enfant atteint de rétention d'urine, et la mère nous apprit que le petit malade ne pouvait pas uriner, chaque fois que sa hernie était sortie. La tumeur était parfaitement sonore et le contenu n'avait certainement aucune relation matérielle avec le réservoir urinaire.

Les coliques sont assez fréquentes et le jeu de

l'intestin passe par des alternatives de constipation et de diarrhée.

Mais tous ces symptômes sont relativement légers et ne se rapportent que de très loin aux incommodités et aux souffrances, dont les adultes et même les adolescents hernieux se plaignent.

Pour les hernies énormes, les troubles de la fonction sont à peu près nuls et la douleur n'existe pas.

Il y a plus : nous avons eu l'occasion de nous assurer, un bon nombre de fois, que loin que la sortie de la hernie fasse souffrir l'enfant, c'est la rentrée de l'intestin dans l'abdomen qui l'incommodait manifestement, comme si les viscères n'avaient pas encore acquis ou avaient déjà perdu le droit de domicile dans le ventre.

La hernie réduite et bien contenue par un spica soigneusement fait, l'enfant criait malgré les caresses de sa mère qui l'avait redressé et le tenait dans ses bras ; il refusait même le sein.

Le bandage enlevé, la hernie sortait aussitôt, le vacarme cessait, et la figure du petit être prenait une expression de véritable soulagement.

Nous verrons plus loin que les hernies de l'enfance sont certainement la cause d'un arrêt de développement et comment la guérison définitive de l'infirmité est généralement suivie d'un relèvement manifeste des forces.

Pour les tout petits, avec ce quasi-néant de troubles fonctionnels, il ne semble pas que la hernie soit d'emblée la cause d'un état de déchéance de l'organisme, elle serait plutôt l'effet parfois de la misère physiologique dont quelques-uns semblent pâtir, car il est certain que chez les petits nouveau-nés malingres et chétifs, la béance congénitale des orifices doit être augmentée de toute la réduction de substance que la misère de l'état général a opérée sur lles muscles, le tissu cellulaire et le tissu adipeux, qui entourent les orifices.

Ce n'est donc pas de la hernie que proviendrait l'état de déchéance physique dupetit malade.

II. — HERNIES DE L'ENFANCE PROPREMENT DITE

Chez les enfants qui ont dépassé le premier âge, c'est-à-dire douze ou dix-huit mois, ce sont toujours les mêmes signes physiques, avec cette différence que le plus souvent le volume de la hernie est beaucoup moins grand, relativement à la taille du sujet.

A ce moment l'enfant est doué d'un degré de conscience et de docilité, grâce auxquelles l'exploration est moins laborieuse et permet d'analyser les symptômes avec plus de facilité et de précision.

Il s'agit toujours d'une tumeur ovoïde ou cylindrique, sonore à la percussion, le plus souvent élastique, réductible avec gargouillement dans la majorité des cas, se tendant pendant l'effort, dans un mouvement d'expansion soutenue perceptible à l'œil.

L'exploration avec la main donne des renseignements plus minutieux.

Chez les tout petits il suffisait d'avoir reconnu qu'il s'agissait d'une hernie et que cette hernie, largement réductible, était exempte d'adhérences, ce qui est le cas le plus général.

Chez les jeunes garçons la réduction parfaite n'est pas toujours possible et c'est à voir si cette irréductibilité tient à une disposition des anneaux ou à des adhérences, que doit viser l'examen.

Nous parlerons de ces choses à l'occasion du diagnostic. Ce que nous devons dire ici, c'est que l'intestin rentre avec bruit, tandis que la réduction de l'épiploon se fait silencieusement et comme en glissant.

Comme l'épiplocèle, les hernies aqueuses sont mates à la percussion ; elles sont, par contre, parfaitement transparentes, et le doigt perçoit souvent un *thrill* qui répond au passage du liquide à travers le détroit du collet, à moins que la voie de communication avec l'abdomen soit extrêmement large.

La hernie, chez les garçons, n'est pas comme chez la plupart des tout petits, toujours dehors. Ce n'est souvent qu'après quelques heures de jeu ou de fatigue, à la fin de la journée, qu'elle paraît.

La principale difficulté de l'examen vient souvent d'un côté d'où on était loin de l'attendre. C'est un contretemps qui ne s'observe jamais chez les adultes et dont la pratique des hernies de l'enfance nous a donné de fréquents exemples.

Nous avons reçu, la veille, à la consultation, un enfant atteint d'une hernie avérée ; le lendemain à la visite, la hernie a disparu. Fréquemment la palpation ne nous laisse rien sentir d'anormal sur l'orifice externe, tant la membrane séreuse du sac est mince et tient peu de place au milieu des éléments du cordon. Par le toucher bi-digital, c'est-à-dire en combinant l'exploration trans-scrotale avec la palpation de la région inguinale, on arrive à la reconnaître ou plutôt à la soupçonner, moins d'après ce que l'on en sent, que par l'état des piliers, dont l'écartement à dû en faciliter la sortie.

La veille, l'anneau livrait passage, sous nos yeux, sous nos doigts, à une grosse hernie ; aujourd'hui, pas de hernie et voici l'anneau fermé. Le doigt, sent les piliers rapprochés l'un de l'autre, mais il les écarte facilement et il s'engage bien dans le trajet, qu'il élargit aisément et qu'il peut explorer dans ses détails. Quelquefois, il peut pénétrer très loin dans l'abdomen, au point de pouvoir, en revenant, si le malade n'est pas trop petit, percevoir en dedans les battements de l'artère épigastrique. Dans tous les cas, il perçoit le choc des viscères, quand on fait tousser le petit patient.

Mais en même temps que le choc, le doigt reçoit l'impression d'un mouvement particulier, spécial à un grand nombre de hernies infantiles; je veux parler d'un véritable *pincement*, produit par les deux piliers qui se rapprochent l'un de l'autre pendant l'effort de la toux. Il y a pincement véritable quand les deux piliers existent; il y a simplement *pression* de haut en bas, si, comme la chose est fréquente, le pilier externe manquant, le pilier interne pèse sur le doigt; pris entre l'arcade de Fallope et lui.

La constatation de ce signe important fournit d'emblée, comme nous le verrons plus loin, un renseignement précieux sur l'efficacité probable de tel ou tel mode de traitement.

Mais il y a, dans la symptomatologie des hernies de l'enfance, un fait autrement curieux à signaler et qui porte avec lui l'explication de ce qu'on a appelé le caractère capricieux de quelques hernies infantiles.

Chez le vieillard et chez l'adulte, la hernie sort à l'occasion d'un effort de toux.

Chez le tout petit, les cris, la toux, les épreintes, en un mot *tous les efforts, quels qu'ils soient*, la font également sortir en se tendant.

Chez le jeune garçon, les mêmes actes ne produisent pas ce résultat: très souvent vous faites tousser, crier, sauter votre petit malade et la hernie dont vous avez constaté l'existence hier, que vous cherchez aujourd'hui, ne sort pas.

Elle ne sort pas, parce que l'effort que vous faites accomplir au malade est un *effort brusque*.

Vous avez cherché vainement la hernie quand l'enfant toussait et criait, accroupi ou couché; qu'il

se mouche et vous verrez les viscères se montrer, à
la faveur de cet *effort lent et soutenu*.

C'est que pendant l'effort brusque les piliers se
rapprochent : le resserrement de la boutonnière
inguinale annule l'énergie de la force, qui tend à
chasser les viscères au dehors, dans le sac.

Cette occlusion, produite par l'effort brusque, qui
n'est possible que dans les cas où le trajet n'est pas
malformé, ne s'effectue que parce qu'à cet âge le sac
est mince et que le collet n'a guère plus d'épaisseur
que la séreuse dont il est la continuation : il n'est pas en
état de résister aux piliers qui tendent à se joindre ;
il représente même, dans sa vacuité, une masse si
exiguë que l'interposition en est insignifiante. Les
bords libres des piliers peuvent donc se rapprocher
et se toucher à la façon des cordes vocales.

Chez l'adulte, les *cordes inguinales*, si je puis ainsi
dire, sont peut-être aussi puissantes, mais le collet
du sac est épais, le tissu cellulaire qui l'entoure est
envahi par des infiltrations plastiques, l'orifice de
communication n'est plus un pertuis dilatable, un
passage virtuel comme dans l'enfance, c'est un goulot
dur, arrêté dans son calibre et toujours béant.

La contraction musculaire, efficace pour chasser
les viscères hors de l'abdomen, est impuissante à
comprimer ce goulot, à l'aplatir et à le fermer; rien
ne s'oppose donc à la sortie de l'intestin sous l'influence des efforts, quel qu'en soit le caractère.

Or, cette impossibilité de faire sortir la hernie
par l'effort brusque de la toux ou du cri, nous indique qu'il y a des piliers susceptibles de se serrer
l'un sur l'autre et que par conséquent le trajet inguinal n'est pas malformé.

Chez les hernieux par malformation, la hernie sort
à l'occasion de la toux et du cri, aussi bien que par
l'action de se moucher.

L'anatomie pathologique des hernies que nous avons opérées nous a fourni l'explication de cette particularité, que les auteurs n'avaient pas signalée jusqu'à présent.

Signes fonctionnels. — En opposition avec ce que nous avons vu pour la plupart des hernies des tout petits, chez lesquels les symptômes fonctionnels sont à peu près nuls, le garçon atteint de hernie accuse souvent des impressions douloureuses.

En interrogeant, comme il faut, les plus grands, vous apprenez que ces douleurs sont de deux espèces : tantôt, ce sont des douleurs en rapport avec les nerfs du cordon, alors même que le testicule est bien descendu. Les malades savent bien nous dire que cette douleur qui « retentit dans *les parties* » est toute différente des coliques, des » maux de ventre » dont ils souffrent souvent.

La douleur éclate instantanément au milieu de la récréation. L'enfant devient pâle, quitte la partie, tombe sur un banc et sent qu'il va s'évanouir, en même temps qu'il accuse une souffrance atroce, dont les efforts de la nausée augmentent l'acuité.

On le ramène au logis. Sous l'influence du repos au lit et des cataplasmes, la douleur disparaît rapidement. Le lendemain, il n'y paraît plus.

S'est-il agi là d'une contusion de l'intestin, ou simplement d'un *pincement* dans la boutonnière musculaire de l'orifice interne ? Ce qui nous permettrait d'admettre cette seconde explication, c'est l'efficacité du repos et des émollients; c'est aussi ce fait que les malades nous ont souvent signalé, que dans l'heure qui suivait la disparition de leur crise, ils étaient pris d'un flux de ventre très abondant.

Quoi qu'il en soit, en dehors de ces crises aiguës, l'enfant hernieux est exposé aux coliques.

L'appareil digestif est, chez lui, peu actif. C'est

généralement un *petit mangeur*, à un âge où l'appétit est le besoin dominant de l'organisme.

Ce qui nous fait penser que l'inappétence, la dyspepsie et les coliques sont liées au trouble qu'occasionne le va-et-vient de la hernie abandonnée à elle-même, c'est que nous avons vu le plus souvent toutes ces misères cesser, dès que le petit malade était muni d'un bandage qui, sans le guérir, contenait bien sa hernie.

Toujours est-il que sous l'influence de ces crises de pincement, dont le souvenir reste vivace et inquiète profondément le malade, sous l'influence des coliques répétés et de l'indifférence à la nourriture, par le fait même du port de ce bandage, qui soulage le petit patient, mais l'humilie, l'état général continue à pâtir et le moral à déchoir.

Le garçon qui a atteint l'âge où l'on peut comprendre la tristesse des infirmités dont on ne voit pas la fin, est souvent pâle, malingre. Il ne se sent pas en état de prendre part aux jeux de ses camarades. Il s'isole, il s'attriste, il voit dans tout ce qu'on lui dit une allusion à son mal, il devient ombrageux et malveillant, de toute la malveillance dont il se croit environné : *hernieux*, *hargneux*, disaient les vieux chirurgiens.

Nous avons été assez souvent témoins de cette détérioration physique et morale, pour pouvoir garantir que le tableau que nous faisons de l'état de bon nombre de ces petits malheureux n'est nullement chargé, et la rénovation, la résurrection, pourrait-on dire, que nous avons constatée à la suite de la guérison radicale de l'infirmité, ne nous laisse aucun doute sur ce fait que la hernie était la cause unique du dépérissement.

Il faut toutefois ajouter que bien des enfants, les enfants de la campagne surtout, loin de souffrir ainsi de la mélancolie des infirmités définitives, supportent leur hernie avec l'indifférence la plus complète et que l'opération, en les guérissant de leur infirmité, n'a rien eu à relever d'un état physique et moral, qui n'avait jamais fléchi.

Les troubles fonctionnels ne sont pas en rapport avec le volume de la hernie : nous les avons même vu plus souvent accompagner des hernies de petite dimension. L'étroitesse du collet du sac et probablement la nature des organes contenus ont une influence qu'on ne saurait nier. Je ne saurais dire si les épiplocèles sont mieux supportées que les entérocèles.

C'est le plus souvent à un état anormal du testicule que sont liés les troubles fonctionnels les plus marquants.

Quand le testicule est en ectopie, rien d'étonnant : ce vice congénital constitue une complication sur la gravité de laquelle il n'y a pas lieu d'insister ici. Mais il y a des cas dans lesquels le testicule, encore que descendu, n'occupe pas tout à fait le fond des bourses. Dans une de nos observations on verra comment le cordon étant court, dur et saillant sous la séreuse du sac herniaire, il y a là un arrêt de la migration, dans sa dernière étape, qui est pour beaucoup dans la production des malaises et des souffrances que le petit malade accuse.

Enfin, au point de vue des signes fonctionnels, on ne manquera pas de faire entrer en ligne de compte l'état névropathique : les nerveux, les fils d'alcoolique, les dégénérés, en un mot, ont une susceptibilité qui souvent les fait souffrir à l'occasion d'incidents matériels, lesquels passeraient inaperçus chez la plupart des autres enfants.

VI

ACCIDENTS DES HERNIES

L'étranglement herniaire, qui constitue, sous des formes variables et avec des degrés de gravité divers, le principal accident des hernies des adultes, est d'une grande rareté chez l'enfant.

Holmes et de Saint-Germain, dont l'expérience en matière de chirurgie infantile fait autorité à juste titre, ont observé souvent l'étranglement ; mais la réduction a toujours été possible et jamais ils n'ont été dans l'obligation de faire la kélotomie.

Féré a réuni, dans la *Revue de Chirurgie* de 1881, une cinquantaine de faits d'étranglement rebelle au taxis.

L'opération a été pratiquée par Dieffenbach sur des garçons de quatorze jours et par Fergusson sur un garçon de dix-sept jours.

Gercher, de New-York, a exécuté l'opération radicale sur un enfant de trois mois, en 1881, à l'occasion d'accidents d'irreductibilité.

Nous avons, nous-même, en 1881, fait la kélotomie sur un enfant de trente-six jours atteint d'étranglement et nous avons, à l'occasion de cette intervention d'urgence, pratiqué la cure opératoire par un procédé de torsion du sac, avec fixation du *tortillon* dans le capitonnage du tissu cellulaire de la région. L'enfant, que nous avous revu douze ans après, était parfaitement guéri, et cependant son père était atteint d'une double hernie, qui l'avait fait réformer du service militaire.

Sur nos 105 cas de hernie opérée, nous relevons 4 cas d'étranglement, soit une proportion de près de 4 p. 100.

Cinq semaines (Michon); — douze mois (Van Moll); — dix-sept mois (Tournier); — dix-huit mois (Guittard), tels sont les âges de nos petits opérés.

Nous ne nous sommes, dans ces quatre cas, décidé à intervenir qu'après une séance de taxis sérieux, pratiqué dans un bain, puis sous le chloroforme. Nous avons certes vu, plus souvent que quatre fois, la réduction se faire simplement avec le secours du chloroforme et nous ne comptons pas, dans la petite liste de nos étranglements herniaires opérés, deux faits véritablement instructifs.

Nous avions épuisé les ressources ordinaires. Le chloroforme n'avait pas permis de rentrer l'intestin. Nous décidons l'opération : dès le premier coup de bistouri, la hernie rentre d'elle-même sous nos yeux, et les accidents cessent.

Il semble que les accidents herniaires rebelles et nécessitant l'opération s'observeraient surtout chez les très jeunes sujets.

Nous avons eu, chez les plus grands, des étranglements. Mais les bains, le repos, les applications froides, avec un taxis modéré et patient, venaient à bout de l'accident en quelques heures : jamais nous n'avons eu encore à cet âge, à pratiquer l'opération du débridement. Nous en avons cependant été plusieurs fois bien près dans deux circonstances, dans lesquelles le commencement de l'incision des téguments amena, par action réflexe, la réduction de la hernie qui avait résisté à toutes nos tentatives.

Nous avons eu souvent le spectacle de cette

action curieuse de l'incision, en dehors de tout accident, dans le cours de nos opérations radicales, sur
des hernies sorties, tendues, mais non étranglées,
dans la première minute de l'action.

Sous l'influence des efforts que faisait l'enfant dès
les premières inhalations de chloroforme, la hernie
sortait volumineuse et rénitente ; à la première incision, elle rentrait d'elle-même, sans qu'on l'ait pres-
sée, en quoi que ce soit.

Or c'est là un incident très fréquent et que recon-
naîtront bien tous ceux qui ont eu l'occasion
d'opérer des hernies d'enfants.

Y a-t-il, au point de vue de la pathogénie, un intérêt à noter que dans nos quatre faits d'étranglement, il s'agissait de hernie funiculaire ? que dans
deux de ces faits, le contenu comprenait une fois
l'épiploon, l'autre fois le cæcum malformé, avec un
énorme appendice vermiculaire ?

Nous ne le savons pas.

Chez l'adulte, le siège de l'étranglement est
variable : le plus souvent au collet, parfois au-dessus
(*hernie pro-péritonéale*), parfois au-dessous, en plein
sac (*diaphragme d'Astley Cooper ;* brides d'adhérences épiploïques).

Chez l'enfant, ces variétés n'existent pas. La hernie
pro-péritonéale est, croyons-nous, sans exemple, et
le diaphragme d'Astley Cooper, ainsi que les adhérences épiploïques, sont trop jeunes et trop peu
résistantes, étant donné l'âge du sujet, pour ne pas
céder ou se déformer sous les pressions de l'intestin.

A cet âge, c'est au niveau de la partie supérieure
du sac que se fait l'étranglement ; mais si le collet
est le *siège* de ces accidents, il n'en est certainement
pas *l'agent*, ainsi qu'en témoignent sa souplesse et
sa distensibilité.

C'est en dehors du détroit séreux, croyons-nous,

que nous devons chercher la cause de la striction.
La rapidité de l'explosion, la violence des symptômes et surtout la disparition rapide de l'étranglement par un processus réflexe, tout cela nous porte
à croire que c'est de la contraction des muscles du
petit oblique et transverse sur la boutonnière de
l'orifice inguinal interne, que provient tout le mal.

Nous voici donc ramené, dans le cadre des hernies infantiles, bien entendu, à la vieille théorie de
Dionis et de Saviard, qui attribuaient l'étranglement
aux anneaux naturels, dont Riolan venait de faire la
découverte.

Quoi qu'il en soit, il ne s'agit pas, dans les accidents dont nous parlons, d'une forme chronique de
l'étranglement. La striction est serrée et nous voyons
évoluer avec rapidité les symptômes de la pression
de l'intestin par une vive arête : c'est brusquement
qu'apparaissent la douleur et les vomissements.

En moins de deux heures, le petit sujet présente
les apparences de la situation la plus grave : la pâleur
du visage, l'excavation cholérique des orbites, le
pincement des narines, sont des signes qui ne se
font pas attendre. Le ventre se ballonne, la hernie
est tendue avec une sensibilité extrême, surtout au-
dessus de son pédicule.

Les vomissements alimentaires ou séreux ouvrent
la scène ; bientôt les vomissements bilieux, puis fécaloïdes surviennent plus ou moins rapidement. J'ai
pourtant remarqué que ces vomissements fécaloïdes
sont plus rares que chez l'adulte.

Un fait à noter toutefois : les lésions de l'intestin
sont loin de correspondre à la gravité des symptômes,
quelle que soit la durée de la crise. Nous voyons,
après quarante-huit heures d'étranglement (obs.
Michon) alors que l'enfant n'a rendu par l'anus ni
gaz ni matières, l'intestin ne présenter aucune des

altérations profondes, auxquelles on était en droit de s'attendre et pouvoir être réduit en toute sécurité.

Nous n'avons encore rencontré aucune des lésions susceptibles de nous imposer l'excision d'une partie de l'intestin et l'établissement d'un anus contre nature.

C'est qu'il y a dans ce grave appareil symptomatique, autre chose que l'interception du cours des matières dans le conduit intestinal.

Quoi qu'il en soit, il convient toujours de se placer dans la supposition du pire et de regarder la situation comme grave et nécessitant une action franche. On aurait tort de temporiser en s'appuyant sur la pratique de ceux de nos maîtres, Holmes et de Saint-Germain, qui ont eu la bonne fortune de n'être encore jamais obligés d'intervenir.

Et d'ailleurs, la temporisation a des dangers, l'action n'en a pas; il y a plus, elle nous fournit l'occasion de pratiquer une opération radicale, grâce à laquelle l'avenir sera garanti des alertes et des périls des complications herniaires.

VII

MARCHE — DURÉE — TERMINAISONS

MARCHE

La marche d'une hernie abandonnée à elle-même est forcément progressive : l'intestin est long et les enveloppes sont souples ; le premier ne se lassera pas de fournir et les secondes de recevoir. L'emploi d'un bandage n'aura souvent d'autre effet que de refréner ce développement indéfini.

Voilà ce que ne peuvent dire d'une manière générale, nos classiques les plus autorisés.

Il faut savoir cependant que le développement n'est pas indéfini dans les hernies congénitales, comme il l'est dans les hernies acquises.

Les hernies *monstrueuses*, que nous avons observées chez les enfants de quelques mois, représentent un développement *maximum*, et non pas l'état actuel d'un développement qui peut être poussé plus loin. Nous n'avons guère sous les yeux que la mesure des dimensions que présentent plus tard les hernies qui, sur le sujet devenu grand, paraîtront relativement petites.

C'est que ces hernies congénitales sont limitées aux dimensions du canal péritonéo-vaginal, dont le fond est marqué par le testicule, et dont le collet, fixé par l'entrecroisement du canal déférent et de l'artère épigastrique, est incapable de subir le glissement péri-

tonéal indéfini, lequel est le propre des hernies acquises.

Les hernies congénitales grossissent par la distension de la séreuse préexistante; les hernies acquises
grossissent par le glissement à l'infini du péritoine,
qu'elles refoulent devant elles.

Les longs détails d'anatomie pathologique dans
lesquels nous sommes entré, nous permettent d'aller
au delà des généralités classiques et d'étudier avec
plus de précision la marche d'une hernie inguinale
infantile, en faisant des distinctions.

Une hernie intestinale simple, sortie par un trajet
bien conformé, avec des piliers suffisants, une telle
hernie contenue par un bandage bien fabriqué, est
susceptible de cesser de paraître et peut donner, en
quelques mois, les plus belles apparences de la guérison.

Si, au contraire, la hernie a pour caractères anatomiques un trajet mauvais, des piliers incomplets et
même une absence de piliers, si elle contient le
cæcum et l'appendice implantés sur la séreuse même
du sac et incapables de reprendre d'eux-mêmes leur
position dans l'abdomen, la marche d'une telle hernie est forcément progressive et cela pour deux raisons : la première est que le cæcum représente une
sorte d'*amorce* pour la sortie des autres viscères et
que de plus il empêche l'accollement des parois et
par conséquent l'occlusion curative du collet; — la
seconde raison est que sur un collet ainsi envahi
par un intestin, l'application sérieuse de tout bandage
est impossible à tolérer, de telle sorte que la hernie
continuera à prendre un développement maximum,
puisque l'intestin y descendra sans cesse, sans que
l'action du bandage puisse s'opposer avec la fermeté
nécessaire à cette invasion progressive.

C'est par une action analogue, mais différente,

que nous attribuons à la présence de l'épiploon une influence détestable au point de vue de l'accroissement des hernies et des difficultés de leur contention. Nous avons vu que par sa conformation et sa structure, l'épiploon des enfants diffère beaucoup de l'épiploon des adultes. Il glisse sous la pelote du bandage; il fuit sous les doigts qui réduisent la hernie; mais c'est au cours de l'opération radicale que nous pouvons apprécier combien il est insaisissable.

On le voit, on le prend, on l'attire assez facilement, mais dès qu'on veut le refouler, il résiste et s'il rentre, c'est pour glisser et ressortir aussitôt. C'est en l'incisant et en le liant qu'on peut, grâce à la consistance du moignon de la ligature, le renvoyer dans l'abdomen et s'assurer qu'il ne reparaîtra pas.

Si la maîtrisation en est malaisée quand le sac est ouvert et qu'on a l'organe directement sous les yeux, on conçoit comment les difficultés sont autrement grandes, quand on fait le taxis simple, en dehors même de tout accident. Ajoutons que le principal inconvénient ne réside pas dans les difficultés que présentent la réduction et la contention, mais dans l'action provocatrice qu'il exerce : en glissant en effet sous le bandage, l'épiploon précède, attire et guide l'intestin.

Nous sommes persuadé que c'est à cause de la présence de l'épiploon que, dans bien des cas, nous voyons des bandages parfaitement établis ne pas pouvoir contenir une hernie anatomiquement simple en apparence.

Quant aux hernies aqueuses, si elles ne sont pas susceptibles, comme les entérocèles, de subir un développement continu, elles sont absolument rebelles à l'action des traitements palliatifs.

Le liquide refoulé dans la cavité péritonéale ressort aussitôt, alors même qu'il ne coexiste pas avec une ascite ; il file sous le bandage et le sac reprend, en dépit de tout, son volume, sa tension et sa transparence. Or, on le comprend, le passage incessant de ce liquide constitue un obstacle absolu à l'occlusion de la séreuse du collet. La hernie reste donc dans le *statu quo*, non pas par le fait de la défectuosité de son trajet, ni par la largeur rarement excessive du collet de son sac, mais par l'influence nuisible que son contenu exerce, au point de vue du travail d'oblitération.

Quant à la marche des hernies compliquées d'ectopie testiculaire, elle varie non seulement avec le lieu de l'arrêt dans le trajet ou au dehors, mais encore avec le degré de fixité de l'organe ectopié.

De deux choses l'une : ou bien la hernie repousse le testicule au dehors (fig. 25) et alors il faut souhaiter qu'elle s'accentue, qu'elle marche vite, qu'elle soit progressive, pour avancer l'heure où, le testicule étant abaissé au niveau qu'il doit occuper, il sera possible de l'isoler dans la poche vaginale, que la séreuse du sac herniaire lui aura fournie et de faire subir à la hernie, dont la mission curative est dorénavant terminée, le traitement qui convient à cette sorte d'infirmité ; — ou bien, le testicule demeure invinciblement fixé au point où sa migration s'est arrêtée. Ne pouvant le refouler, la hernie le dépasse et se crée un sac, grâce au glissement du péritoine du côté opposé aux adhérences contractées par l'organe séminal.

Dans ces conditions, la hernie n'acquiert jamais des proportions considérables. C'est une petite hernie, mais c'est une *hernie à accidents*, une hernie dangereuse, exposée qu'elle est aux complications inhérentes aux irrégularités du sac et aux réactions d'un testicule mal conduit, mal formé et mal protégé.

DURÉE ET TERMINAISONS

Nous avons vu que la hernie, que l'on ne soigne pas, n'a aucune tendance à guérir, qu'elle est au contraire condamnée à un développement indéfini.

Cette règle présente chez les enfants quelques exceptions.

Et d'abord il y a, comme nous l'avons dit, une limite à laquelle l'accroissement s'arrête : entre la troisième et la quinzième année nous ne rencontrons pas ces entérocèles monstrueuses qui affligent les enfants âgés de quelques mois et les vieillards, les deux âges extrêmes de la vie. La hernie des petits garçons semble, alors même qu'elle est mal soignée et mal contenue, destinée à ne pas devoir dépasser un certain volume. Mais peut-elle guérir d'elle-même et, comme on dit, par les seules ressources de la nature ?

On nous montre souvent des enfants qui auraient eu, quelques années auparavant, une hernie inguinale et qui sont guéris. Il est toujours intéressant de regarder de près ces faits-là.

Et d'abord, s'agissait-il vraiment d'une hernie ? Nous savons que le monde donne volontiers le nom de hernie à toutes les tumeurs des bourses ou de la région inguinale.

C'est en effet sous cette désignation qu'on nous amène à la consultation des hydrocèles vaginales ordinaires, des ectopies testiculaires, des kystes du cordon et même des adénites inguinales. S'il s'est agi d'une de ces choses, il ne nous est pas toujours possible d'en trouver les traces, pour peu que la guérison remonte à plusieurs années ; mais il nous est toujours possible, par l'examen de l'anneau et par la comparaison avec l'anneau du côté opposé, de nous assurer si le trajet inguinal a été éprouvé par le va-et-vient du déplacement d'anses intestinales. S'agissait-il d'une ectopie, ou d'un arrêt de migration du testicule, nous aurions encore quelques chances de trouver dans les dimensions du cordon et dans la conformation de l'organe séminal quelques particularités capables de nous renseigner.

Mais le testicule est sain, supposons-le; le cordon est ce qu'i doit être; le trajet inguinal est normal et bien fermé : il n'y a pas, entre les piliers, place pour l'engagement du doigt.

Nous voulons bien admettre cependant que l'enfant a eu réellement une hernie, avérée, constatée par un médecin entendu, lequel a prescrit l'emploi d'un bandage et en a bien surveillé l'application sans interruption, nous avons donc devant nous une hernie guérie.

De deux choses l'une : ou bien la guérison est véritable et définitive, — ou bien elle n'est qu'apparente.

Je ne suis pas certain que la guérison véritable et définitive soit une *possibilité* chez les adultes ; — *je sais qu'elle est une réalité* chez l'enfant, avec un traitement bien entendu et fidèlement suivi.

Un bandage porté nuit et jour, le séjour prolongé au lit, la suppression des jeux, des exercices violents et des fatigues, une alimentation riche sous un petit volume, l'abstention des féculents, la régularité des garde-robes et des mictions, toutes ces précautions, en diminuant le volume et les poussées de l'intestin, ont permis à la séreuse péritonéo-vaginale de s'accoler, sans être dérangée dans ce travail de réparation par les incursions des viscères.

En même temps le trajet se resserrait, le rapport entre l'ouverture de la baie herniaire qui diminuait, et la surface de l'abdomen que la croissance augmen-.

tait, devenait de moins en moins important, les piliers se rapprochaient sans rencontrer de résistance, les muscles devenaient plus puissants, tandis que l'intestin, devenu plus volumineux avec le temps, se trouvait dans l'impossibilité de s'engager dans le trajet de la hernie devenu plus petit.

Voilà donc une hernie guérie.

Vous pouvez explorer les anneaux, pendant l'effort, l'enfant couché avec les cuisses fléchies ou accroupi, vous constaterez que tout est en place.

La maladie a marché vers la guérison : elle l'a atteinte.

Les exemples ne manquent pas de cette heureuse terminaison que l'exploration manuelle constate. Mais, disons-le maintenant, ce n'est souvent que dans les familles aisées et soigneuses, quand les parents comprennent que la hernie est une maladie qu'il faut traiter avec la plus grande vigilance, que ces heureuses terminaisons sont possibles.

Allez donc conseiller un bon bandage, une alimentation choisie, le repos prolongé au lit à un enfant qui doit gagner sa vie avant sa dixième année, que ses parents, occupés dès l'aube à l'atelier, n'ont pas le temps de soigner ni de surveiller, qui mal vêtu, mal chaussé, comme il est mal logé et mal nourri, prend, sous le coup des intempéries, des rhumes qui n'en finissent pas !

Il arrive, pourtant, parfois qu'il guérisse aussi, le malheureux ! Le bandage était bien fait ; la hernie était rigoureusement contenue et la mauvaise saison s'est, par la grâce de Dieu, passée sans coups de froid.

On supprime le bandage, l'enfant peut impunément courir, crier et jouer à sa guise : il est guéri.

Pourtant il arrive que trois mois ou trois ans plus tard, il prend la rougeole ou la coqueluche.

On soigne la maladie, on tient le petit patient au chaud, on évite de le découvrir. Enfin il est hors d'affaire : mais voici qu'en l'essuyant, au sortir du premier bain de la convalescence, la mère s'aperçoit que la hernie a reparu, aussi grosse, aussi tendue qu'autrefois. Et cependant l'enfant ne s'est pas plaint une seule fois et n'a rien senti d'anormal, pendant les quintes de toux qui l'ont secoué.

Silencieusement, sans qu'il ait causé de douleur, le trajet s'est rouvert. Sous l'influence des poussées de l'intestin que provoquaient les efforts de la toux, les adhérences de la séreuse ont cédé, le trajet n'a pas résisté aux assauts et les piliers se sont écartés, livrant passage à la hernie récidivante.

Il n'y avait eu là en réalité qu'une guérison apparente.

Ce n'est pas seulement après des années de surveillance, pendant lesquelles on a maintenu, nuit et jour, le bandage en place, que l'on éprouve de telles déceptions. C'est quelquefois beaucoup plus tard encore.

Des adultes atteints brusquement de hernies se rappellent et nous apprennent souvent que dans leur enfance, il y a quinze ou vingt ans, ils ont eu une hernie, qu'on les a soignés à temps et comme il le fallait, qu'ils ont porté assez longtemps un bandage ; la hernie étant guérie, on a supprimé l'appareil et jamais depuis ce temps l'ombre d'un accident n'était survenu.

C'est qu'il y a autre chose à envisager que la durée du traitement dans l'histoire des terminaisons d'une hernie de l'enfance.

On voit des hernies qui, en dépit de plusieurs années de bandage, ressortent au moindre effort. On voit des hernies qui après huit ou dix mois de bandage, ne ressortent plus et pour lesquelles on supprime tout appareil. Les hernies sont guéries, ou plutôt elles ne donnent plus jamais lieu à aucun symptôme ni à aucun accident.

Quelque longtemps qu'on ait porté le bandage, il y a, dans bien des cas, des raisons pour craindre le retour du mal qui a disparu.

L'expérience nous apprend même, que, s'il doit reparaître, le danger sera d'autant plus grand que les apparences de guérison définitive auront duré plus longtemps, et qu'il vaudrait mieux, si une hernie ne devait pas être guérie, qu'elle récidive plus tôt, en pleine période de traitement ; on serait fixé au moins. Mais, nous l'avons dit, ce n'est pas la durée du traitement qui nous fixe.

A ce titre, on verra plus loin pourquoi nous préférons de beaucoup, à ces hernies dociles au traitement par le bandage et ne guérissant qu'en apparence, les hernies rebelles et progressives qui nous imposent d'emblée l'indication d'une intervention radicalement curatoire. Pour celles-là, on ne tarde pas à comprendre que les moyens de douceur n'ont rien à faire sur elles. On est fixé. Il n'y a pas d'illusion, mais il n'y aura pas de surprise.

La durée du traitement palliatif n'a effectivement qu'une signification très relative. En réalité, la raison de telle ou telle terminaison d'une hernie inguinale est tout entière dans son état anatomo-pathologique.

Les hernies qui présentent les malformations que nous avons décrites plus haut, ne reçoivent jamais du bandage pas même les apparences de la guérison ; elles demeurent le plus souvent incoercibles, elles sont toujours incurables par les moyens de douceur ; il n'y a que la *restauration* des parties malformées, que l'opération radicale, qui soit en état de les combattre avec succès.

Quant aux autres, elles guérissent par une sorte

d'imitation de ce travail naturel qui suit, dans le canal péritonéo-vaginal, la migration du testicule au dehors. Mais elles laissent toujours quelques arrière-pensées de crainte pour l'avenir, et nous ne pouvons pas dire combien de temps il faut les tenir en observation, puisque nous les voyons reparaître, dans la surprise d'un étranglement suraigu, quinze ou vingt ans après qu'on les avait crues définitivement guéries.

VIII

DIAGNOSTIC

I. — Existence d'une hernie.

Une tumeur ovoïde, élastique, à peu près indolente, occupant le trajet inguinal, généralement sonore à la percussion, réductible en produisant le plus souvent un bruit de gargouillement, tels sont, en gros, les signes qui ne nous permettent pas de douter de la présence de l'intestin dans une poche dépendant de l'abdomen et qui nous font porter le diagnostic de hernie.

Le diagnostic générique est en effet facile dans la grande majorité des cas chez l'enfant. Mais outre que quelques-uns de ces caractères, la sonorité par exemple, peuvent faire défaut, une hernie inguinale ne se présente pas toujours avec l'idéale simplicité que comporte la réunion de tous les signes classiques, que nous venons d'énoncer. Il faut la reconnaître, la fouiller, comme on dit, dans sa constitution anatomique et dans les particularités qu'elle peut offrir. Dans tous les cas, l'examen doit être méthodique.

A l'occasion du diagnostic d'une tumeur de cette espèce, on doit, avant tout, éliminer les maladies qui intéressent le testicule lui-même et le premier point est de s'assurer que les testicules sont bien descendus.

Souvent, chez les enfants, on ne les sent pas au

fond des bourses : le scrotum, quoique bien conformé, est relevé et vide. Il a suffi d'une contraction
émotive des crémasters pour remonter les organes
et les porter parfois jusqu'au voisinage de l'orifice
externe du trajet inguinal.

En pressant de haut en bas, à partir de la racine
des bourses, la main les rencontre, les abaisse avec
facilité et les ramène à la place qu'ils occupaient
avant votre arrivée.

Il arrive parfois que cette élévation des organes
séminaux est, pour ainsi dire, statique et dépend non
pas d'un réflexe des crémasters, mais d'une brièveté
réelle du cordon, qui oppose aux tractions une résistance invincible. Il n'y a pas d'erreur : on est en
présence d'une migration incomplète, vice congénital, généralemenr unilatéral, qu'il ne suffit pas de
constater, mais dont il convient de fixer les particularités anatomiques, avant d'aller plus loin et de
pousser à fond le diagnostic de la hernie.

Chez quelques enfants, les testicules ne sont pas
au fond des bourses, on ne les sent pas en avant de
l'orifice extrême du trajet inguinal, ils sont comme
perdus dans le globe herniaire, et le chirurgien se
trouve d'emblée en présence d'un ensemble complexe, dans lequel il devra démêler la part que l'ectopie du testicule et la hernie de l'intestin prennent
respectivement aux misères, à l'occasion desquelles
on le consulte.

Nous reviendrons plus loin sur cette question, et
nous supposons pour le moment que les deux testicules sont normaux et bien descendus au fond des
bourses.

Vous avez devant vous un enfant que l'on vous dit
atteint de hernie ; on vous parle de l'hérédité, on
vous donne des renseignements commémoratifs
précis ; vous savez quand et comment la hernie a

commencé à paraître; vous êtes instruit du volume que la grosseur atteint parfois et des troubles fonctionnels dont souffre le petit malade. Vous couchez l'enfant, complètement déshabillé, comme il convient, et vous explorez la région inguinale, à la vue et au doigt.

Aucune saillie, pas la moindre impulsion. Il faut pourtant que vous voyiez le mal dans la plénitude de sa manifestation.

Ici, une grande différence est à considérer suivant l'âge du petit malade.

S'agit-il d'un baby de quelques mois, vous n'avez pas grand'chose à faire, ni un long temps à attendre pour que la hernie se montre : tantôt, elle sort devant vous, dès que vous renversez le bonhomme; tantôt, elle est constamment sortie, et le renversement sur le dos a simplement pour résultat de la grossir et de la tendre.

Au contraire, après le premier âge, chez les garçons de trois à douze ans, il est souvent moins facile qu'on le suppose de faire paraître la hernie.

J'ai très souvent observé des enfants atteints de hernies volumineuses, mais surtout de hernies douloureuses et gênantes, dont la hernie ne se laissait voir à moi que difficilement. Et pourtant, au dire de la mère, elle était souvent dehors et l'issue de l'intestin donnait lieu à des troubles fonctionnels et à des accidents tels que l'on venait me demander de pratiquer une opération. Je ne voyais rien, à vrai dire, et j'ajournais à vingt-quatre heures l'examen.

Le lendemain, le petit malade avait marché toute la matinée, il avait poussé une lourde brouette, il avait chanté, sauté, et malgré tout, la hernie s'obstinait à demeurer invisible.

. Les efforts brusques de la toux, comme nous l'avons vu, n'amenaient aucun résultat, il ne dépendait même pas des efforts lents et soutenus de souffler ou de se moucher, pour que la hernie se montrât.

Souvent, par la puissance de l'anneau contractile que nous connaissons bien, tant que l'enfant est dans la position couchée, rien ne s'obtient. Il faut changer l'attitude. C'est quand l'enfant est debout, l'abdomen fléchi et les cuisses écartées, ou mieux quand il s'accroupit en faisant l'espèce d'effort nécessaire pour que la hernie sorte, qu'on arrive à voir quelque chose. La hernie est enfin sortie ; le petit malade se recouche et la voilà rentrée.

On est parfois obligé, quand l'enfant accroupi a poussé sa hernie dehors, de fermer avec le doigt l'orifice inguinal, pour maintenir l'intestin au dehors et d'enlever l'enfant sur son lit en l'étendant.

La hernie ne disparaît plus alors et non seulement elle reste visible, mais ce que vous avez empêché de rentrer sert d'amorce au reste et vous avez sous les yeux la hernie qui se développe toute entière, dans les conditions les plus favorables à l'examen.

Ce ne sont pas les hernies les plus petites qui sont aussi difficiles à faire saillir ; bien au contraire.

Le sac herniaire est, chez les enfants, si mince et si homogène que la palpation ne vous permet pas d'en découvrir la présence, quand il est vide, au milieu des éléments du cordon.

Quand l'inspection ne vous renseigne pas, l'exploration du trajet inguinal devrait, croirait-on, vous permettre d'affirmer l'existence d'une hernie qui s'obstine à ne pas se montrer. Mais c'est précisément dans ces cas rebelles à la manifestation, que l'on trouve une boutonnière inguinale serrée, un trajet ferme et des piliers bons.

Or le doigt pénètre sans doute dans le trajet, mais il pénètre aussi facilement parfois des orifices qui ne sont que légèrement lâches et qui, dans tous les cas, ne livrent point passage à une hernie.

En fait, *tant que vous n'avez pas vu* une hernie saillante, élastique et réductible, tenez pour non avenus les renseignements qu'on vous apporte.

Le plus souvent, il faut le dire, la hernie fait moins de façons pour se montrer et il suffit que l'enfant, debout ou couché, se mouche, pour qu'elle apparaisse aussitôt. Nous verrons bientôt quelle est la valeur séméiologique de la facilité de sortir de l'intestin.

Vous avez donc devant vous une tumeur inguinale et les signes que nous avons énumérés vous apprennent qu'il s'agit d'une hernie.

Il n'y a pas à faire de diagnostic à cet âge entre la hernie inguinale et la hernie crurale, cette dernière étant à peu près inconnue chez les enfants. Je n'en ai d'ailleurs pas encore observé d'exemple.

Il est autrement intéressant de différencier de l'hernie les tumeurs de la région qui lui ressemblent.

Quand la tumeur, appendue au trajet inguinal, est toujours sortie, quand elle est petite, dure et régulière, si elle ne donne pas de sonorité, si elle se réduit mal ou pas, on peut être sérieusement embarrassé. Il y a souvent des kystes péritonéo-vaginaux qui offrent de singulières ressemblances avec une hernie. Ils siègent, comme elle, dans le cordon. Comme elle, ils ont des rapports manifestes avec le trajet inguinal et fréquemment aussi ils coïncident avec une déformation de l'orifice inguinal externe élargi, avec des piliers plus ou moins malformés.

L'incertitude s'accroît encore, si ce sont des kystes communiquant, avec réduction facile de leur contenu dans l'abdomen.

Si ce sont des kystes bien clos, indépendants, il semble que l'absence de réductibilité devrait trancher la question. Mais d'une manière générale, l'ir-réductibilité est souvent difficile à établir et nous savons tous combien, quand on fait un taxis, la main a de la tendance à croire que « quelque chose a rentré ». Ce serait surtout en s'appuyant sur l'extrême rareté des hernies irréductibles de l'enfance qu'on pourrait établir déjà que ce qui reste ainsi dehors n'est pas une hernie. Mais il y a des signes objectifs qui nous apportent une certitude directe.

La hernie est opaque et le kyste est transparent.

La hernie est mollasse et le kyste est dur, avec la surface régulière et tendue d'une bille.

On a décrit des lipomes du cordon qui simulent, à s'y méprendre, des hernies épiploïques. Dans l'observation de l'enfant Bernard (obs. XLVI), un épiploon globuleux et très résistant, facilement mobilisable dans tous les sens, présentait tous les signes physiques d'une tumeur adipeuse. La parfaite opacité de cette tumeur nous faisait éliminer un kyste, la coexistence d'une expansion herniaire sous l'influence des efforts et la constatation d'un choc perçu dans le trajet inguinal au-dessus de cette tumeur incertaine, tout cela nous fit admettre le diagnostic : entérocèle avec épiploon partiellement inflammé et adhérent.

En réalité, la distinction entre l'épiploon et le lipome du cordon est à peu près impossible, et ce qui nous a amené à porter là le diagnostic d'épiplocèle, c'est moins la comparaison des propriétés physiques que la détermination des suites d'une inflammation, complication aussi fréquente dans l'épiploon qu'elle est rare dans le lipome.

L'intervention de phénomènes inflammatoires rend souvent le diagnostic très difficile.

Un enfant de cinq ans, Victor Birand, est, en mon absence, apporté dans le service le 14 août de cette année, avec une « hernie étranglée depuis deux jours ». Etat général grave : yeux excavés, facies grippé, nausées, pas de vomissements.

Tumeur tendue, rouge, devant le trajet inguinal.

Mon interne, M. Harou, sans accepter le diagnostic qu'on lui apportait, examine de près les choses.

Le fait de la fièvre et l'indolence du ventre à la palpation commencent à ébranler sa conviction.

L'existence d'un ganglion du groupe oblique moyen, ganglion en rapport avec la tumeur pré-inguinale, l'amènent à rechercher les attenants lymphatiques, c'est-à-dire le prépuce dans le sillon duquel il trouve une ulcération, cause de tout le mal.

Pansement de l'ulcération, cataplasme, repos et voici guéri en cinq jours une adénite, qui avait provoqué la plûpart des symptômes de l'étranglement herniaire.

Si l'on n'avait en clinique qu'à faire le diagnostic entre les kystes du cordon et les hernies, la tâche serait relativement aisée. Mais il y a des associations et des coïncidences qui rendent parfois la situation particulièrement incertaine.

Un enfant (obs. Roetner) porte une hernie inguinale douloureuse et toujours sortie.

Il a présenté plusieurs fois des accidents passagers, mais violents d'étranglement.

En saisissant la tumeur, nous constatons qu'elle est absolument irréductible, mais en même temps nous percevons un petit gargouillement lointain, qui file dans le trajet inguinal.

Et la tumeur est transparente partout! Le trajet inguinal est, d'autre part, large et malformé.

L'opération radicale nous fait constater l'existence d'un gros kyste péritonéo-vaginal non communiquant, contigu à un sac herniaire qu'il masque derrière lui et qu'il comprime (obs. LXXIV).

Cette compression était la cause de tous les troubles fonctionnels qui affectaient la hernie.

Dans le fait de l'enfant Gallefosse, il y a encore un kyste du cordon. Ce kyste ne comprime pas la hernie, il pénètre le sac et en comble la cavité à la façon d'une pelote de bandage (obs. LXV).

La transparence nous avait fait affirmer l'existence d'un kyste, mais il y avait en plus une hernie, que le gargouillement nous révélait.

Toutes les associations sont possibles, on le voit, dans une région qui vient d'être le siège d'un des phénomènes les plus complexes de la physiologie : la migration du testicule et la réparation du trajet qu'il a parcouru. Elles passeraient inaperçues si on ne procédait pas au diagnostic avec impartialité et si l'on se contentait de l'énoncé d'une seule lésion, alors que la clinique nous montre la coexistence de deux lésions, dont l'une peut masquer l'autre, qui se compliquent réciproquement et ne se révèlent au diagnostic qu'avec des évidences inégales.

Nous avons cité ces raretés pour bien faire comprendre que le diagnostic de hernie n'est pas toujours aussi clair dans la pratique que dans les livres et qu'il ne suffit pas d'avoir trouvé la vérité, mais qu'il faut encore mettre au clair toute la vérité.

II. — Particularités anatomiques de la hernie.

Quoi qu'il en soit, le diagnostic est aisé dans la grande majorité des cas.

Nous avons reconnu une hernie. Il faut aller au delà et déterminer avec précision les particularités de sa disposition anatomique.

Nous verrons plus loin que c'est précisément de

ce diagnostic anatomique que dépend le plus souvent, croyons-nous, l'espèce de traitement que nous aurons à proposer, bandage ou opération radicale.

Toute la précision de la thérapeutique est liée à la recherche méticuleuse des dispositions dont nous allons parler.

Là encore, on procèdera méthodiquement.

Le contenu de la hernie étant réduit, nous devrons étudier dans tous leurs détails la poche, l'anneau et le trajet, de façon à être en mesure d'en faire avec netteté le croquis.

Ici, c'est surtout une question de main.

Le sac est-il mince ou massif? Le collet est-il dur et épaissi? est-il serré ou extensible? Les deux piliers sont-ils bien conformés? Quel est celui qui fait défaut? Dans le cas où ils sont mal constitués, l'arcade de Fallope est-elle très accentuée et envoie-t-elle des expansions fibreuses qui, rassemblée par une suture, pourraient suppléer, dans une certaine mesure, à la défaillance du pilier externe?

Engageant plus loin le doigt, nous cherchons si le trajet est large ou étroit.

Nous faisons tousser le malade, et nous notons si notre doigt est *pincé* par le rapprochement des piliers, ce qui indique une simple déformation du trajet, — ou s'il est refoulé et abaissé contre l'arcade de Fallope, ce qui témoigne d'une malformation sérieuse de la région.

Continuant plus profondément nos recherches, nous voyons si le trajet est long ou court et si l'orifice interne est large ou resserré.

Avant de nous retirer, nous accrochons le bord interne de cet orifice profond et nous cherchons l'artère épigastrique.

Pure curiosité, puisque les hernies de l'enfance sont toutes des hernies obliques. Mais cette recherche a l'avantage de nous obliger à dépasser l'orifice interne. Ce qui est autrement utile, en revenant, c'est d'explorer l'état des éléments du cordon, allongés sur le plancher du canal inguinal. Nous éprouvons s'ils sont sensibles au contact ou à la pression, s'ils sont gros ou irréguliers, s'ils présentent en un mot, quelque anomalie ou quelque lésion, susceptible d'intéresser soit l'opération, soit le pronostic de ses suites.

Cette exploration du sac, du trajet et de la charpente fibreuse est essentielle avant de passer à l'étude du contenu.

En effet, chose curieuse au point de vue du traitement à prescrire et des déterminations à prendre, la nature des parties contenues n'a, chez l'enfant, qu'une importance secondaire relativement à l'état des choses que nous venons de voir.

Ces parties rentrent dans l'abdomen d'où elles viennent, et ce n'est pas, dans la grande majorité des cas, à elles qu'il tiendra que la hernie résiste au traitement, quel qu'il soit. Ce n'est pas d'ailleurs sur elles que porte l'action des moyens thérapeutiques, qu'ils soient palliatifs ou qu'ils soient radicaux.

L'objet du traitement est l'interruption de la communication qui existe entre l'abdomen et le scrotum, et la réalisation de cette interruption dépend tantôt de l'occlusion du collet, tantôt de son extirpation avec la restauration des parties dont l'écartement ou la malformation représente la cause du mal et la menace de sa reproduction. Tout est là.

Or, un examen méthodique, minutieux et impartial, nous apprendra si l'ouverture, soutenue et protégée par un bandage, est dans des conditions telles qu'on puisse espérer, qu'à l'abri d'un appareil bien fait, elle se *calfate* et cesse d'être une brèche ; ou bien si la baie herniaire est une lacune dépendant d'une malformation de la région, et si, à ce titre, elle est, en dépit des bandages, aussi absolument incapable de se réparer, qu'un bec de lièvre est dans l'impossibilité de guérir spontanément.

III. — Nature du contenu.

Le troisième point du diagnostic est la détermination de la nature et de l'état des viscères contenus.

Quand la hernie est réductible, complètement réductible, la question est simple.

Le contenu ordinaire est de l'intestin et de l'épiploon.

Une hernie sonore à la percussion et donnant lieu à du gargouillement quand elle rentre, une telle hernie est une entérocèle.

Si l'épiploon accompagne l'intestin, il serait téméraire d'espérer en reconnaître la présence par la part de matité qu'il pourrait prendre dans la tonalité de cette hernie à la percussion.

On peut toutefois en diagnostiquer la présence, quand on sent, après la réduction de la hernie, un corps mollasse, flottant peut-être, mais absolument libre qui fuit à la suite et silencieusement disparaît dans le trajet.

Mais il peut arriver aussi que ce soit l'épiploon qui précède l'intestin dans sa réintégration : alors, on ne le sent généralement pas, la réduction s'en fait sans bruit, perdue dans l'effort du premier temps du taxis.

Son numéro d'ordre dans la rentrée semble d'ailleurs variable. La pratique de l'opération radicale nous a montré que cet organe fait partie des hernies beaucoup plus souvent qu'on le pense.

L'épiplocèle pure, qui est assez commune chez les adultes, est, par contre, une rareté des hernies de l'enfance, car l'intestin s'engage souvent à sa suite, avec la plus grande facilité et nous sommes en présence d'une entéro-épiplocèle.

L'épiplocèle pure existe toutefois, et voici comment on la reconnaît : la tumeur est toujours beaucoup plus petite que l'entérocèle, elle est absolument mate à la percussion et la rentrée en est silencieuse : pas de gargouillement, pas même de frottement, tout au plus un léger sursaut, si l'épiploon présente une de ces petites indurations, que laissent après elles des poussées inflammatoires. Toutefois, à la suite de tels incidents, ce ne sont pas seulement des indurations, ce sont des adhérences que l'on constate. Ces adhérences sont parfois multiples et rendent alors le sac inaccessible à l'intestin. L'épiploon enflammé seul l'occupe.

C'est dans les cas où il n'est pas enflammé, qu'il sollicite et accompagne l'intestin. La hernie de l'épiploon sain, sans intestin concomitant, l'épiplocèle pure est en réalité extrêmement rare chez l'enfant.

Autrement intéressant et difficile est le diagnostic des hernies qui ne se réduisent pas totalement.

La hernie complètement irréductible, en dehors de certaines malformations, est une chose à peu près inconnue dans le jeune âge.

C'est surtout des hernies partiellement réductibles que nous aurons à parler ici.

En dehors de certains accidents temporaires, tels que l'engouement du cæcum hernié, sans que la liberté de l'intestin soit tout à fait compromise, la réduction incomplète dépend de l'action d'adhérences, plus ou moins récentes. Mais c'est là, chez l'enfant, un accident exceptionnel.

Les adhérences plus ou moins étendues peuvent fixer au sac l'intestin et l'épiploon. Toutefois si l'épiploon adhère encore assez souvent au sac, l'intestin reste presque toujours indépendant, grâce, sans doute, à la grande mobilité de ses anses, qui ne laisse pas aux surfaces le temps de s'appliquer et empêche l'accolement de se parfaire.

De pareilles lésions succèdent d'ordinaire soit à une contusion, soit le plus souvent à l'application d'un bandage défectueux.

Les adhérences de l'intestin à l'épiploon sont au contraire fréquentes, mais elles ne consistent pas en accolements étendus, solides et intimes comme dans l'âge mûr : elles consistent d'ordinaire en des tractus celluleux lâches, non vasculaires, que le doigt arrache aisément et que le bistouri sectionne, sans répandre une goutte de sang.

C'est donc l'épiploon qui sert de trait d'union à la fixation des anses intestinales sur le sac herniaire : or, ce mode de fixation médiate explique précisément pourquoi le cours des matières est incomplètement entravé et comment la réduction partielle ne donne lieu qu'à des troubles fonctionnels modérés, dans les premières années de la vie.

La pression qu'exerce l'épiploon peut diminuer en effet le calibre de l'intestin, elle ne l'obstrue jamais, car c'est une pression douce, élastique et étendue, qui n'a rien de commun avec ces obstacles rigides contre l'arête desquels les réactions de l'intestin s'épuisent en vain chez les hernieux adultes.

Les combinaisons peuvent varier à l'infini, aussi le diagnostic anatomique précis est-il à peu près impossible : on peut cependant affirmer, quand, l'épiploon demeurant dans le sac, l'intestin est refoulé dans l'abdomen et n'y reste pas, retenu et comme rappelé par l'épiplocèle irréductible, que la cause de l'irréductibilité réside dans des adhérences, et que ces adhérences de l'intestin sont sans rapport avec le sac.

Enfin une hernie qui contient le cæcum est bien des fois imparfaitement réductible, ainsi que nous l'avons vu, par le fait du développement en dehors de la cavité abdominale de la première portion du gros intestin et d'une malformation de l'appendice et de ses ligaments séreux.

Il faut cependant savoir que le cæcum peut être irréductible par engouement et que cette irréductibilité peut durer deux ou trois jours, sans que l'enfant présente le moindre malaise, ainsi que nous l'avons vu récemment (obs. LVIII) chez un enfant de onze mois, Marius Teixandier, que nous avons opéré.

Aussi quand une hernie ne rentre pas en totalité, le premier point est de s'enquérir si elle a toujours été imparfaitement réductible.

Si la hernie a toujours été ainsi, si cette irréductibilité n'a jamais été la cause de crises et d'accidents aigus, mais simplement de troubles fonctionnels intéressant la digestion, lorsque le siège de la hernie est à droite, il est permis de *supposer* que le cæcum peut être en question et qu'il constitue l'élément irréductible, l'intestin grêle représentant la portion demeurée libre, celle que le taxis a fait rentrer.

C'est ici qu'un examen bien conduit peut changer les suppositions en certitude.

On a sous les yeux la hernie dans son plein ; on la comprime pour la débarrasser de sa partie réductible et dans cette manœuvre le gargouillement caractéristique nous apprend que c'est bien de l'intestin qui occupait le sac. Un premier point est acquis : nous connaissons ce qui est rentré dans l'abdomen.

Que reste-t-il dehors ? La réponse est tout entière dans les doigts du chirurgien.

La recherche des caractères physiques ne saurait être trop pointilleuse.

Au-dessous de l'orifice externe on sent un corps
mollasse qui se continue dans le trajet inguinal dont
il comble en partie la cavité; on le suit dans le trajet,
on le perd dans l'abdomen. Ce corps est quelquefois élastique et sonore, mais il peut être mat et simplement dépressible. On le limite : il a la forme d'un
cylindre, mais on le mobilise à peine latéralement;
dans tous les cas il est impossible de le refouler
dans le ventre, tout au plus l'abaisse-t-on un peu, par
élongation plutôt que par déplacement. Dans cette
fixité on sent quelquefois qu'une adhésion intime
assure son immobilité contre la paroi postérieure du
sac. Mais il y a des cas dans lesquels (obs. LVIII)
cette immobilité n'est que transitoire, et où l'organe
qui semblait adhérent, se réduit après deux ou trois
semaines de stage au dehors.

Mais ce qui entraîne la certitude parfaite du diagnostic : hernie du cæcum, c'est la découverte d'un
corps cylindrique, dur, effilé, plus ou moins long,
souvent contourné, dépendant de la masse mollasse
irréductible : la reconnaissance de l'appendice dans
le sac vous permet de conclure à la présence du
cæcum, et le cæcum est, quand l'irréductibilité partielle a existé de tout temps et, par conséquent, ne
dépend pas d'une adhérence épiploïque, la cause
ordinaire de l'irréductibilité partielle des hernies du
côté droit.

C'est surtout chez les très jeunes enfants que nous
avons rencontré des hernies cæcales.

Dans le cas où le cæcum seul est réductible, avec
l'intestin grêle, le fait de la fixité de l'appendice dans
le sac nous donne le droit d'affirmer que c'est ce
dernier qui a servi de guide et d'amorce à la hernie.
Quoi qu'il en soit, c'est lui qui est la cause de l'irréductibilité partielle de la hernie.

La hernie à laquelle le cæcum et l'appendice

prennent part, la hernie contenant de l'épiploon adhérent, tels sont les deux seuls types qu'on puisse présenter à l'occasion des hernies incomplètement réductibles, car je ne parle pas encore ici de celles que complique l'ectopie testiculaire.

A ces deux types cependant, nous sommes en mesure d'en ajouter un troisième, intéressant surtout par son extrême rareté : nous voulons parler de la hernie de l'ovaire. Nous avons opéré, au moment où nous corrigions ces épreuves, une fillette de quatorze ans, Coralie Buchweiler (obs. LXXXII), atteinte d'une hernie incomplètement réductible du côté gauche. Nous avions éliminé l'idée du cæcum, organe des hernies droites, et en raison du commémoratif d'un coup de pied, nous croyons à une épiploïte adhérente.

L'opération nous fit voir l'oviducte implanté sur la paroi postérieure du sac herniaire au moyen d'un méso, le pavillon de la trompe libre, et l'ovaire, gros et farci de petits kystes adhérent à ses annexes.

Était-il possible, dans ce cas, de diagnostiquer la présence de l'ovaire ?

Il s'agissait d'une fillette qui avait quatorze ans et en paraissait douze à peine. Eût-elle été réglée, que nous aurions pu peut-être reconnaître, à l'époque menstruelle, une modification dans l'état du contenu. Mais nous savons aussi que, même chez les femmes, l'ovaire hernié ne participe pas toujours à la congestion cataméniale.

Le toucher vaginal nous était interdit.

Le toucher rectal pouvait nous renseigner sur l'état de l'utérus et nous faire apprécier la transmission des tractions exercées sur l'ovaire. Nous avons eu le tort de n'y pas penser et nous conseillons, quand un cas douteux surviendra, de ne pas manquer de le pratiquer.

*
* *

Il arrive souvent qu'on vous montre une hernie qui rentrait parfaitement il y a quelques semaines, mais qui, depuis quelques jours, a cessé de se réduire en totalité et a résisté à toutes les tentatives du taxis.

La première chose à faire est de s'assurer si vraiment la réduction intégrale est impossible. Il nous est arrivé plus d'une fois de réduire des hernies de cette sorte, qu'on n'avait pas su faire rentrer.

Ce point est tellement important à tirer au clair, que nous n'avons pas hésité souvent à donner le chloroforme pour obtenir, avec un examen plus détaillé des choses, une certitude absolue.

Si la hernie est ainsi reconnue incomplètement réductible, on s'enquiert d'abord si vraiment elle rentrait tout entière autrefois et depuis quand elle a cessé de rentrer intégralement ; à l'occasion de quoi ? Une maladie, des efforts, un coup, une fatigue ?

Souvent, c'est à l'occasion de l'emploi d'un nouveau bandage, qui a provoqué des douleurs et qu'on n'a pas tout de suite renoncé à porter.

Il est essentiel enfin de rechercher si cette irréductibilité a été l'occasion de souffrances et de malaises qui n'existaient pas auparavant, ou si elle est exempte de gêne.

C'est l'exploration physique qui va nous permettre de faire un diagnostic.

Et d'abord, l'éventualité la plus simple : la tumeur, qu'on ne peut pas rentrer, est mate, opaque, arrondie, globuleuse et inégalement dure.

La pression en est à peine douloureuse ; en en étudiant les limites supérieures de la tumeur, on sent peut-être bien qu'elle plonge dans le trajet inguinal, mais au lieu de percevoir l'impression d'un pédicule accentué, comme celui d'une anse intestinale, on reconnaît que la grosseur est mobile, en même temps que le doigt la déprime et semble l'étaler dans le trajet. Le signe de la *corde épiploïque* que l'on perçoit au delà de la paroi, signe précieux chez l'adulte, n'existe pas dans le jeune âge, à cause de la texture fluide de l'épiploon.

C'est cependant l'épiploon sain que le doigt a senti dans le trajet et c'est l'épiploon enflammé. dur et adhérent, qui constitue la tumeur du sac : vous aviez donc affaire à une entéro-épiplocèle, et l'intestin seul était réductible.

Quant à l'épiploon, il reste dans le sac, soit à cause d'un épaississement plastique ancien, auquel on n'avait pas pris garde, soit à cause d'une inflammation récente qu'aucun signe fonctionnel marquant n'a révélé.

Une éventualité plus délicate, c'est celle dans laquelle l'intestin prend sa part de l'irréductibilité, par le fait d'adhérences contractées soit avec l'épiploon, soit avec le sac.

La tumeur est-elle sonore ? la conclusion est claire : l'irréductibilité porte sur une anse intestinale.

Mais il peut se faire qu'il n'y ait qu'un segment d'intestin engagé et que l'ensemble du globe herniaire soit mat à la percussion.

C'est alors que le renseignement, bien contrôlé, des troubles fonctionnels et surtout des accidents douloureux survenus depuis que la hernie a cessé de rentrer complètement, prend une valeur de premier ordre pour vous permettre d'affirmer qu'à côté de l'épiploon, ou derrière l'épiploon, il y a de l'intestin en rétention et en souffrance.

Mais pour affirmer ce diagnostic, ce n'est pas la constatation de la seule douleur qui nous suffira. Il faut encore que nous reconnaissions la marque de l'étranglement et les symptômes qui témoignent d'une interruption ou même d'une difficulté de la circulation des matières dans le tube digestif.

On ira plus loin et l'on pourra souvent, suivant que le cours des matières est gêné simplement ou intercepté, déterminer la mesure dans laquelle l'intestin est intéressé et parfois même préciser si la cause de l'incommodité est due à la pression élastique de l'épiploon ou à la striction immédiate exercée sur l'intestin par une bride résistante.

*
* *

Nous avons eu déjà l'occasion de rencontrer une disposition anatomique qui, si nous nous étions rapportés au seul examen physique, nous aurait porté à croire à une irréductibilité partielle d'une hernie; nous voulons parler de la présence dans le sac d'un kyste adventice.

Ces kystes, dont nous avons parlé, appendus à la séreuse, sont généralement petits; mais ils peuvent quelquefois atteindre et dépasser le volume d'un gros marron. Ils sont souvent appendus au collet dont ils modifient l'épaisseur; souvent même ils s'engagent dans le trajet inguinal.

Nous voyons ici les causes de la méprise : on rentre la hernie, mais il y a « quelque chose » qui reste en dehors, dans le sac ou dans le trajet, et que vainement on s'évertue de réintégrer dans la cavité abdominale : c'est le kyste en question.

Le diagnostic n'est en vérité difficile que si on ne songe pas à cette éventualité.

La tumeur est ronde et lisse. Ce n'est pas le testicule puisque nous avons avant tout reconnu cet organe, occupant sa place normale. Mais à cette profondeur on ne peut pas espérer percevoir la transparence d'un kyste, aussi aisément que pour les kystes péritonéo-vaginaux de la racine des bourses.

L'indolence de la grosseur, l'absence de tout signe fonctionnel, le bien-être complet et absolu qui succède à la réduction de la portion intestinale, alors même qu'une masse relativement volumineuse n'est pas rentrée, tout cela nous montre que la hernie n'est qu'en apparence irréductible et que ce qui reste au dehors n'appartient en aucune façon au contenu de la cavité abdominale.

C'est donc par exclusion qu'on fait le diagnostic. Mais ici, comme pour tous les diagnostics par exclusion, il y a quelque chose dont la raison n'est qu'à demi satisfaite. La fréquente pratique des opérations radicales, en démentant souvent les diagnostics que nous avions posés par élimination, nous apprendra à serrer de plus près la réalité. Le fait de l'enfant Marcel Thierry, chez lequel nous avions diagnostiqué un kyste, se rapportait à une épiplocèle, que l'opération nous fit découvrir.

IV. — La hernie est-elle congénitale?

Nous avons longuement exposé les raisons qui nous font admettre que toutes les hernies inguinales de l'enfant se font par l'engagement des viscères dans un trajet préexistant.

La hernie acquise fût-elle possible chez l'enfant, qu'on la reconnaîtrait à ce signe qu'elle ne passe pas forcément, comme les hernies d'adulte, successivement et lentement par les divers degrés de l'évolution herniaire : pointe de hernie, bubonocèle, oschéocèle.

La hernie inguinale infantile se montre généralement d'emblée et en peu de temps, sous les apparences de la période d'état, avec un sac plus ou moins spacieux et un collet préformé. Avec le temps, elle grandit, mais dans une mesure limitée et sans présenter le développement indéfini des hernies acquises. Le temps n'influe que sur ses proportions, il n'influe pas sur sa constitution, qui a été immédiatement celle d'une hernie complète, avec le sac et le collet, que le diverticule péritonéo-vaginal lui a fourni.

Une question de diagnostic autrement intéressante serait celle de savoir, avant l'opération, si la hernie est funiculaire ou testiculaire.

Le signe le plus sérieux serait, après tout, la distance qui sépare le fond du sac herniaire du testicule. Mais cette distance, nous le savons, est très variable. Ainsi, souvent le sac funiculaire n'est séparé de la cavité vaginale que par un intervalle insignifiant, parfois par une simple membrane et quelquefois cette membrane porte une ouverture plus ou moins étroite, disposition qui constitue une transition anatomique entre la forme funiculaire et la forme vaginale.

Si le sac funiculaire est très bas et si la cavité vaginale est très réduite, le testicule est contigu au sac herniaire et rien ne nous apprend qu'il n'y est pas inclus.

En dehors des cas où la vaginale est le siège d'un épanchement notable, il nous semble à peu près impossible de se prononcer dans le plus grand nombre des cas.

Existe-t-il une hydrocèle, cet épanchement, par sa masse irréductible, sert à fixer la limite du fond du sac herniaire et par sa transparence, indice incontestable d'un liquide impossible à refouler, nous démontre l'indépendance de la loge que le testicule habite : le diagnostic de la hernie funiculaire est alors catégoriquement établi.

Mais en dehors de cette coïncidence, encore assez rare de l'hydrocèle vaginale, il n'y a que de l'incertitude.

On a signalé la saillie en cimier que ferait le testicule à la partie inférieure du scrotum, quand la hernie n'est pas testiculaire. Sans doute ce signe est précieux, mais il n'est pas décisif, car, en dépit de l'indépendance de la vaginale, le testicule peut être débordé par l'expansion du sac, tout en en étant parfaitement indépendant et l'expérience nous a montré maintes fois que l'absence de saillie ne prouve pas qu'une hernie n'est pas testiculaire.

On verra, dans nos observations, combien de fois la constatation directe des choses que l'opération radicale nous permet de faire, a démenti le diagnostic, que nous nous faisons une règle de toujours porter, de la disposition anatomique.

Nous ne pouvons pas dire que l'époque de l'apparition de la hernie soit en état de nous donner un renseignement de quelque valeur.

Nous avons vu des hernies apparues quelques jours après la naissance, être positivement funiculaires, et d'autre part nous avons des exemples de hernies survenues à l'âge de trois ou quatre ans, chez des enfants dont le canal péritonéo-vaginal semblait oblitéré, contenir le testicule dans leur sac.

C'est peut-être encore de l'examen direct que nous devrions attendre le minimum d'incertitude. Sans doute, nous ne nous dissimulerons pas que la séreuse du sac, si mince et perdue avec les vaisseaux sous la gaine fibreuse commune, échappe à la perception du toucher le plus délicat, cependant il y a une manœuvre qui nous a permis quelquefois de tomber juste.

La hernie étant rentrée, la main droite saisit le testicule et l'attire en bas.

La main gauche partant du testicule et remontant vers l'orifice inguinal sent un ruban aplati et cohérent, qui continue la vaginale.

Que l'enfant fasse un effort, l'intestin sort et dédouble cette nappe séreuse en arrière du doigt, qui se retire à mesure.

S'il s'arrête en route, la hernie est funiculaire.

S'il continue et s'il déborde les doigts qui fixent le testicule, la hernie est, selon toute apparence, testiculaire.

C'est surtout à l'occasion des hernies petites que nous nous sommes le moins souvent trompé. Un testicule peu abaissé, avec un anneau inguinal très large, la réunion de ces deux dispositions a toujours coïncidé avec une hernie testiculaire. C'est d'ailleurs là l'évolution de la hernie qui refoule au dehors le testicule à migration paresseuse et dont le développement exerce parfois une influence bienfaisante pour la guérison de l'ectopie.

Quant à la possibilité de la réduction du testicule dans l'abdomen, c'est un signe qui s'observe sans doute dans la hernie testiculaire, mais que nous avons relevé plusieurs fois à l'occasion des hernies funiculaires, avec trajet large. C'est en effet une question de cordon libre et de trajet dilaté. Le testicule peut s'engager dans le ventre, au même titre que le doigt du chirurgien. La pénétration ne prouve rien contre l'indépendance de la séreuse qui la contient. Ce signe n'a donc aucune valeur au point de vue du diagnostic exact.

D'ailleurs, que la hernie soit funiculaire ou testiculaire, la chose est de peu d'importance dans les cas où le chirurgien doit intervenir : la formation d'une vaginale nouvelle au moyen d'une suture en surjet est un détail et tout au plus le petit opéré souffre-t-il pendant les vingt-quatre heures qui suivent l'opération de quelque tension dans la nouvelle vaginale qui se limite.

Mais c'est surtout pour les hernies qui semblent

pouvoir être justiciables du bandage, qu'il serait intéressant de savoir si le testicule est ou non contenu dans le sac herniaire.

Nous pensons, en effet, que la présence du testicule dans le sac est, d'une manière générale, plutôt défavorable à l'efficacité du traitement par le bandage. La pression irritante exercée par la pelote au niveau du collet, provoque une irritation, une inflammation, laquelle se transmet au reste du sac, à cette vaginale, qui si vite et si fort répond au traumatisme le plus léger, par un épanchement de sérosité, analogue dans sa pathogénie à certaines hydarthroses.

Aiguë ou subaiguë, cette hydrocèle *noie*, pour ainsi dire, le travail des adhérences, qui devrait se produire au collet et interrompre la communication du sac herniaire avec la cavité abdominale.

C'est probablement la raison qui fait que les hernies aqueuses ne guérissent jamais par les bandages.

V. — Diagnostic des hernies aqueuses.

Nous venons de parler des hernies aqueuses; funiculaires ou testiculaires, elles sont caractérisées par leur transparence, qui les distingue d'emblée de toutes les hernies viscérales.

Une particularité qui éclaire le diagnostic anatomique de ces tumeurs, c'est la production d'un petit *thrill*, siégeant au collet, qui frémit sous le doigt, au moment où on réduit la hernie. Or la production de ce *thrill* indique une certaine étroitesse de la poche herniaire et correspond à une réduction assez lente du contenu liquide. Dans les hernies aqueuses à large communication avec l'abdomen on le produit en comprimant le collet avec le doigt, de façon à l'aplatir et à en rétrécir l'orifice de communication.

Ces hernies ne sont pas toujours complètement réductibles : après le refoulement du liquide il reste un corps mollasse et adhérent au sac, l'épiploon. C'est ce que nous avons rencontré au cours de l'opération des enfants Berthod et Cruchon.

Nous avions diagnostiqué une hernie aqueuse, d'après la transparence de la tumeur que nous avions nettement constatée, mais nous pensons, après coup, qu'en cherchant avec plus de soin, et surtout avec la pensée de la possibilité d'une épiplocèle, nous aurions pu rencontrer une zone d'opacité, qui nous aurait amené à déclarer qu'il y avait là autre chose que de la sérosité.

La présence de l'épiploon, cause efficace du mal et occasion possible des accidents ultérieurs, peut constituer une indication. C'est bien sur une hernie aqueuse, dont on aurait été tenté d'ajourner l'opération.

. Au moment où nous corrigeons les épreuves, nous lisons (*Semaine Médicale* du 15 novembre) une leçon magistrale de M. le professeur Duplay. Sous le nom d'*hydro-épiplocèle* l'éminent chirurgien de la Charité a parfaitement étudié la genèse d'une hernie aqueuse chez un homme de cinquante-deux ans, dont l'épiplocèle remontant à vingt-quatre ans, et chez lequel l'épanchement avait été tardif. Nous renvoyons le lecteur à cette remarquable leçon.

VI. — Diagnostic des rapports de la hernie inguinale
avec l'ectopie testiculaire.

Il existe, dans la région inguino-funiculaire, une tumeur, dont les efforts augmentent la saillie et la tension sous vos yeux.

Vous avez commencé par vous assurer que le testicule de ce côté n'est pas descendu au fond du scrotum, et si, au cours de cette recherche, vous avez vu que le scrotum a son raphé et ses plis transversaux, vous avez quelquefois l'occasion de reconnaître que ces plis manquent et qu'en fait la bourse correspondante fait défaut.

Il y a des cas dans lesquels on appelle surtout votre attention sur des troubles fonctionnels graves : ce sont des coups subits de douleur aiguë, qui arrêtent l'enfant au milieu de ses jeux. Il est alors, vous dit-on, pâle et défaillant, il vomit et l'effort de ses vomissements ajoute encore à ses douleurs et à son accablement.

Contusion, compression du testicule ou pincement intestinal, ce sont là les symptômes, que l'on observe souvent à l'occasion des hernies compliquées d'ectopie.

Mais souvent aussi il n'y a pas de troubles fonctionnels marquants. L'enfant ne souffre pas, les parents n'ont rien remarqué de particulier qu'une certaine grosseur pré-inguinale qui ne leur « paraissait pas naturelle », dont ils ne se sont que médiocrement inquiétés et qu'ils vous présentent comme une hernie.

C'est en examinant l'enfant que vous vous apercevez que le scrotum est vide, et que par conséquent le testicule n'est pas à sa place.

Le premier point du diagnostic est de déterminer la situation de l'organe.

Et d'abord il est possible que la descente en soit seulement incomplète. Quelquefois on le découvre au-dessous de la racine des bourses; plus souvent c'est plus haut qu'on le reconnaît, soit contre l'orifice externe, soit dans le trajet inguinal, soit même au-delà de l'orifice interne, en palpant profondément, dans le ventre.

Dans les cas de ce genre, c'est avant tout le testicule qu'il faut chercher, sans s'occuper encore de la hernie. Si l'organe est accessible au toucher, on le reconnaîtra à sa forme lisse et arrondie, à sa consistance, à la saillie de l'épididyme plus ou moins déformé qui le coiffe, à la souffrance spéciale qu'éveille la pression du doigt, quoique chez l'enfant la « sensation testiculaire » soit bien souvent une impression obtuse.

Mais ce n'est pas tout de l'avoir découvert. On s'assure alors s'il est fixe ou mobile, et, dans le cas où il est mobile, on cherche s'il est susceptible de rentrer dans la cavité abdominale soit spontanément par le seul fait du décubitus, soit par la pression du doigt, et si cette réduction s'accompagne d'un petit ressaut, phénomène qui vous donne déjà le renseignement d'un orifice interne resserré.

Il y a des cas dans lesquels le testicule est plongé dans une hydrocèle et où il ne se laisse sentir qu'après qu'on a refoulé dans le ventre le liquide de cet épanchement. Chassaignac et Jarjavay ont décrit cette *hydrocèle ectopique inguinale*, qui doit être d'une extrême rareté.

Quand on a reconnu le testicule et qu'on en a déterminé les connexions, alors, mais alors seulement on peut s'occuper de la hernie.

Que l'ectopie soit inguinale interstitielle ou inguinale externe, il est certain pour nous qu'il existe en arrière de l'organe une dépression, un cul-de-sac péritonéal : or c'est précisément cet infundibulum, dont l'existence est constante, que nous cherchons dans les opérations d'ectopie et dont la ligature, identique à celle qui se fait pour l'opération radicale, assure la sécurité absolue des orchidopexies.

Je partage entièrement l'opinion de M. Lucas-Championnière qui dit que derrière toute ectopie il y a un sac herniaire, rudimentaire ou parfait, habité ou non.

C'est dans ce sac que s'engagent les viscères pour commencer et constituer une hernie.

Il peut se faire que le testicule réponde à la partie déclive de ce sac rudimentaire : la tumeur est alors généralement petite, le testicule occupe le fond même d'une poche évasée plutôt que d'un sac et la conséquence de cette absence du collet est que le testicule se réduit sans difficulté et sans gargouillement, l'intestin n'accusant sa présence que par le gonflement et par le soulèvement, que provoque l'impulsion de chaque effort; la sonorité elle-même est malaisée à percevoir, l'intestin fuyant sous le doigt, au moment de la percussion.

Il peut arriver alors qu'en se développant la hernie dépasse le testicule et, le laissant en arrière, gagne seule le fond des bourses. Le godet péritonéal subit une sorte de culbute. Le testicule resté en route fait, pour ainsi dire, partie de la paroi postérieure du sac et la saillie de sa masse peut, en rétrécissant le détroit péritonéo-sacculaire, devenir une cause d'accidents divers, souvent graves, toujours inquiétants.

Enfin il est possible que le testicule soit tout à fait inclus dans le trajet inguinal, l'orifice externe étant fermé, et nous avons à faire le diagnostic d'une ectopie qu'on suppose, masquant les caractères physiques d'une hernie qu'on ne voit pas.

Ainsi une hernie compliquée d'un testicule insuffisamment abaissé, d'un testicule en ectopie inguinale externe, d'un testicule en ectopie interstitielle, tels sont les trois termes du diagnostic que nous devons exposer.

Une première distinction, suivant que la hernie, compliquée d'un vice de migration du testicule, présente ou ne présente pas d'accidents.

En dehors de la production d'accidents, le cas le

plus facile est celui où le testicule est incomplètement descendu.

C'est là surtout une question d'exploration.

Il est essentiel de s'assurer si l'organe séminal est au-dessous du fond du sac herniaire, ou s'il est de côté, et dépassé par lui.

On recherchera si le testicule est susceptible d'un certain degré d'abaissement par des tractions, on s'assurera surtout s'il se laisse refouler dans le trajet inguinal et dans le ventre, en même temps on s'éclairera sur l'état des piliers et du trajet ; enfin on examinera le cordon et l'on verra si sa brièveté tient à un enroulement de sa tige ou à un arrêt de son développement. En substance, il s'agit là d'un diagnostic anatomique, d'un examen minutieux des parties destiné à éclairer le chirurgien préalablement à l'opération qu'il aura à pratiquer, autant en vue de la cure de l'ectopie testiculaire que de l'opération de la hernie.

Dans les cas, où nous avons sous la main le testicule et le cordon avec la hernie qui les surmonte, la tâche est facile et il suffit de regarder avec attention, pour bien voir l'état des choses.

En réalité, il s'agit là plutôt d'une migration incomplète que d'une ectopie réelle.

Les difficultés sont autrement sérieuses, quand la hernie est compliquée de l'ectopie proprement dite.

Le testicule est contre l'orifice de sortie, il pénètre même souvent dans l'ouverture et souvent aussi il y adhère, immobile et comme enclavé. Il est souvent impossible de le saisir et la hernie qui existe derrière lui ne se révèle que par le soulèvement que l'impulsion de l'effort imprime à l'organe ou à la région. Lorsqu'on peut saisir le testicule et l'attirer en bas, il est possible de tâter une partie de la hernie, mais on n'en dégage pas une quantité suffisante pour obtenir de la sonorité par la percussion, car le testicule résiste de toute la force composée de la tension de son sac et de la rétraction de son cordon.

Il est, au contraire, généralement facile de refouler dans l'abdomen le testicule avec la hernie, qui le surmonte.

Repoussé dans l'abdomen, tantôt il ressort immédiatement, tantôt il ne reparaît pas tout de suite et il est nécessaire de déprimer la paroi, de le rejoindre et de l'accrocher avec les doigts contre la fosse iliaque interne, pour le faire reparaître au dehors. On n'y arrive pas toujours et c'est souvent après quelques heures ou quelques jours, que le testicule ressort de lui-même.

Dans tous les cas, l'exploration méthodique nous aura appris si le testicule est mobile ou enclavé, — si le cordon est élastique ou résistant, — si la hernie est douloureuse ou indolente, — si l'orifice profond du trajet inguinal est large ou étroit, son étroitesse se traduisant par le petit ressaut, que nous avons signalé, au moment où l'organe franchit la passe de l'orifice interne.

Enfin, lorsque l'ectopie est inguinale interstitielle, la hernie n'existe, pour ainsi dire que par définition et nous verrons que la plupart des accidents qui alors nous obligent à intervenir dépendent plutôt du testicule que de la hernie elle-même. Il faut souvent qu'on se soit bien assuré que le testicule manque dans les bourses, pour qu'il soit possible, chez les enfants de quelque embonpoint, d'en reconnaître la forme et la consistance dans la masse indécise qui encombre le trajet. Quelquefois cependant il est reconnaissable d'emblée, avec la surface arrondie et lisse qui facilite son glissement dans l'abdomen.

Mais un point non moins intéressant du diagnostic, c'est de savoir si la position que l'organe séminal occupe dans le trajet est provisoire et ne représente qu'un stade temporaire d'une migration simplement retardée, ou si cette position est définitive.

L'exploration des piliers et du trajet nous donnera des renseignements utiles. Quand les piliers sont largement écartés, que le testicule n'est pas enclavé et que le sujet est jeune, on peut espérer qu'avec le temps et à la faveur des impulsions et du développement continu de la hernie, le testicule descendra et que le petit malade bénéficiera de l'action que nous avons appelée providentielle, curatrice de la hernie (Société de Chirurgie, juillet 1891). Si au contraire les piliers sont rapprochés ou même soudés, au point qu'il n'y ait pas, pour ainsi dire, d'orifice externe, nous comprenons que l'incarcération du testicule est définitive et comme il y a forcément en arrière un infundibulum, un sac péritonéal, lequel tôt ou tard logera des viscères, on conçoit qu'une hernie dont l'expansion est ainsi arrêtée en avant, ne pourra évoluer que dans les conditions anormales et extrêmement graves des hernies interstitielles.

Dans tous les cas, un diagnostic anatomique précis nous aura mis à même de bien dessiner la situation et de pouvoir, en prenant les devants, préserver le petit malade, soit par une orchidopexie, soit par une castration, des dangers que les suites de cette anomalie du développement lui feraient courir.

Quand une hernie inguinale, compliquée d'ectopie testiculaire, est prise d'accidents, ces accidents sont toujours pressants et graves, et l'ensemble des symptômes qui éclatent alors est tellement bouleversant, que le diagnostic anatomique est souvent très difficile à porter, à moins qu'on ne connaisse déjà le petit malade et qu'on l'ait étudié précédemment à froid. Mais on n'est pas toujours renseigné sur la variété d'ectopie, dont il peut être question.

Il y a plus : souvent les parents ne se sont pas aperçus eux-mêmes de l'existence d'un vice de conformation et c'est vous qui le leur faites connaître. On peut savoir si c'est la première fois que pareils accidents surviennent, on s'enquiert si les crises précédentes étaient aussi sérieuses et de quelle façon elles se sont terminées. Il va de soi qu'avant tout nous nous sommes assurés que le testicule correspondant à la grosseur n'occupe pas le fond des bonrses.

Au point maximum de la douleur locale correspond une tuméfaction plus ou moins accentuée, toujours appréciable à l'œil. Cette tuméfaction siège au niveau d'un des trois endroits que nous avons énoncés : la racine du scrotum, l'orifice externe, le plan du trajet inguinal, à moins que le gonflement en soit d'emblée extrème et, portant sur toute la région, masque la présence de l'organe.

Si les accidents remontent à plus de vingt-quatre heures, on trouve de la rougeur avec une tension tellement douloureuse, qu'il ne faut pas songer à percuter pour reconnaître si la masse est sonore ou non ; mais une pression de toute la main, douce et progressivement soutenue, nous fait apprécier si la tumeur est homogène ou si certaines de ses parties sont moins résistantes que d'autres.

Le malade a été pris subitement d'une douleur atroce et presque immédiatement des vomissements sont survenues, avec de la pâleur, des sueurs froides, un pouls fuyant, toutes les défaillances, en un mot, d'un état syncopal.

Or, jusqu'ici, l'ensemble de ces signes se rapporte aussi bien à une lésion du testicule qu'à la complication d'une hernie, et vous pouvez vous demander si c'est le testicule qui est touché ou si c'est la hernie qui s'étrangle.

Une réponse immédiate est généralement impossible.

Sans doute avec une ectopie en souffrance les mouvements que l'enfant exécute en se tournant sur son lit, sont plus gênés qu'avec une hernie ; mais c'est là une différence qui peut ne reposer que sur le plus ou moins de courage ou de sensibilité du petit malade : ce n'est pas sur un détail aussi subjectif qu'on peut baser une opinion.

S'il s'agit d'une hernie, lu lumière se fait au bout de deux ou trois heures : avec une attaque aussi subite et aussi violente, le ballonnement du ventre apparaît très tôt, tandis que s'il s'agit seulement d'un accident testiculaire, le ventre paraît plutôt rétracté.

Avec un étranglement herniaire serré, les vomissements de gastriques deviennent rapidement bilieux, puis présentent le relent intestinal, qui n'est pas encore l'odeur fécaloïde.

Avec un testicule lésé en ectopie, les vomissements sont et restent gastriques et biliaires.

Nous ne pouvons guère ici attacher une grande importance à ce signe de l'irradiation de la douleur jusque dans la région lombaire, car un étranglement herniaire serré peut, en comprimant dans le trajet inguinal les nerfs du cordon, produire cette irradiation avec les mêmes caractères de douleur atroce que si le testicule était primitivement meurtri.

Le diagnostic, on le voit, est délicat, mais ce qui ajoute encore à la difficulté, c'est que ces deux accidents, intestinal et testiculaire, dont nous venons de faire le parallèle, coexistent souvent, s'influencent réciproquement à titre de cause et à titre d'effet et donnent lieu à une association de symptômes graves, dans le tumulte desquels il est impossible de distinguer la part qui revient à chacune des deux complications.

S'il s'agit d'une affaire testiculaire, on peut certes attendre : l'opium, les émollients, les bains prolongés, parfois des sangsues, tout l'ensemble, en un mot, des moyens avec lesquels le médecin combat l'inflammation locale, facilitera la fin de la crise.

Mais si c'est l'intestin qui est en question, il n'y a pas de temps à perdre ; il faut agir.

Nous avons devant nous ce qu'on pourrait appeler la forme enragée de l'étranglement herniaire. Même chez les enfants, les lésions intestinales vont vite, avec la pression du testicule et la striction des brides et des arêtes vives qui fixent l'intestin.

Le doute sera sans doute particulièrement cruel pour quelques-uns.

Mais à hésiter, le temps court et chaque minute qui s'écoule aggrave le mal.

Nous devons avouer qu'avec les ressources que la chirurgie contemporaine possède, nous pouvons échapper aux angoisses de ceux qui n'ont pas la foi. Le plus grand nombre des chirurgiens estimeront avec nous que le doute apporte précisément ici la principale indication d'agir, et d'agir sans retard.

La situation est simple, après tout.

Vous vous êtes assuré que le testicule n'est pas à sa place et vous voyez que, dans la position insolite qu'il occupe, il est l'objet ou la cause d'accidents périlleux. Objet ou cause, il faut qu'on voie le mal qu'il fait ou qu'il subit, car dans les aventures de cette sorte, c'est principalement à la hernie qu'il faut penser. Nous sommes donc dans la situation du chirurgien appelé auprès d'une hernie compliquée, qu'il ne peut pas réduire.

Le diagnostic anatomique a été impossible. C'est sur cette impossibilité même que notre décision s'appuiera. Alors même que l'opération nous montrerait l'intestin exempt de toute meurtrissure et le testicule seul malade, il n'y aurait certes pas lieu de regretter la rapidité de l'initiative prise, d'abord parce que le malade sera libéré des douleurs formidables qui le torturent, ensuite parce que l'opération n'entraîne absolument aucun danger, si on s'y décide de très bonne heure.

En dernière analyse le chirurgien n'aura qu'à s'applaudir de l'occasion, que ces accidents lui ont donnée, de dégager ou de supprimer un organe physiologiquement inutile et cliniquement dangereux pour l'avenir.

VII. — Diagnostic de la guérison d'une hernie.

Il y a enfin une question dont nos classiques ne parlent pas et que nous sommes très souvent invités à résoudre dans la pratique : le *diagnostic de la guérison d'une hernie*.

On vous présente un jeune garçon et l'on vous demande de décider s'il peut mettre de côté le bandage qu'il porte depuis plusieurs mois ou plusieurs années, rigoureusement, nuit et jour.

Tout le monde sait qu'il n'est pas rare de voir reparaître une hernie, que l'on croyait parfaitement guérie et pour la contention de laquelle on avait depuis plusieurs années renoncé au bandage.

Or ce diagnostic de la guérison est un diagnostic délicat et difficile entre tous.

Vous examinez avec le plus grand soin non seulement l'anneau de la hernie supposée guérie, mais aussi l'anneau du côté opposé.

Un anneau large et béant du *côté opposé*, quoique ne livrant pas passage à des viscères, indique par le fait même de son existence symétrique, un vice de conformation, dont la constatation devra vous rendre plus sévère, au même titre que la coexistence d'un ventre trilobé, d'une ligne blanche fruste ou d'un ombilic défectueux.

Mais je suppose que la charpente de la paroi abdominale ne présente aucune tare ; les anneaux sont bons ; celui qui livrait passage à la hernie et que la pelote du bandage a pendant longtemps pressé, est même plus étroit et mieux fermé que l'autre.

C'est effectivement en vain que vous essayez d'y engager le doigt ; vous faites tousser, souffler et moucher l'enfant. Malgré ces efforts divers, vous ne percevez aucune impulsion, aucun choc.

Tout cela est vraiment satisfaisant, mais ne suffit pas pour vous faire conclure que l'enfant est entièrement guéri et que l'avenir est garanti contre toute récidive.

Avant de soumettre l'enfant à une épreuve définitive, il faut s'enquérir s'il y a, dans la famille, des ascendants ou des collatéraux atteints de hernie.

Il va de soi que s'il y en a, c'est une raison qui vous impose la plus grande réserve, dans l'affirmation de la guérison, à la suite de cette première entrevue.

Je suppose qu'il n'y a pas d'hérédité herniaire : vous devez alors, avec les renseignements qu'on vous donne, reconstituer avec impartialité l'histoire de la maladie dans son origine et dans son évolution.

Si la hernie est apparue dès la naissance, si d'emblée la tumeur a envahi le scrotum et tendu le fond des bourses, il est à supposer que la hernie a été une hernie par malformation : dans ce cas, la situation commande certainement plus de circonspection, que si l'on vous apprend que c'est vers l'âge de cinq ou six ans, au cours d'une rougeole, d'une coqueluche, ou dans l'affaiblissement de la convalescence d'une maladie grave ou d'une bronchite prolongée, que la hernie s'est montrée.

Elle n'a pas été d'emblée très grosse, mais elle a

été complète. Peu à peu elle a pris du développement et, c'est après trois ou quatre mois d'observation, qu'on s'est décidé à faire porter un bandage.

Dans ce cas, quoique anatomiquement congénitale comme toutes les hernies de l'enfance, la hernie s'est comportée, dans une certaine mesure, à la façon des hernies acquises de l'adulte; l'examen des anneaux vous montre l'intégrité des piliers et l'occlusion de l'orifice : il y a là des chances pour que la guérison soit un fait acquis, mais vous ne pouvez pas le déclarer encore.

On vous a montré le bandage : il est bien construit et s'applique bien, pressant le trajet, fermant l'anneau, c'est-à-dire répondant aux deux indications principales de ces sortes d'appareils.

Vous pouvez émettre une opinion encourageante, mais vous devez ajourner l'enfant à deux mois, pour le réexaminer et prononcer un jugement à peu près définitif.

L'enfant supprimera complètement le bandage. Il fera de la gymnastique, et dans ses exercices il se soumettra moins aux efforts secs de la voltige, qu'aux mouvements lourds et méthodiques du jeu des haltères et des poids.

La station debout pour étudier, la course, les marches dans la terre labourée, l'équitation, compléteront l'épreuve. Ajoutons une alimentation massive, l'usage des féculents et des légumes réputés lourds.

Si après deux mois de cet exercice l'enfant se montre à vous, sans que rien soit changé dans l'état anatomique satisfaisant que vous avez relevé, vous pourrez déclarer que l'enfant est guéri, mais ne manquez pas de recommander qu'à la moindre alerte, et au moindre accident, on vous l'amène. Les apparences sont si souvent trompeuses qu'il vaut mieux pécher par un excès de pessimisme.

Si, au contraire du cas précédent, il s'agit d'un enfant également bien soigné, également libéré des misères de sa hernie à la suite de l'application prolongée du bandage, mais si cet enfant présente les conformations défectueuses de l'abdomen, dont nous avons parlé, s'il existe dans sa famille des exemples de la tare herniaire, si surtout le doigt constate un anneau malformé, un pilier externe insuffisant, une arcade de Fallope épaisse, alors même que les efforts de la toux ou du moucher ne donneraient que la sensation vague d'une impulsion en masse, plutôt que le choc d'une pointe de hernie, affirmez sans crainte que la guérison n'est qu'apparente et ajoutez, d'après le renseignement que vous tirez de la longue durée de l'application permanente du bandage, ajoutez que l'épreuve du bandage est faite, et que, quoique l'intestin ne sorte pas actuellement, non seulement la hernie n'est pas guérie, mais qu'elle ne guérira pas et que si l'on veut que l'enfant soit à l'abri des complications de son infirmité, c'est toute la vie, qu'il est condamné à porter son appareil, à moins qu'on ne prenne une résolution radicale.

IX

PRONOSTIC

Chez l'adulte, le pronostic est celui d'une infirmité définitive et incurable par les moyens de douceur.

Chez l'enfant, le pronostic est moins décourageant, en ce sens que la hernie peut parfaitement guérir soit à la rigueur spontanément, soit par l'usage suffisamment prolongé, et strictement surveillé, du bandage. C'est néanmoins le pronostic de toutes les maladies, qui constituent une infirmité nécessitant un traitement gênant et long et comportant, à l'occasion de complications toujours possibles, de sérieux dangers pour la vie.

Le danger n'est pas surtout, comme chez l'adulte, le danger aigu des grosses complications : nous avons vu que l'étranglement est un accident rare dans les premières années de l'existence; c'est surtout le danger de la nutrition incomplète, de la dégradation organique, de cet état de faiblesse qui est préparé et produit par le mauvais fonctionnement de l'intestin, les troubles dyspeptiques, la crainte des efforts, la lassitude et souvent (ce sentiment est fréquent chez les garçons) la honte de l'obligation de porter un bandage, et aussi par la défiance de leurs forces, l'obsession de l'inquiétude, la tristesse de ne pas être « comme les autres », impressions noires, qui aboutissent, chez les plus grands, à un état de mélancolie impossible à dissiper.

De très bonne heure déjà, vers la sixième année, les enfants hernieux sont de petits hommes réservés, ombrageux et moroses.

Je ne sais si je me trompe, mais il m'a semblé qu'ils avaient tous la même expression de figure, quand ils se présentent à la consultation et qu'on les examine.

Quand ils sont guéris, la transformation est complète; ils marchent la tête haute, franchement, joyeusement.

C'est qu'ils ont déjà conscience de la force qui leur est rendue. Ils n'ont plus, en effet, ce sentiment de la défaillance, que le point faible de leur paroi abdominale leur faisait éprouver à chaque effort, et cette conscience de pouvoir, c'est tout de suite après l'opération, avant même qu'ils aient quitté le lit, qu'ils l'éprouvent, dans la seule impression de la façon dont ils se sentent respirer.

Enfin aussi ils sont délivrés du bandage!

En même temps, l'appareil digestif fonctionne mieux, les forces renaissent. Les opérés engraissent et prennent des couleurs. M. Lucas-Championnière a bien signalé ce fait, mais je suis certain qu'il aurait insisté encore davantage s'il avait eu souvent, comme nous, l'occasion d'observer les conséquences de la guérison sur d'autres sujets que les adultes.

Tout ce que nous venons de dire n'a trait qu'au pronostic en général.

Il faut maintenant entrer dans le détail et, dussions-nous nous répéter à satiété, distinguer, au point de vue positif de la prévision des choses, trois formes de hernies inguinales :

1° La première classe comprend les hernies des tout petits, celles qui apparaissent spontanément dans le cours des premières semaines de la vie, et qui sont à peu près toujours dehors.

Nous avons vu que celles-là relèvent soit d'une malformation de la charpente fibreuse, soit d'une faiblesse générale, qui se traduit par une absence de soudure du canal péritonéo-vaginal, par une diminution de la résistance de l'orifice interne, ailleurs par la coexistence d'autres points faibles et d'autres hernies.

L'existence d'une hernie double est d'un pronostic grave à ce titre, et non pas parce qu'elle impose l'application d'un double bandage, ou nécessite deux opérations successives.

Chez les tout petits la sévérité du pronostic dépend en outre de la difficulté, de l'impossibilité même qu'il y a à appliquer convenablement le bandage qui, sans guérir la hernie, la réprimerait, la contiendrait, l'empêcherait de distendre démesurément le trajet, de déformer irrémédiablement la région et permettrait d'attendre. La difficulté de se fixer sur des points d'appui, l'excès ou l'impuissance de la pression, les irritations qu'entretient la souillure du bandage, tout cela explique comment la hernie est, dans le cours des premiers mois, à peu près abandonnée à elle-même, et forcément est progressive.

Il y a plus : ce qui ajoute encore aux misères de la situation, c'est que nous sommes à l'âge des maladies qui épuisent, qui font maigrir et qui font tousser, l'âge de la rougeole, de la coqueluche, de l'adénopathie trachéo-bronchique, etc.

C'est donc précisément à cette époque de la vie où il semble que la faiblesse du petit être devrait commander l'emploi des palliatifs, que les moyens palliatifs sont inapplicables et que l'opération s'impose, alors qu'on est tenté de croire, et qu'on déclare généralement, qu'elle ne convient qu'à l'âge où les forces sont dans leur plénitude.

2° Le pronostic est meilleur pour l'espèce clinique des hernies, qui apparaissent entre la troisième et la cinquième année, à la suite d'une coqueluche, d'une rougeole ou d'une bronchite prolongée.

Ces hernies répondent en effet soit à une réouverture du canal péritonéo-vaginal rétréci, soit au décollement des adhérences précaires qui n'en avaient pas opéré l'oblitération.

A cet âge, la hernie est susceptible d'être bien contenue, car le bandage peut être appliqué avec précision et gardé sans inconvénient nuit et jour.

En fait, il s'agit d'un accident survenu dans la réparation du trajet et non de la malformation d'une partie de la paroi abdominale.

Malgré tout, et quoique le pronostic soit incomparablement meilleur, il ne faut pas compter sur la guérison dans tous les cas.

La raison qui fait que les adhérences de la séreuse péritonéo-vaginale n'ont pas tenu, cette raison persiste encore et les chances d'une oblitération définitive sont d'autant moindres que la séreuse, par son contact avec le va-et-vient des viscères, a perdu les propriétés du péritoine primaire et a acquis les qualités d'une membrane organisée et définitive.

3° Le pronostic n'est guère meilleur pour les hernies qui apparaissent entre la cinquième et la douzième année, à la suite d'efforts violents et répétés ou dans la convalescence d'une maladie grave.

Quoique évoluant, la chose est certaine, dans un trajet préformé, elles se comportent à la façon des hernies acquises. Par le fait du décollement et de la dilatation à mesure du canal péritonéo-vaginal, elles passent plus ou moins vite par les étapes de la pointe de hernie, du bubonocèle et de l'oschéocèle. A l'état de pointe de hernie, elles peuvent sans doute guérir, comme spontanément, à l'abri d'un simple bandage, en même temps qu'avec les forces, l'embonpoint revient.

A l'état de développement plus avancé, le pronostic de la guérison simple est presque aussi mauvais que celui des adultes.

Mais, au-dessus des conditions de formation, ce qui domine le pronostic de ces hernies, c'est l'état anatomo - pathologique et en particulier la grande division des hernies en hernie par déformation secondaire et en hernies par malformation primitive du trajet inguinal.

La présence dans le sac du cæcum adhérent avec son appendice développé en dehors de l'abdomen, la complication surtout d'une ectopie testiculaire aggravent singulièrement le pronostic, soit en rendant extrêmement difficile la contention rigoureuse de la hernie par le bandage, soit en exposant le malade aux complications graves, dont nous avons parlé, soit enfin en ajoutant aux difficultés, à la délicatesse et à la durée de l'opération.

Enfin, dans le pronostic des hernies, on ne manquera pas de faire entrer en ligne de compte les conditions d'existence et l'état de santé du petit malade.

La hernie inguinale est une maladie cruelle aux pauvres.

Chez eux elle a, nous l'avons vu, mille occasions de se développer et, d'autre part, la guérison par les moyens de douceur est compromise tout le temps. La mauvaise nourriture, la privation d'air, les souffrances de la vie de chaque jour, engendrent la faiblesse générale, et, avec la nutrition imparfaite, la misère du système musculaire, la flaccidité des tissus, dégradations organiques qui nuisent à ce travail d'accolement, de resserrement, de consolidation, conditions essentielles de la guérison par le bandage.

C'est une chose triste à dire : chez les enfants des

riches, le pronostic de la hernie inguinale est en général infiniment moins sombre.

A partir du moment où la persistance du canal péritonéo-vaginal est un fait acquis, ces enfants rencontrent dans le milieu où le hasard les a fait naître, toutes les conditions favorables, pour que l'intestin n'ait pas l'occasion de s'engager dans le trajet resté ouvert. Soigneusement protégés contre les intempéries, les jeunes sujets ne s'enrhument pas; élevés en dehors de la promiscuité des asiles et des écoles primaires, ils ont certainement moins de chances que d'autres de contracter la rougeole et la coqueluche. Quand, malgré tout, ils en sont atteints, nous savons avec quelles attentions on les soigne, comment on s'évertue à prévenir l'agitation et les grands efforts des quintes de toux, qui font battre si brutalement par l'intestin la brèche préparée à la hernie dans le trajet inguinal.

Chez eux, si une hernie se produit alors, on la reconnaît bien vite et sans délai on la contient au moyen d'un bandage fait exprès pour eux, léger et tolérable. Enfin le régime reconstituant destiné à combattre l'amaigrissement et la faiblesse que les maladies infectieuses traînent à leur suite, la faculté de poursuivre leurs études sans avoir à subir les rigueurs, les misères et le surmenage de l'existence des apprentis, les enfants des riches ont tout et c'est pour cela que la maladie herniaire est relativement rare, tout au moins sous la forme des développements excessifs, chez les enfants de la société.

Où l'égalité reprend ses droits, c'est quand la hernie est produite par une malformation profonde de la région inguinale.

Alors la hernie fait son apparition dès la première enfance, en dépit de l'hygiène la mieux entendue, en dépit des précautions prophylactiques les plus minutieuses, contre la bronchite, la rougeole, la coqueluche.

Mais là encore, si l'apparition du mal est inévitable, le développement en est toujours limité, et c'est ainsi que dans la clientèle privée, le chirurgien, soit chez les enfants, soit chez les jeunes gens, ne rencontre le plus souvent que des hernies peu volumineuses, malgré la largeur de l'anneau qu'elles présentent souvent.

Le bandage a guéri celles qu'il était susceptible de guérir. Il a servi simplement à enrayer le développement des autres et tant qu'il sera porté, la hernie ne dépassera pas les dimensions moyennes.

Il faut pour cela que le malade ne s'en sépare jamais : c'est un assujétissement à vie.

A ce titre, et alors même que le bandage empêche les accidents graves de survenir, par le fait de la gêne que son emploi continu occasionne et des dangers que sa suppression temporaire peut entraîner, quoique ce danger soit infiniment moindre chez l'enfant que chez l'adulte, le pronostic de la hernie reste assombri de toutes les inquiétudes inhérentes aux infirmités, que des soins vigilants peuvent, à la rigueur, rendre inoffensives et tolérables, mais qui sont incapables de guérir avec le temps.

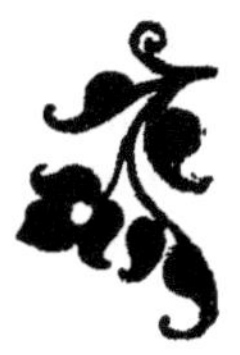

Deuxième Partie

TRAITEMENT

I

CONDITIONS DE LA GUÉRISON

La hernie inguinale est-elle susceptible de guérir spontanément ?

On nous présente assez souvent des enfants dont les anneaux sont irréprochables, et l'on nous déclare qu'ils étaient atteints de hernie à leur naissance et que, sans bandage, sans brayer, sans traitement aucun en un mot, la maladie a guéri.

Nous n'avons jamais été témoin, pour notre part, de la guérison spontanée d'une hernie inguinale. Cependant, comme il s'agit toujours, dans les récits que font les parents, de hernies peu volumineuses, et toujours de très jeunes enfants, nous pouvons nous demander si le diagnostic a été bien fait et s'il ne s'agirait pas là d'une hydrocèle congénitale, d'un kyste funiculaire, ou même de la migration tardive d'un testicule, dont la saillie a pu faire croire à l'existence d'une hernie, dans une région où toutes les tumeurs sont généralement considérées comme des « descentes ».

Aussi, jusqu'au jour où nous aurons vu, chez un enfant, une hernie inguinale nettement caractérisée, disparaître en quelques mois, sans bandage et sans opération, par le seul travail de la nature, nous continuerons à penser que la hernie inguinale ne guérit pas spontanément, même chez les enfants.

Au contraire, avec un traitement conforme aux indications que nous examinerons plus loin, il est permis d'affirmer que la guérison d'une hernie infantile est certaine, et c'est particulièrement dans le premier âge, que le chirurgien obtient, soit par les bandages, soit par l'intervention directe, les résultats les plus parfaits et les plus sérieusement assurés contre les récidives. L'enfant profite en effet d'un avantage que les adultes ne possèdent pas, je veux parler du développement de l'organisme, dont l'activité si vive pendant la croissance, non seulement répare merveilleusement les lésions desquelles la production de la hernie dépendait, mais encore renforce indirectement la zone traitée ou opérée, en diminuant l'étendue relative du point faible de tout le développement absolu, que la croissance a fait prendre tant à la paroi abdominale qu'à l'organisme tout entier.

Qu'une hernie ait été traitée ou non par les bandages, la démonstration de la guérison n'est pas toujours facile, et, même chez les enfants, il n'est pas toujours possible de l'affirmer avec une certitude absolue.

La guérison est effectivement caractérisée par ce fait, non pas que les viscères abdominaux ne sortent plus, mais qu'il leur est matériellement impossible de sortir.

· Or cette impossibilité matérielle dépend :

1° *Pour le présent*, de la suppression de l'infundibulum et de l'occlusion du collet.

2° *Pour l'avenir*, de la fermeture des anneaux.

La suppression du collet et la fermeture des anneaux, tel doit être le double objectif du traitement rationnel de la hernie inguinale, quel que soit le mode de traitement auquel on ait recours.

Ici, nous devons serrer de près la réalité et ne pas nous contenter des apparences.

Un cercle vicieux domine l'évolution de la hernie : d'une part, l'intestin sort parce qu'il existe un collet souple avec un anneau large, et d'autre part, l'anneau est large, de plus en plus large, à mesure que l'intestin sort et le distend : la hernie porte donc dans les conditions mêmes de son existence, la raison de son accroissement progressif.

Si nous rompons ce cercle vicieux en mettant obstacle au passage répété des viscères, non seulement nous empêchons la hernie de s'accroître, mais encore nous en diminuons les dimensions très rapidement; c'est là le résultat que donne, en quelques semaines, à peu près à coup sûr, l'application rigoureuse du bandage chez un enfant.

La hernie contenue, le sac rétracté, est-ce là, je ne dis pas la guérison, mais un commencement de la guérison? Certainement non.

Dans tous les cas, la suppression du va-et-vient de l'intestin produit, comme conséquence directe, une amélioration dont il faut s'applaudir, mais qui, dans un grand nombre de cas, ne dépassera pas une certaine limite. C'est la suppression du symptôme, c'est le soulagement du malade, ce n'est pas la guérison du mal. L'amélioration toutefois est considérable et, à les bien envisager, les conséquences en sont curieuses et en quelque sorte imprévues.

Ce n'est pas seulement le collet et le sac qui, libérés de toute distension, grâce au bandage, se rétractent, c'est encore le tissu musculaire de la paroi abdominale qui acquiert une force inattendue.

De la même manière qu'un muscle privé de l'opposition de son antagoniste, perd son énergie et s'atrophie, les muscles de la paroi abdominale, sous l'influence de l'*effort à faux* qu'ils exécutent sur une baie herniaire sans résistance, avaient périclité.

La résistance de la pelote du bandage rétablit artificiellement l'*opposition physiologique*, et de la contraction franche qu'elle permet, résulte un retour de la puissance contractile.

Il y a plus : pendant que le trajet inguinal devenait une impasse, l'enfant a grandi et le diamètre de son intestin a augmenté. Un intestin qui, à l'âge de dix mois par exemple, avait une circonférence de 30 millimètres, en présente une de 45 millimètres avant la deuxième année. L'obstacle à la sortie des viscères s'est donc renforcé de tout l'écart du rapport existant entre l'intestin qui s'est développé et le trajet herniaire qui s'est rétréci.

Enfin, puisque nous faisons intervenir la mesure des rapports, rappelons ce simple calcul que nous avons exposé pour la première fois dans notre précédent travail, je veux parler du rapport composé que la croissance établit chez l'enfant entre la surface de la paroi abdominale et l'ouverture des anneaux de sortie.

Nous mesurons toute la partie antéro-latérale de la paroi abdominale, étendue de la ligne blanche à la masse des muscles sacro-lombaires et limitée, en haut par les dernières côtes, en bas par la crête iliaque et l'arcade crurale, du côté où la hernie existe. Nous l'appelons l'*aire pariétale ou abdominale* (fig. 32). Nous cherchons successivement le rapport de cette aire avec l'ouverture de la baie (B) d'une hernie traitée par le bandage — au dixième mois, — à cinq ans — et à neuf ans.

A *dix mois*, l'aire pariétale est de 180 centimètres et la baie herniaire est de 3 centimètres carrés.

A *cinq ans*, l'aire pariétale est de 300 centimètres

et la baie herniaire est de 3 centimètres carrés.

A *neuf ans*, l'aire pariétale est de 391 centimètres et la baie herniaire est de 2 centimètres carrés.

Nous voyons ainsi (fig. 33) que chez un bébé de quelques mois, le rapport de l'ouverture herniaire

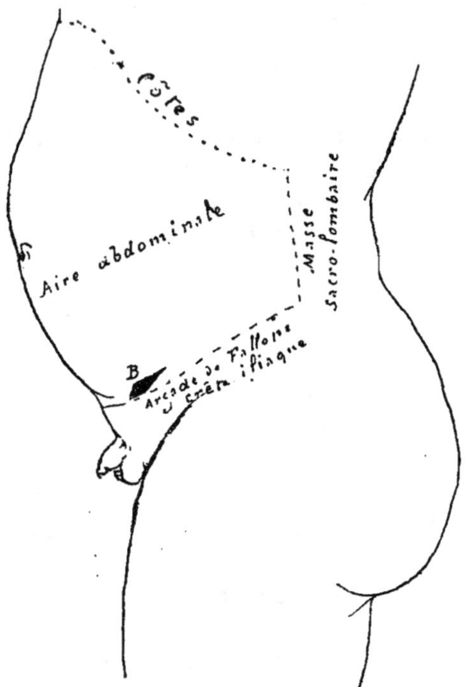

Fig. 32. — AIRE PARIÉTALE.

représente 1.66 p. 100 de la surface de la portion de la paroi abdominale qui lui correspond.

A cinq ans, la croissance a marché, et quoique l'ouverture de la baie soit *supposée* toujours de 3 centimètres, le rapport n'est plus que de 1 p. 100.

Enfin, à neuf ans, le rapport est encore moindre : 0.51 p. 100, c'est-à-dire un demi-centième, soit moins

que le tiers du rapport, que la brèche à ses débuts
présentait avec la surface correspondante de la paroi.
Voilà, certes, un calcul encourageant.

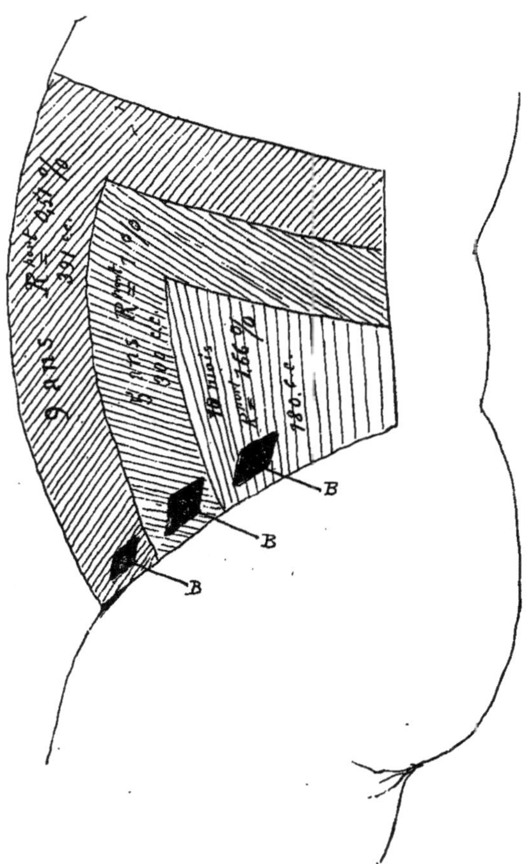

Fig. 33. — Schéma du rapport de l'aire pariétale et de
l'ouverture herniaire, à différents âges.

On aurait tort, toutefois, d'attribuer à ces chiffres
une signification qu'ils ne peuvent pas avoir.
Il y a, en effet, dans la production d'une hernie,

autre chose que l'élargissement excessif d'un trajet qui, normalement, doit être à peine ouvert. Il faut compter aussi avec la malformation. Les chiffres expriment la surface d'une baie herniaire. Or, dans la malformation, ce qui domine le pronostic, ce qui produit les indications logiques du traitement, ce n'est pas la mesure superficielle de la brèche, c'est la défectuosité de la charpente et la pénurie des points d'appui sur lesquels la réparation opérera ; à ce titre, chez l'enfant, une large ouverture avec des piliers bien établis est une disposition de beaucoup préférable à une baie plus étroite, ouverte dans une région malformée.

Mais alors même que le trajet est bien charpenté, la diminution de la voie de communication avec l'abdomen et la minoration à l'extrême du rapport du trou herniaire avec l'aire pariétale, jointes à toutes les conditions que nous venons d'exposer, ont pour conséquence sans doute de rendre *actuellement* impossible la sortie de l'intestin, mais ne nous autorisent pas à dire que, dans l'avenir, cette sortie est impossible, et que la hernie est radicalement guérie, on ne saurait trop le répéter.

*
* *

Quant au huitième mois de la vie intra-utérine, le testicule, ayant atteint la paroi abdominale antérieure, refoule devant lui le péritoine à travers le trajet inguinal et se dirige vers le fond des bourses, nous sommes en présence d'une véritable *hernie physiologique*, avec son point faible, son sac, son collet, sa communication avec l'abdomen.

La migration du testicule ne nous donne pas seulement le spectacle de la formation d'une hernie congénitale ; les phénomènes de l'évolution qui suivent sa descente réalisent, dans la précision, la puissance et la simplicité des moyens que la nature emploie, le type d'une guérison idéale. Les cellules endothéliales du canal péritonéo-vaginal prolifèrent, les surfaces séreuses s'accolent : en quelques heures, il n'y a plus de passage. Cette séreuse frêle et jeune se fond bientôt en un tractus celluleux, dont les vestiges sont souvent difficiles à retrouver.

En même temps, l'anneau qui s'était momentanément ouvert, car c'est quasi une boutonnière musculaire, pour laisser sortir le testicule, se referme derrière lui, en laissant un espace strictement suffisant pour les éléments du cordon.

Il n'y a donc plus de communication avec la cavité abdominale; il n'y a plus d'orifice interne forcé et élargi.

D'autre part, la tonicité des muscles de la paroi s'est affermie par l'exercice de la respiration, qui vient de s'établir. La tension de leur aponévrose d'insertion rétrécit l'orifice externe et fait que l'élargissement qu'a pu causer le testicule en s'échappant, est amplement réparé, aux deux extrémités du trajet inguinal.

Nous avons vu plus haut que cette réparation parfaite, cette guérison idéale ne se réalise pas avec constance, et que quinze fois sur cent on la trouve en défaut, dans les premiers jours de la vie.

Comme cette réparation idéale est le type que certaines méthodes chirurgicales visent à imiter, en vue de la guérison des hernies, il y aurait grand intérêt à connaître les raisons qui font que, dans ces cas, la communication péritonéo-vaginale persiste.

Les travaux de Ramonède et de Féré, ce que nous savons de la physiologie pathologique des séreuses, ce que nous avons obtenu soit dans quelques dissections, soit au cours des opérations que nous avons pratiquées pour des kystes du cordon ou pour des hernies, nous démontrent, avec évidence, que l'occlusion du trajet péritonéo-vaginal est le résultat d'une inflammation subaiguë, plastique, adhésive de la séreuse.

Quelle est la cause de cette inflammation? Ici, nous ne pouvons qu'induire, mais l'hypothèse que nous vous présentons nous semble appuyée par des arguments assez nets pour qu'on puisse bien nous pardonner cet abandon temporaire de l'observation directe.

Pour nous, l'inflammation, ou plutôt l'irritation de la séreuse péritonéo-vaginale, serait sous la dépendance de conditions mécaniques particulières, d'un traumatisme en un mot.

Sans doute, l'élongation énergique du péritoine, le testicule ne gagnant le fond des bourses que peu de temps avant et souvent quelques heures après la naissance, cette élongation, ce refoulement sec, représentent une sorte de violence, mais il existe un traumatisme plus direct, plus répété, plus puissant, c'est celui que produisent, à partir du moment où le nouveau-né respire, le resserrement de la boutonnière musculaire et la pression des arêtes de la charpente fibreuse du trajet, pendant les premiers mouvements respiratoires, pendant les efforts et pendant les cris.

Le canal péritonéo-vaginal est serré et martelé pour ainsi dire, et ce martellement à coups répétés, nous est révélé dans les cas même où le traumatisme n'a pas produit l'oblitération, par l'existence de ces épaississements et de ces rétrécissements de la séreuse, que Ramonède a parfaitement bien décrits et dont le siège, à peu près invariable, répond précisément aux points sur lesquels l'action des muscles exerce directement ou indirectement des pressions.

A côté des rétrécissements plastiques signalés par Ramonède, vestiges d'une inflammation qui a pris fin, l'observation nous fait voir l'inflammation en puissance, sous la forme d'une des manifestations les plus communes de l'inflammation des séreuses : nous voulons parler de l'épanchement.

L'hydrocèle de la tunique vaginale, maladie si fréquente dans les premiers jours de la vie et dont le volume varie depuis la tuméfaction due à une simple nappe de liquide, jusqu'à ces épanchements qui distendent les bourses, cette hydrocèle, qui est dans un grand nombre de cas, bilatérale, n'indiquerait-elle pas la nature et l'énergie du processus irritatif, dont la séreuse péritonéo-vaginale est le siége aussitôt après la naissance ?

Quant au traumatisme qui produit l'hydrocèle, on ne le comprend guère, si l'on persiste à identifier la hernie des enfants avec la hernie des adultes. Mais c'est une des particularités des hernies de l'enfance, sur laquelle nous avons longuement insisté plus haut à l'occasion de la séméiologie, que si la hernie sort et se développe sous l'influence de l'effort lent et soutenu, elle est au contraire retenue à l'occasion des efforts brusques et saccadés de la toux et des cris. Or, si l'effort saccadé la contient, c'est qu'il ferme le trajet, et s'il ferme le trajet assez pour la contenir, il serre par ce fait même, les parties qui le traversent.

Cette striction du contenu du trajet serait précisément une cause du traumatisme que nous invoquons pour expliquer l'inflammation plastique oblitérante, et accessoirement l'hydrocèle vaginale, si fréquente chez le nouveau-né.

Chez l'adulte, que la hernie soit congénitale ou acquise (nous exceptons, bien entendu, les hernies congénitales subites), le trajet inguinal battu et modelé par le temps, représente une voie plus ou moins directe, plus ou moins lisse, plus ou moins longue, mais toujours bien formée et possédant le plus souvent le calibre et l'alignement d'un canal régulier.

Chez l'enfant, au contraire, c'est une tranchée récente, ouverte dans l'écartement de parties qui ne doivent pas normalement demeurer séparées.

Outre la boutonnière contractile de l'orifice interne, nous avons l'ouverture des piliers se tendant, se rapprochant et se touchant dans l'effort saccadé.

Le doigt qui l'explore s'y engage, car l'ouverture est assez large, mais il est *pincé* pendant la toux ou le cri, par un mouvement qui rappelle si bien le rapprochement des cordes vocales, que nous ne croyons pas avoir forcé l'analogie quand, à propos des symptômes, nous avons employé ce terme de *Glotte herniaire*.

Or, ce mouvement actif et puissant que le doigt perçoit et subit, à l'occasion de beaucoup de hernies infantiles, nous donne la mesure du petit traumatisme, qui enflamme la séreuse péritonéo-vaginale et doit avoir pour effet de fermer la communication de la vaginale avec la cavité de l'abdomen.

Ce serait donc, si nous ne nous trompons pas, quand la striction manque que cette communication persisterait.

Or, la striction manque souvent par le fait de l'imperfection des piliers, qui réprésente un arrêt dans le développement ou une malformation.

Nous en rappelons les deux principales :

1° La boutonnière inguinale a des dimensions excessives, l'aponévrose du grand oblique est dissociée en deux groupes de rubans qui se touchent à peine, les fibres arciformes font défaut et l'orifice externe représente une fente démesurée, par laquelle, le reste de la paroi étant mal soutenu, les viscères s'échappent. C'est le cas de quelques-unes de ces grosses hernies, qui se montrent dès la naissance, et qui coexistent avec d'autres hernies, siègeant à l'ombilic et à l'aine du côté opposé, avec des écartements de la ligne blanche, et surtout avec cette malformation de l'ensemble de la paroi abdominale qui se traduit par la déformation décrite sous le nom de *ventre en bateau*.

2° La seconde disposition est très fréquente. Nous avons vu plus haut qu'elle consiste dans l'absence du pilier externe ou des deux piliers à la fois. Dans ces conditions, il n'y a pas, à vrai dire, de canal; à peine si c'est un trajet, dont la béance passive reçoit et laisse passer le prolongement péritonéo-vaginal.

Pas de striction, à peine une médiocre pression du pilier interne qui, dans l'effort s'abaisse contre l'arcade de Fallope, pression insuffisante dans tous les cas pour provoquer le travail irritatif nécessaire à l'adhésion des surfaces séreuses : oblitération impossible, par conséquent.

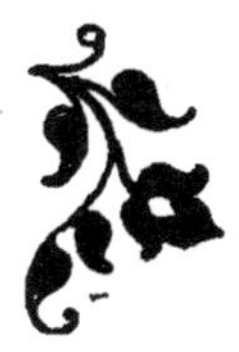

II

ACTION DU BANDAGE

Dans le traitement des hernies de l'enfance, le chirurgien, quand il n'a pas recours à l'opération radicale, imite justement le travail de réparation que la nature emploie. Le bandage ne reproduit-il pas par la pression continue et, par la réaction de son ressort, ce traumatisme physiologique qui, si nous ne nous trompons pas, est le facteur essentiel de l'oblitération du canal péritonéo-vaginal?

Le bandage est l'auxiliaire et le renfort de la boutonnière musculaire insuffisante.

Il exerce sur le collet du sac une pression que les muscles n'ont pas été en état de faire et il provoque par cette pression l'inflammation adhésive, dont la nature a manquée l'occasion.

Il ne guérit pas seulement (quand il guérit) en soutenant le point faible, en contenant l'intestin, en rétrécissant par cela même la capacité du sac, il guérit en produisant l'accolement de la séreuse du collet.

Si, par surcroît, il a amené une diminution des dimensions de la baie herniaire, le temps peut fort bien faire le reste.

Supposons maintenant que la baie herniaire soit le résultat non pas d'un écartement excessif des piliers mais la conséquence d'une malformation véritable, qu'au lieu d'une boutonnière ouverte à l'excès et forcée, il existe une perte de substance, une brèche,

étendue du pilier interne ou même du bord externe
du muscle droit, si les deux piliers manquent, à
l'arcade crurale, la pelote du bandage ne constituera
plus un agent de guérison, mais un instrument précaire et insuffisant d'occlusion.

Le bandage contiendra plus ou moins fidèlement
les viscères, et ce sera tout. Il ne représentera qu'un
engin palliant une infirmité, à la guérison de laquelle
il ne peut absolument pas servir.

C'est là encore, un des caractères qui distinguent
les hernies infantiles des hernies de l'âge adulte.

Chez l'homme fait, les lésions sont constituées,
l'infirmité est acquise ; le bandage est un appareil
de contention, représentant la sécurité dans la résignation à une maladie à laquelle on ne demande plus
qu'une chose : qu'elle n'augmente pas, qu'elle ne se
complique pas surtout.

Le bandage n'a jamais guéri radicalement un adulte
de sa hernie.

Il n'en est pas de même chez l'enfant.

Chez lui, le mode d'action du bandage nous
encourage et nous permet d'espérer la guérison
complète et définitive dans un bon nombre de cas.

Il faut toutefois, pour que l'heureuse terminaison
survienne ainsi, que la pression du bandage rencontre
dans l'encadrement fibreux du trajet inguinal un point
d'appui ferme, pour produire son traumatisme curateur. Mais ce point d'appui manque, quand la boutonnière est trop étendue ou quand les piliers sont
malformés. Or, ce sont là les cas dans lesquels la
cure opératoire est indiquée d'emblée.

Nous verrons, en effet, que l'indication de tel ou tel
mode de traitement des hernies de l'enfance dépend
moins du volume de la hernie, et de l'âge du petit
sujet, que de la détermination impartiale de l'état
anatomique des choses.

C'est, en réalité, le diagnostic anatomique qui prime tout dans le traitement et qui nous apprend, sans tâtonnements et sans délai, si la guérison doit être demandée à l'application d'un bandage ou à l'intervention sanglante.

Pour nos auteurs qui n'admettent pas, avant la septième année, l'intervention chirurgicale dans le traitement des hernies, l'emploi du bandage est manifestement le seul traitement applicable à toutes les hernies du premier âge et au plus grand nombre des hernies de l'enfance : c'est un principe qu'ils affirment et dont la vérité est, dans leur esprit, au-dessus de toute discussion.

Les chirurgiens anglais professent aujourd'hui une opinion bien différente.

Au Congrès de l'*Association Médicale Britannique* tenu cette année à New-Castle-on-Tyne, on a pu entendre M. Rushton Parker (de Liverpool) déclarer que l'enfance est la période de la vie la plus favorable à la cure radicale des hernies, et M. Ward Cousins (de South-Sea) citer des opérations qu'il a pratiquées avec succès à partir de la deuxième année.

Gardons-nous toutefois de tomber dans un excès inverse et de nous autoriser des conditions en réalité très favorables de l'âge, pour appliquer à toutes les hernies infantiles le traitement opératoire.

Nous croyons fermement à l'action utile et bienfaisante du bandage et nous avons expliqué plus haut par quel mécanisme il procurerait la guérison.

Nous pensons qu'il faut, dans un grand nombre de cas, en faire l'épreuve, avant de se décider à un acte opératoire radical.

Il y a plus : nous sommes persuadé qu'après l'usage de cet appareil, la hernie, alors même qu'elle n'est pas guérie, est, par le fait seul de la contention des viscères, améliorée et que la rétraction du sac, le tassement, le resserrement du collet, préparent une exécution plus commode de l'opération, à laquelle on pourrait être obligé de recourir.

Depuis la publication de notre premier travail, l'expérience nous a montré que cette amélioration ne représente pas une des étapes du chemin qui mène à la guérison, mais une limite qui ne sera pas dépassée, dans bien des cas, et qui marque la mesure extrême du bien qu'il est permis, dans le traitement de certaines hernies, d'attendre de l'emploi des appareils.

Il y a, en effet, des hernies, et elles sont nombreuses, que le bandage ne guérit pas, *que le bandage ne peut pas guérir.*

Pour celles-là, nous n'avons pas même besoin de l'essayer; nous voyons tout de suite que le succès est impossible : ce sont les hernies par malformation du trajet inguinal. Pour elles, c'est perdre son temps que de tenter l'épreuve du bandage : c'est l'opération radicale qu'il faut proposer d'emblée.

Il en est à peu près de même des hernies à anneau bien conformé, mais dilaté et énorme, sur lesquelles le bandage ne peut pas provoquer les phénomènes de pression et d'irritation adhésive qu'il provoque, quand le collet du sac est logé et tenu dans un canal fibro-musculaire solide, souple et bien arrêté.

Inutile également le bandage, dans la première enfance, quand une ectopie testiculaire complique la hernie.

Nous avons vu qu'il faut souvent, au contraire, la respecter, cette hernie, la favoriser même, tout en la surveillant, car elle est susceptible de chasser devant elle le testicule, et la guérison de l'ectopie peut être la conséquence heureuse du développement progressif d'une infirmité, que nous aurons favorisée et comme cultivée avec soin.

Je parle de surveiller cette hernie curatrice de
l'ectopie, car si le testicule adhérent et fixe se laissait dépasser par la hernie, il y aurait lieu de ne pas
abandonner le champ libre à cette dernière et de la
contenir au moyen d'un bandage spécial, en admettant qu'on croie devoir ajourner une intervention
décisive.

Le bandage convient donc aux hernies dans lesquelles le trajet inguinal est dilaté sans doute, mais
bien conformé dans sa charpente et dont les éléments sont susceptibles, avec de la patience et du
soin, d'un rapprochement régulier.

*
* *

Nous supposons donc le bandage indiqué, admis,
prescrit pour une hernie infantile.

Une première objection pratique se présente :
la difficulté de l'application.

Il est certain que plus le sujet sera jeune, plus la
pression exercée sur le haut du sac aura de chances
de produire l'accolement de la séreuse péritonéo-
vaginale et de mettre la boutonnière inguinale à
l'abri des assauts des viscères, qui tendent à la forcer
indéfiniment.

Or, c'est précisément à l'âge auquel l'efficacité du
bandage pourrait être le plus marquant, que l'application en est le plus difficile.

Dans un bon nombre de cas, c'est précisément
le très bas âge qui, comme on le verra, nous a déterminé à opérer les enfants de quelques mois. Il
s'agissait de hernies à accidents ou de hernies à
développement continu ; l'application du bandage
était impossible à maintenir utilement, la hernie
s'aggravait ou devenait énorme ; avec le temps, les
lésions de l'infirmité menaçaient de devenir mons-

trueuses. Il n'y avait pas à hésiter et nous n'avions pas le choix : l'opération s'imposait comme notre seule ressource. Nous avons dû la pratiquer.

*
* *

« Il n'est pas d'art, appliqué à la chirurgie, dit M. P. Berger, qui ait fait moins de progrès que celui de la construction des bandages. »

La justesse de cette appréciation est surtout frappante pour les bandages destinés aux hernies des petits enfants.

Mais faut-il accuser seulement la maladresse des fabricants et n'y a-t-il pas lieu de tenir compte des difficultés, qui sont le fait du petit malade lui-même ? L'exiguïté du sujet est déjà, sans doute, une condition désavantageuse, mais il en est de pires : la forme du bassin, qui, comme nous l'avons vu, ne s'est pas encore ouvert et qui ne présente que des points d'appui sans saillie et d'autant moins fermes souvent, qu'ils sont recouverts par un revêtement adipeux plus ou moins épais, cette forme constitue une condition particulièrement défavorable à l'application d'un appareil.

Mentionnons aussi la difficulté qui résulte de l'absence de raison chez le petit être, dont tous les efforts vont tendre à se débarrasser de ce bandage, dont il ne peut pas comprendre encore, je ne dis pas l'utilité, mais l'obligation.

C'est la lutte de tous les instants d'un petit corps mobile, souple et obstiné contre un appareil dont les points d'application sont déjà si peu stables : l'issue n'en est pas douteuse.

Le bandage ne servira pas ; il nuira même, car il aura été l'occasion d'efforts puissants, répétés et rageurs, qui auront encore contribué à aggraver l'état de la hernie.

Le bandage est cependant, et malgré tout, applicable à des enfants très jeunes.

Quand le bandagiste a pris ses mesures, qu'il a bien modelé et exactement appliqué son appareil, la hernie est contenue, mais pour que cette contention dure, il faut quelque chose qui maintienne le bandage, et ce renfort, c'est au chirurgien qu'il appartient d'y pourvoir.

Le bandage, pour qu'il guérisse une hernie, doit rester en place nuit et jour.

Certainement, il est possible à la rigueur, qu'un bandage demeure bien appliqué pendant la journée, grâce à la vigilance de la mère. Mais la nuit, les conditions sont différentes : l'attitude étendue, la pression du corps qui pèse sur l'arc métallique, les frottements contre le matelas, quand l'enfant se retourne, tout cela dérange la juste position de la pelote, laquelle, le lendemain au réveil, se retrouve partout ailleurs que sur le point où elle devrait porter.

Aussi avons-nous l'habitude de compléter le bandage, chez les jeunes enfants, par une déligation qui en assure la fixité.

C'est un spica ouaté, méthodiquement fait : deux épaisseurs d'ouate ordinaire, élastique, suffisent, mais 8 mètres, au moins, de bandes de toile sont nécessaires. Le bandage, soigneusement mis en place, est recouvert par le coton et immobilisé sous cette cuirasse de bandes, avec une solidité défiant tous les mouvements que, debout ou couchés, les petits malades peuvent faire.

Chez les enfants de plus de trois ans, ce n'est que pour la nuit que cette déligation supplémentaire est établie chaque soir.

Grâce à elle, la perfection plus ou moins grande de la fabrication du bandage herniaire perd de son importance; l'essentiel, c'est la pelote, bien accom-

modée à telle ou telle disposition du trajet ; le reste
est de moindre importance : notre spica ouaté se
modèle autour du tronc, des aines et des cuisses,
avec une exactitude telle que le bandage ne se déplace pas d'une ligne.

Quand l'enfant n'a pas dépassé la première année,
cette déligation si utile à l'action précise et permanente du bandage, présente, outre de sérieuses difficultés, de grands inconvénients, qui la rendent en
réalité impraticable.

Le premier, c'est l'imprégnation des bandes et du
coton par l'urine et les matières fécales. La racine
des cuisses et le bassin baignent dans le marécage
de ces déjections, la peau s'irrite, rougit, s'ulcère
et parfois même se sphacèle ; le remède jette ainsi le
petit patient dans un état pire que le mal.

Il faudrait alors changer le spica une ou plusieurs
fois par jour et perdre ainsi tout le bénéfice de l'inamovibilité, qui est la condition essentielle de l'efficacité du bandage.

Nous disons *inamovibilité :* tout le secret de la guérison des hernies par le bandage est là.

C'est en cela que se manifeste encore une des
nombreuses particularités des hernies de l'enfance.
Nous ne devons pas craindre de nous répéter : chez
l'adulte, le bandage, si bien fixé qu'on l'assujettisse,
ne guérit pas la hernie ; il la contient, il la diminue,
il la met à l'abri, autant que possible, des complications ordinaires, et c'est tout.

Par le rétrécissement du collet que l'intestin ne
traverse plus, par le rapprochement des piliers, et la
rétraction même du trajet inguinal il pourrait faire
croire à la guérison définitive, mais la guérison n'est
qu'apparente, et nous en avons la preuve dans cette
réapparition de la hernie, qui se fait parfois à la suite
d'une bronchite, à la suite d'un amaigrissement et

souvent plus tard, dans la vieillesse, quand, sous l'influence des épreintes et du ténesme de la dysurie prostatique, la répétition des efforts fait revenir, malgré le bandage, une infirmité que l'on croyait entièrement guérie.

Chez l'enfant, le bandage guérit un grand nombre de hernies, mais l'inamovibilité de la pelote en place est indispensable pour que ce résultat s'obtienne.

La durée de l'application compte pour peu de chose à côté de la fixité de l'appareil. En moins de douze mois, une hernie de la variété justiciable du bandage est guérie, tandis que nous voyons des enfants, portant depuis plusieurs années un bandage, garder encore leur infirmité : il s'agissait cependant d'une hernie simple !

Nous reconnaissons, en effet, à ses caractères anatomiques, que la hernie était une de celles que le bandage pouvait guérir.

Si le bandage n'a pas réussi, c'est le plus souvent parce qu'il n'a pas été inamovible.

Voilà l'occasion manquée; la séreuse du sac est maintenant organisée en une membrane définitive, que l'excision seule fera disparaître, en même temps que l'opération suturera les piliers, dont le temps et l'intermittente contention de la hernie ont rendu l'écartement permanent.

Le bandage, si nous ne nous trompons pas, ne guérit pas toutes les hernies qu'il devrait théoriquement guérir, et la raison en est dans ce fait qu'on ne l'applique pas avec la rigueur qui convient.

On applique souvent à tort aux enfants les prescriptions qui règlent le port du bandage chez l'adulte.

Permettre à un enfant de retirer son bandage pendant la nuit, c'est anéantir chaque soir le travail de la journée, pour recommencer le matin; c'est renoncer, en dernière analyse, à la guérison, c'est accepter l'infirmité pour toute la vie.

L'emploi du bandage, comme nous le comprenons, c'est-à-dire appliqué sévèrement, sans déplacement, nuit et jour, est sans doute une sujétion pénible, mais c'est une sujétion nécessaire, si l'on vise à obtenir une guérison rapide et complète.

Le monde considère le bandage comme un appareil simple, tolérable et bénin. C'est une erreur profonde.

La guérison d'une hernie par le bandage est la conséquence d'une épreuve pénible et prolongée, et vous ne vous étonnerez pas qu'au bout de quelques semaines, la famille vous demande souvent de pratiquer l'opération radicale qui guérit, on peut dire, à coup sûr, en quelques jours et sans souffrance.

III

DESCRIPTION DES BANDAGES

Les bandages employés pour les enfants sont de deux sortes :

1° Les *bandages en caoutchouc*.
2° Les *bandages à ressort d'acier*.

BANDAGES EN CAOUTCHOUC

La partie essentielle de ces bandages est une pelote creuse, ayant la forme d'une poire, suffisamment tendue par une insufflation d'air.

La base de la poire est soudée sur une ceinture de caoutchouc, qui entoure la taille ; le sommet se continue avec un sous-cuisse qui, longeant le pli génito-crural, contourne la fesse et s'insère à la ceinture un peu en avant de l'articulation sacro-iliaque.

Le bandage est généralement double : les deux pelotes représentent alors les deux branches d'un fer à cheval, dans la concavité duquel se logent la verge et la racine des bourses.

Ce modèle de bandage, qui est l'objet d'un commerce important, répond aussi mal que possible aux indications curatives, sur lesquelles nous avons longuement insisté.

Il n'a aucune force, aucune consistance ; il cède et laisse filer les hernies volumineuses et puissantes.

Il a cependant l'avantage, quand la hernie s'est échappée, de n'en pas meurtrir le pédicule et de ne pas produire d'étranglement.

Le bandage de caoutchouc est impuissant pour le mal, comme pour le bien.

Nous en avons toutefois tiré parti, dans certains cas, en l'associant au spica ouaté méthodiquement fait.

La hernie étant réduite, une lamelle d'éponge fine est appliquée entre les téguments et la pelote, dans le but d'empêcher le glissement de cette dernière. Un spica d'ouate fixé par des bandes de tarlatane mouillée et renforcée par un spica sévère de bandes de toiles, tout cela nous a donné un appareil véritablement inamovible, immuable sur le bassin, comprimant parfaitement avec l'élasticité de la pelote le trajet et l'anneau.

Nous avons pu voir ainsi, après trois mois d'application fidèle, des hernies volumineuses chez de tout petits se terminer par la guérison.

Le plus ancien de nos faits remonte à quatre ans. Nous avons revu l'enfant récemment et nous croyons pouvoir le considérer comme guéri.

Il est bien entendu qu'il ne s'agissait pas là d'une hernie par malformation.

Les dix faits, dans lesquels nous avons appliqué ce moyen avec tout le succès, dont une intervention médiate est susceptible, se répartissent ainsi :

> 1 enfant de 12 mois.
> 5 — de 18 —
> 3 — de 2 ans.
> 1 — de 3 ans.

Il s'agissait, chez tous, de hernies de volume moyen, avec un orifice extérieur en boutonnière dilatée et une charpente fibreuse du trajet déformée, mais *non malformée.*

Il nous a toujours été impossible de faire cette application à des enfants âgés de moins de douze mois.

Le maillottage est un obstacle à toute tentative de ce genre, et nous n'avons pas encore pu obtenir d'une mère qu'elle renonce à cette pratique nuisible et malpropre.

Un bandage immergé dans les humidités et la malpropreté des langes, devrait être changé plusieurs fois par jour. Fût-on assez heureux pour obtenir la suppression du maillot, que l'attitude à laquelle on doit astreindre le petit patient pour empêcher l'invasion de l'urine et des matières, est précisément celle que nous imposons sur la planchette à nos petits opérés, pendant les quatre ou cinq jours qui suivent l'opération radicale (voir fig. 70 et 71).

Or, cette attitude acceptable pendant cinq jours, serait absolument impossible à supporter pendant trois ou quatre mois, espace de temps à peine nécessaire pour la guérison par le bandage d'une hernie d'enfant de quelques mois.

C'est pour cette raison que nous avons si souvent pratiqué l'opération radicale chez les tout petits.

BANDAGES A RESSORT D'ACIER

C'est surtout au moyen des bandages à ressort d'acier que le traitement curatif des hernies de la première enfance peut être tenté avec de sérieuses chances de succès.

Nous n'avons pas à entrer ici dans le détail de la description de ces bandages. Ils sont décrits et dessinés partout, et les particularités, brevetées ou non, de leur construction n'ont pas, par le fait de la déligation, au moyen de laquelle nous les complétons, l'importance qu'elles peuvent avoir chez les adolescents et les hommes faits, sur lesquels l'appareil peut et doit tenir, sans le secours d'un pansement.

En dehors des cas dans lesquels une ectopie testiculaire nécessiterait l'application d'une pelote en croissant, la pelote qui convient d'ordinaire aux hernies inguinales non compliquées, est ovoïde ou piriforme. D'une manière générale, le ressort devra être d'autant plus puissant, et surtout la pelote d'autant plus bombée que l'enfant aura davantage d'embonpoint. Il faut, en effet, qu'elle refoule ou qu'elle tasse le tissu cellulo-adipeux pré-inguinal, pour arriver au point sur lequel son action doit s'exercer exclusivement.

La pelote a pour objectif à la fois de fermer l'orifice externe et de comprimer le trajet inguinal; on conçoit donc que la forme de cette pelote doive varier avec la largeur de l'ouverture, la longueur du trajet et la direction qu'affecte en sortant l'axe de la masse herniaire.

Et d'abord, il va de soi que la pelote sera d'autant plus large qu'elle doit couvrir une surface plus étendue, orifice et trajet, et que la paroi abdominale est plus faible.

Mais c'est surtout la *direction* qu'affecte le globe herniaire qui fournit des indications utiles sur la forme qu'on doit lui donner. Une petite pelote ovoïde suffit pour les hernies qui émergent droit, sans tendance à plonger dans les bourses; c'est une sorte de hernie qui n'est pas absolument rare.

Pour les hernies qui s'engagent d'emblée dans les bourses (et ce sont les plus ordinaires), il ne suffit pas que la pelote présente une plus grande surface, il ne suffit pas non plus que son collet ait subi une rotation en quart d'hélice, qui dispose la surface de la pelote normalement à l'axe du canal de sortie des viscères, il faut encore que la pelote présente une saillie aiguë et relevée en *bec de corbin*, qui se dirige vers le pli génito-crural. La poussée herniaire rencontre de la sorte non seulement le fort de la pelote, mais aussi le bec de corbin. La hernie est donc contenue par le fort de la pelote, que le ressort actionne, et par le bec de corbin, dont le sous-cuisse assure et règle la tension.

En fait, chez l'enfant, en dehors des hernies par malformation, avec la hernie simple à collet jeune et souple, à piliers bien formés, à anneau susceptible de resserrement, la plupart des pelotes sont efficaces.

Toute la difficulté réside dans le lieu, le sens et la puissance de l'application, pour répondre à l'indication curatoire.

Or, cette précision de l'application est réglée par la torsion convenable du col du bandage, et surtout par la parfaite application de la tige au pourtour du bassin.

Il semble, étant donnée la simplicité de ces indications, qu'on ne doive jamais rencontrer que comme des exceptions, les bandages qui vont mal.

Nous sommes loin de compte dans la pratique.

Les adultes, dans une certaine mesure, peuvent rectifier les malfaçons de leurs appareils.

C'est quand on a l'occasion fréquente de voir les bandages appliqués aux enfants et aux jeunes gens, que l'on comprend l'opinion sévère de M. Berger sur l'œuvre des bandagistes.

Il est peu de ces artistes qui se donnent la peine de bien modeler leurs bandages, de faire suivre exactement à la tige les saillies et les dépressions du tronc, à plus forte raison de calculer les soulèvements que la contraction des muscles peut occasionner. Ils prennent, avec un mètre-ruban, *deux mesures*, pas davantage, et ils se mettent au travail.

Que la pelote réponde à l'orifice externe, que le bandage contienne sur le moment la hernie et tienne bon dans leur cabinet d'essayage, les voilà satisfaits.

Un adulte peut encore tirer utilité d'un appareil approximatif; il évitera certains mouvements et remettra la pelote en place ; dans tous les cas, il peut se plaindre et exiger des corrections.

N'attendons pas une telle sagesse des jeunes garçons, dont la vivacité, la turbulence, et la brusquerie ont bien vite raison d'un appareil mal ajusté.

Ils s'en soucient fort peu, d'ailleurs, et n'interrompraient pas une partie de barres pour remettre leur bandage en place.

J'ai eu l'occasion de voir des bandages de toutes les sortes, provenant des meilleures maisons comme des pires; chaque fois que j'ai examiné un enfant de 5 à 12 ans à l'improviste, au milieu de la journée, au retour d'une promenade ou même pendant l'étude, je puis dire que c'est exceptionnellement que j'ai trouvé la pelote en place, et la hernie bien contenue.

Le plus souvent, la pelote était remontée et la hernie plus ou moins sortie, sans que l'enfant ait eu l'idée de remettre les choses en état, dès la première tendance au dérangement.

Chez les tout petits, il y a autre chose que cette insouciance passive du bandage déplacé, il y a aussi cette ténacité active des efforts qu'ils font pour se dégager, il y a l'instinctive impulsion qui les porte à lutter contre ce cercle de fer, lutte dont l'issue certaine est le déplacement de la pelote et la mise en liberté de la hernie.

On ne combat cette impulsion que par l'application rigoureuse du bandage ouaté auxiliaire, dont nous avons parlé. Encore faut-il que la tige du bandage soit parfaitement appliquée sur le pourtour du bassin.

Or, pour obtenir une application convenable, le

mieux est de demander un bandage dont l'acier de la queue soit détrempé. Le chirurgien applique lui-même cette ceinture de fer doux qui se modèlera exactement sur le pourtour inférieur du tronc.

Après l'âge de trois ans, quand l'enfant marche, court, saute, gambade et se roule, la fixité de la pelote est singulièrement facilitée par l'emploi d'un bandage auquel on n'a pas assez souvent recours maintenant : le bandage inguinal double.

Le bandage inguinal double a l'avantage de se fixer sur un nombre considérable de points d'appui continus, entre lesquels se répartissent et se compensent les efforts, et qui, par conséquent, sont à peu près indépendants des attitudes et des mouvements.

La pelote répond exactement à l'anneau inguinal. Or l'anneau est, à partir de la deuxième année, au-dessous d'un pli dont nous avons montré plus haut la signification anatomique, le pli de Vénus, qui est un pli de flexion, répondant au mouvement des lombes sur le bassin, de même que le pli de l'aine répond à la flexion de la cuisse sur ce dernier : la zone fixée entre ces deux plis est donc en dehors de toute action de la part des lombes et de la part des membres inférieurs.

Si la tige du bandage est bien ajustée sur la ceinture pelvienne, il n'y a aucune raison pour que la pelote se déplace, et la saillie que font les muscles en se contractant serait la seule cause possible d'un dérangement. Dans ces conditions, la tige du bandage inguinal double, en doublant le nombre des points d'appui, en faisant même concourir la fixité de la pelote gauche au maintien de la stabilité de l'appareil à droite et réciproquement, cette tige assure la correction immédiate des déplacements temporaires, que les attitudes ou les mouvements pourraient faire subir à l'appareil.

Mais pour qu'un bandage réalise de telles qualités, il faut qu'il soit modelé sur le bassin avec une exactitude rigoureuse; il faut qu'avant la trempe, on l'ait appliqué plusieurs fois sur le jeune sujet, il faut qu'on l'ait éprouvé dans ses rapports avec les diverses attitudes et qu'on se soit assuré qu'il représente le *gabarit* de la région qu'il doit couvrir. Il serait même bon qu'on le fasse porter au malade plusieurs jours, avant de le garnir définitivement.

Voilà, certes, bien des choses à demander à la routine des bandagistes !

Il résulte de ce qui précède, que nous n'acceptons pas l'opinion de notre collègue M. Berger : « Jamais les deux pelotes ne doivent être supportées par un même ressort, faisant le tour entier du tronc. »

Nous savons que les bandagistes d'aujourd'hui ne fabriquent généralement plus les bandages d'une seule pièce; ils livrent, sous le nom de bandage inguinal double, deux bandages unilatéraux, dits *bandages mi-corps*, indépendants l'un de l'autre, et simplement réunis par une patte de basane, au bas de la région lombaire.

Assurément, ce bandage en deux pièces suffit souvent chez l'adulte pour *contenir* deux hernies inguinales. L'indépendance des deux points de contension présente même parfois quelque avantage. Mais ce bandage ne répond pas bien à l'indication curatoire, car il n'a pas cette inamovibilité parfaite, que doit offrir le bandage herniaire des enfants. Le bandage inguinal double d'un seul ressort fixe les choses avec une invariable fermeté, s'il est bien construit et bien ajusté. Si, au contraire, il est mal ajusté, s'il n'a pas été essayé avant la trempe et le garnissage, c'est le pire des bandages : tout bon ou tout mauvais, il n'y a pas de milieu.

Un des contremaîtres les plus entendus de Paris

nous faisait dernièrement cet aveu : « Il n'y a pas à dire, le bandage inguinal double d'une seule pièce est incomparable, mais il est très difficile à réussir et surtout impossible à rectifier après le garnissage. *Nos ouvriers n'aiment pas à s'en charger : on ne le fait plus.* »

L'emploi d'un bandage double d'un seul ressort présenterait pour la hernie dont nous nous occupons un autre inconvénient, m'a-t-on dit : l'enfant croît, et tel bandage qui s'ajuste admirablement aujourd'hui, n'ira certainement plus l'année prochaine.

Nous pensons que cette objection est sans portée. Car, pour nous, la durée du port du bandage ne doit pas se compter par années : nous estimons qu'une épreuve de quelques mois, de quatre à dix mois, doit amplement suffire pour nous faire voir si une hernie simple est susceptible de guérir par l'action du bandage ou si elle rentre dans la catégorie des infirmités, auxquelles seule l'opération doit remédier.

Dans tous les cas, pour que l'épreuve soit démonstrative, il faut que le bandage soit bon, c'est-à-dire qu'il soit fixe, et cette fixité, nous le répétons, c'est le bandage inguinal double, d'un seul ressort qui nous la donne avec de meilleures garanties que le bandage unilatéral ou l'association de deux bandages mi-corps couplés.

En résumé, nous tenons, dans le traitement d'un grand nombre de hernies inguinales de l'enfance à l'essai loyal du bandage. Nous cherchons un appareil parfait, c'est-à-dire fixe et inamovible dans une exacte contention.

Cette inamovibilité, nous la procurons entre la première et la troisième année, par l'adjonction au bandage d'un appareil ouaté roulé, spica double auxiliaire.

Après la troisième année, et jusqu'au moment où il nous est démontré que l'action du bandage n'amènera pas la guérison, nous la demandons à une fabrication soigneuse, à une adaptation irréprochable, prenant ses points d'appui sur toute la ceinture pelvienne et jusque sur la région inguinale du côté opposé.

Nous savons, certes, que le bandage ne peut pas guérir toutes les hernies, mais nous savons aussi qu'il pourrait en guérir plus qu'il n'en guérit, et que les insuccès proviennent, dans bien des cas, moins de la nature de la hernie que de la construction approximative et de l'application défectueuse du bandage employé.

Nous employons souvent ce terme : l'*action* du bandage. C'est que pour nous, nous ne saurions trop le répéter, le bandage est dans le traitement des hernies de l'enfance un engin *actif;* que c'est à titre de *moyen curateur* qu'on doit en prescrire l'emploi; qu'en un mot, il n'est pas, ce qu'il sera plus tard chez l'adulte, un moyen palliatif, destiné à limiter l'accroissement et à prévenir les complications d'une infirmité, acceptée comme incurable et à laquelle on se résigne pour toute la vie.

LE CHOIX D'UN BANDAGE

Comment reconnaît-on qu'un bandage inguinal est bon ?

Quand il s'agit d'un enfant, le chirurgien ne s'en rapportera pas avec trop de confiance aux bandagistes; il faut qu'il intervienne.

Ce qu'on demande pour le choix d'un bandage d'adulte est infiniment moins compliqué.

Une hernie sort facilement, elle rentre avec plus ou moins de peine, parfois elle menace de s'étran-

gler : il faut porter un bandage. Celui que le fabricant applique, bouche assez exactement le trou, pour
s'opposer à la sortie de l'intestin, sans trop gêner
le malade. Le ressort n'est pas trop faible, la pelote
est suffisamment large et l'anneau ne laisse rien
passer, en dépit des efforts et des mouvements : tout
est pour le mieux.

Chez l'enfant, étant donnés les résultats qu'on a le
droit d'attendre de l'action du bandage, le fait d'une
contention complète de la hernie est quelque chose,
sans doute, mais il faut davantage.

Il ne suffit pas en effet que la hernie soit mise
mécaniquement dans l'impossibilité de sortir, il faut
que son collet subisse cette action quasi traumatique
sur les effets de laquelle nous ne saurions trop insister, action irritante qui ajoute au rétrécissement de
l'anneau, que le passage de l'intestin ne force plus,
l'oblitération du collet séreux, et qui peut amener la
guérison.

Or, c'est sur un diagnostic anatomique minutieux
de l'état de la hernie qu'est basée la construction du
bandage.

Les plus grosses hernies, chez les enfants, ne sont
pas toujours celles qui présentent les anneaux les
plus grands par eux-mêmes : aussi est-ce sur la hernie
réduite et retenue, qu'il convient de relever les dia-
mètres, la forme et l'élasticité du trajet et de la baie
aponévrotique externe.

Une fente oblique, boutonnière fibreuse, dont les
bords se rapprochent et *pincent* le doigt pendant
l'effort, voilà l'indication d'une pelote petite, elliptique, à peine bombée.

Dans d'autres cas, l'anneau est large, le doigt s'y
engage sans peine et, sans éprouver l'impression
d'une ouverture élastique, retractile ou dilatable,
pénétre librement dans l'abdomen. L'effort produit

une impulsion des viscères, sans que le doigt se sente
serré. Les piliers sont minces et membraneux. Mais
ce qui frappe surtout, c'est la régularité et la continuité du pourtour de l'anneau, qui donne l'idée d'un
cadre ovale.

Tout cela indique la nécessité de commander un
ressort puissant, une pelote large avec un prolongement en bec de corbin, que le sous-cuisse tendra
ferme, en même temps que le collet du bandage, par
une torsion franchement accentuée, achèvera d'opposer le fort de la pelote à l'axe de sortie des viscères.

Ici, nous confinons à la malformation.

Nous y versons tout à fait dans les cas où nous
constatons l'absence du pilier externe, avec le pédicule de la hernie appliqué sur l'arcade de Fallope.

Tout en considérant que dans ce cas le bandage
a peu de chances de produire la guérison, nous pour-
rons essayer une pelote large, allongée, reposant
par son bord inféro-externe sur l'arcade de Fallope,
avec un prolongement en bec de corbin très long et
très accentué.

Mais ce n'est pas seulement de l'état des anneaux
que relèvent les indications de construction auxquelles on doit faire obéir le bandagiste : il faut encore
régler la disposition de l'appareil d'après la nature du
contenu.

Je suppose d'abord la hernie entièrement réductible, ce qui est le caractère de la grande majorité
des hernies de l'enfance.

Si le contenu est de l'intestin, intestin grêle ou
gros intestin, nous n'avons rien de particulier à
ajouter à ce que nous venons de dire.

Mais le contenu peut être de l'épiploon.

Nous avons vu que les épiplocèles sont infiniment
moins rares chez l'enfant qu'on le dit généralement
et que nous le croyions nous-même autrefois.

La présence de l'épiploon libre dans un sac herniaire apporte une difficulté singulière et inattendue à l'usage régulier du bandage.

En dehors des cas dans lesquels on le trouve durci et adhérent à la suite de poussées inflammatoires antérieures, l'épiploon de l'enfant est mince, insaisissable, comme fluide ; il glisse et sort avec une incroyable facilité, par la plus petite lacune que la contention peut présenter, il s'insinue sous le bandage, dépasse le collet, pénètre dans le sac et favorise l'échappement de l'intestin, qui le suit.

Ce qui convient alors, c'est avec un collet franchement tordu, une pelote à bec de corbin bien garnie et renforcée à son extrémité, pelote actionnée par un ressort puissant. Encore faudra-il veiller soigneusement à ce que la réduction soit parfaite avant l'application de ce bandage, afin de ne pas comprimer une portion de cet épiploon, compression qui pourrait amener, avec tous leurs inconvénients et leurs dangers, la formation d'adhérences, dans le sac herniaire.

Enfin, le contenu peut être de la sérosité.

La hernie aqueuse, dans laquelle s'engage quelquefois l'épiploon, mais dans laquelle nous n'avons jamais encore rencontré l'intestin, est la hernie la plus difficile à contenir et la plus décourageante au point de vue de l'action curative du bandage : la plus difficile à contenir, car il n'y a pas de pression médiate qui ne laisse un petit point, par lequel l'eau soit en état de fuser ; — la plus décourageante, car la présence de la sérosité constitue un obstacle permanent à l'accolement de la séreuse du collet, en dépit de l'irritation que la pression du bandage pourra produire.

Une pelote épaisse, renforcée par une lamelle d'éponge mouillée, que la dessiccation transforme en

un moulage, appliqué sur la peau, un prolongement
en bec de corbin très accentué, un ressort puissant,
telles sont les dispositions que l'on doit prescrire,
sans toutefois oser promettre que ces précautions
empêcheront la sérosité de filer sous le bandage et
de ré-envahir le sac.

Voyons maintenant le cas des hernies irréductibles.

Nous n'avons jamais encore rencontré chez les
enfants des hernies irréductibles dans leur totalité.

L'irréductibilité était toujours partielle, elle ne portait, dans aucun des faits que nous avons observés, sur
l'intestin grêle, mais elle dépendait d'adhérences soit
de l'épiploon, soit du cæcum, avec ou sans malformation.

Ce qui ajoute encore à la difficulté de la conduite
à tenir en pareille circonstance, c'est que le diagnostic est souvent incertain entre une frange épiploïque adhérente, un kyste intra-canaliculaire, un
appendice aberrant et anormal, ainsi que nous en
avons noté des exemples.

Nous devons déclarer avec franchise que souvent
nous ne sommes pas fixé sur l'état des choses.

Admettons pourtant que nous soyions certain de la
nature du viscère adhérent et rebelle à la réduction.

J'ose dire que le fait seul de cette irréductibilité
doit nous faire rejeter l'application d'un bandage,
quel qu'il soit.

Ce qu'on demande au bandage, chez les enfants,
c'est l'occlusion simple et parfaite du collet et du
trajet péritonéo-vaginal.

Or, cette occlusion obtenue avec l'accolement et
l'interposition d'une languette épiploïque ou d'un
appendice enclavé, si oblitérante qu'elle soit, représente, par le fait même des adhérences qu'elle peut
établir, un danger sérieux et permanent : le danger
d'une bride fixée et tendue dans l'axe même de l'in-

fundibulum péritonéal, disposition susceptible de produire, un jour ou l'autre, un étranglement interne.

Nous pensons qu'il n'est pas permis de laisser un tel péril menacer ainsi l'avenir du petit malade.

Que le diagnostic soit porté avec certitude ou qu'il existe des doutes sur la nature des organes retenus hors de l'abdomen, il suffit qu'on se soit assuré que la hernie n'est pas parfaitement et totalement réductible, pour qu'on ait le devoir de renoncer absolument à l'application d'un bandage quelconque.

La ressource curative du bandage étant ainsi abandonnée, nous devons envisager le danger que peuvent faire causer, dans le sac même, au point de vue d'une complication herniaire, les adhérences d'un organe, quel qu'il soit.

Ces dangers d'un étranglement dans le sac sont réels, quoique les exemples que nous en connaissons soient surtout fréquents chez les adultes.

Dans tous les cas, il est d'une bonne clinique de n'en pas attendre l'explosion.

Il faut aller droit sur le danger, ouvrir le sac, reconnaître les adhérences, les enlever au grand jour ; en un mot, faire l'opération radicale qui, étant donnée l'exceptionnelle rareté des adhérences de l'intestin grêle chez l'enfant, se présente ici avec un caractère d'innocuité, que ne présente pas toujours l'opération des hernies adhérentes chez l'adulte, dans lesquelles le dégagement de l'intestin représente un temps délicat et souvent périlleux.

APPLICATION DU BANDAGE

Le bandage étant construit d'après les indications que nous venons d'énumérer, il s'agit de l'appliquer.

Alors même que la hernie s'est réduite spontanément et facilement sous nos yeux, par le seul fait du décubitus dorsal, on ne manquera jamais d'engager l'index dans l'anneau, pour s'assurer que le trajet est absolument libre.

Chez l'enfant, le cordon est assez mobile ; le crémaster, dont les contractions sont si vives à cet âge, le replie dans le trajet inguinal, et l'exposerait à une pression malencontreuse de la part de la pelote, si l'on n'y prenait garde.

Avant d'appliquer le bandage, il est donc indiqué d'attirer en bas le testicule, pour tendre le cordon.

La pelote étant placée de façon à bien boucher l'orifice et à comprimer le trajet inguinal, on assujettit la ceinture et l'on s'assure que l'autre pelote répond bien au trajet du côté opposé : on règle, alors seulement, la tension des sous-cuisses.

Quand la hernie est sortie, on doit avant tout la réduire, cela va de soi. Mais il y a des cas dans lesquels la réduction présente des difficultés inattendues.

Il ne s'agit pas d'un étranglement, ni même d'un engouement, mais d'une sorte de révolte des anses intestinales, qui ressortent à mesure qu'on les rentre. C'est généralement chez les tout petits enfants, porteurs de hernies énormes, à anneaux larges et à piliers malformés, que cet incident survient. Ce ne sont pas seulement les cris que pousse l'enfant, ce sont les efforts soutenus d'expulsion qu'il fait, comme si l'intestin avait perdu droit de domicile et provoquait, par le fait de son introduction dans l'abdomen, une sorte de *ténesme herniaire*, analogue à celui qui rend si souvent incoercible le prolapsus du rectum.

On sait que dans ces cas, une des règles du taxis est de serrer avec la main gauche le pédicule de la hernie, de façon à rétrécir le collet et à entraver la ressortie des viscères.

Il arrive parfois que la hernie ressort, avant même qu'on ait pu substituer la pelote à la pression de la main gauche. Dans ces conditions, j'ai été quelquefois dans l'obligation d'appliquer *au jugé* la pelote sur le pédicule herniaire et de faire le taxis sous le bandage, qui s'abat, comme une trappe, sur l'orifice externe après la réduction de l'intestin. C'est dans ces cas que la déligation auxiliaire rend les plus grands services, mais sous le bandage qui masque tout, on prendra garde que la réduction soit absolument intégrale.

Quand le bandage est appliqué et contient bien la hernie, il reste à s'assurer de sa stabilité. Chez les enfants, on ne saurait trop multiplier les épreuves.

La première épreuve et la meilleure consiste à faire accroupir l'enfant et à le faire se moucher dans cette attitude. Il se relèvera et s'accroupira à plusieurs reprises. On arrive ainsi à bien régler le serrage de la ceinture et la tension des sous-cuisses.

Enfin, ce n'est souvent qu'après plusieurs jours d'usage, l'enfant ayant joué, couru, sauté en toute liberté, qu'il est possible d'apprécier, d'après le sens et l'étendue des déplacements, la valeur du bandage herniaire.

Nous n'avons parlé jusqu'ici que de l'action qu'exerce le bandage sur l'orifice externe et sur le trajet inguinal.

Le bandage exerce aussi sur le tissu cellulaire préinguinal une action qui n'est pas sans intérêt en clinique. Cette action de l'appareil se traduit par un détail très instructif, qui indique que la pelote n'a pas bougé : je veux parler d'une dépression qui reproduit en creux la forme de la pelote, sur la peau, laquelle est durcie, amincie et comme *talée*, lorsque le bandage a été fidèlement porté pendant plusieurs mois.

Si donc, avec cette *talure*, indice d'une application prolongée et inamovible, on voit, au moindre effort, la hernie saillir au fond de l'excavation qui logeait la pelote, on peut être à peu près fixé sur ce que l'on doit encore attendre du bandage chez les enfants, pour la guérison définitive de leur infirmité.

** **

IL FAUT NOUS RÉSUMER.

Le bandage guérit un grand nombre de hernies chez les enfants.

Quelques distinctions sont nécessaires :

Avant le douzième mois, il est d'une application soutenue à peu près impossible, et les hernies qui guérisent dans le cours de la première année pourraient être considérées comme bénéficiant d'une cure spontanée. Il faut que la croissance ait été très active, que la santé ait été parfaite, qu'il n'y ait eu ni rougeole, ni coqueluche, ni bronchite, ni entérite, ni aucune cause de toux, de souffrance, de misère et d'amaigrissement. Il faut surtout qu'il ne soit pas question de cette malformation du trajet et des piliers, qui fait les grosses hernies progressives et qui constitue, en dépit du jeune âge, une indication d'emblée de l'intervention chirurgicale.

Que de conditions à réunir !

C'est entre un an et trois ans que le bandage bien construit et bien appliqué, *porté nuit et jour*, amène le plus grand nombre de guérisons, pourvu encore que le trajet et les piliers, agrandis dans leur ouverture, soient normaux dans leur conformation.

On peut considérer comme *guéri* un enfant de cet âge qui, après avoir porté douze mois, plus ou moins, un bandage, présente le rapprochement des piliers et l'absence d'impulsion pendant l'effort.

La guérison est avérée, si, après la suppression du bandage, l'enfant subit, sans que la hernie reparaisse, l'épreuve de la rougeole, de la coqueluche ou d'une maladie qui le débilite et l'amaigrit.

Après la quatrième année, les succès que donne le bandage sont incontestables, mais ils sont en réalité plus rares, en même temps qu'ils exigent une application tellement sévère et tellement prolongée de l'appareil, que le mode de traitement constitue une misère pire que l'infirmité elle-même.

Il y a, en effet, dans la servitude indéfinie du bandage une telle calamité, que beaucoup de parents demandent au chirurgien d'intervenir, pour délivrer le petit malade d'un pareil assujettissement.

A côté de cette *raison de sentiment*, il existe une *raison de raison* pour préférer l'opération curative, c'est l'incertitude où l'on est de la réalité de la guérison absolue d'une hernie traitée par les bandages, après la première enfance.

Nous avons eu l'occasion de voir deux jeunes gens, candidats à l'École militaire, qui avaient eu des hernies à l'âge de huit ans et de dix ans. On les avait traités avec de bons bandages, gardés par l'un deux ans, par l'autre trois ans et demi.

Les hernies avaient guéri, croyait-on.

Elles reparurent sous l'influence des exercices militaires, du surmenage et de l'amaigrissement.

Nous devons les opérer ces temps-ci.

Il reste, en réalité, pour les hernies les plus favorables, dans l'œuvre du bandage, une incertitude qui n'existe plus, quand la main du chirurgien a mis les choses au grand jour, lié le collet, excisé le sac et fermé solidement et définitivement le trajet inguinal, quand, en un mot, il a correctement pratiqué l'opération radicale.

Ce sont les indications de l'opération qu'il nous reste à examiner.

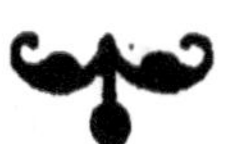

IV

INDICATIONS DE L'OPÉRATION

RADICALE

Toute hernie de l'enfance, que l'application méthodique sévère et suffisamment prolongée du bandage n'a pas pu guérir, est justiciable de l'intervention directe.

De toutes les causes qui rendent inefficace l'action du bandage, la première et la principale est la malformation du trajet, avec les modalités diverses, que nous avons signalées au chapitre de l'anatomie pathologique. Nous mentionnerons ensuite la présence, dans le sac, de l'épiploon simple ou adhérent, la malformation du cæcum, l'existence au niveau du collet d'un kyste adventice, la complication de l'ectopie testiculaire, enfin la nature exclusivement liquide du contenu, qui caractérise les hernies aqueuses.

Telles sont les circonstances qui, rendant impossible la guérison par le bandage, imposent au chirurgien l'obligation de prendre un parti décisif.

Chez l'adulte, il faut avoir la franchise de le dire, l'opération ne donne pas toujours la cure radicale. Les récidives, quoique moins fréquentes qu'il y a quelques années, représentent encore un pourcentage assez élevé pour qu'on doive, dans certains cas, se résigner à la servitude du bandage et hésiter à se lancer dans une entreprise, dont le succès n'est pas absolument certain.

Il y a même des cas dans lesquels, qu'on daigne en convenir ou qu'on ne l'avoue pas, l'opération radicale aura eu pour avantage de libérer les organes adhérents, de simplifier les choses et de ramener une hernie volumineuse et complexe à l'état simple d'une hernie au début, que le bandage pourra contenir; l'âge des malades n'aura pas permis que la hernie soit guérie, l'opération aura fait qu'elle soit devenue une infirmité exempte de douleurs et de danger.

On aura exécuté la manœuvre de l'opération radicale, on n'aura pas obtenu la guérison radicale.

C'est pour cette raison que, même pour les enfants, chez lesquels nous serions autorisés à en faire usage, nous n'employons pas le terme de *cure radicale*, qui a l'inconvénient d'entretenir un malentendu; à plus forte raison quand il s'agit de la hernie des adultes.

Chez l'enfant, le succès est, on peut le dire, la règle, grâce à la puissante vitalité des tissus qui se reconstituent dans la position que l'art leur impose, grâce à l'élasticité des ouvertures qui se referment, des charpentes qui se restaurent, grâce surtout à ce grand mouvement de la croissance, qui stimule l'activité des réparations et en fait disparaître jusqu'aux traces, sous le riche développement des organes et des tissus, dont le corps est le siège pendant les premières années de la vie.

Mais ce n'est pas à la théorie, c'est aux faits, et aux faits seuls, que nous devons cette assurance de la constance des guérisons chez l'enfant, soit par l'emploi convenable des bandages, soit par la pratique de l'opération radicale.

En ce qui concerne cette dernière, nous avions d'abord accepté l'opinion que l'opération chez les tout petits était une imprudence, et cette imprudence nous ne nous sommes décidés, dans les premiers temps, à la commettre, que devant les menaces d'un danger manifestement plus grave que celui que notre intervention pouvait entraîner.

Après plusieurs opérations, nous avons compris que ceux qui proscrivent l'opération chez les enfants du premier âge, ne l'ont pas pratiquée et la critiquent sans la connaître. Il y a plus : nous n'avons pas tardé à nous convaincre que le succès est d'autant plus assuré, les résultats d'autant plus fermes, que l'action porte sur des enfants plus jeunes.

Que sur des êtres aussi petits l'opération soit particulièrement délicate et difficile, que le plus petit écart de bistouri puisse être gros de conséquences, il n'y a pas à en douter. Mais quand nous, qui n'avons ni plus d'adresse ni plus de sang-froid que beaucoup d'autres, nous avons mené à bien une série de plus de cent opérations chez les enfants, nous avons bien le droit d'affirmer que le succès est accessible à qui veut prendre la peine de le poursuivre et nous avons le devoir de le dire très haut.

Nous avons déclaré que les hernies, que le bandage ne guérit pas, sont justiciables de l'opération.

Dans cette catégorie, les hernies de la première année de la vie occupent une place importante, car le bandage est alors impossible à appliquer et à maintenir. Fût-il même possible de l'appliquer, nous avons vu qu'il aurait de grandes chances d'être inefficace, car ces hernies sont souvent des hernies dépendant d'une malformation du trajet.

L'action chirurgicale est indiquée contre elles autant par le devoir de prévenir une infirmité progressive jusqu'à la monstruosité, que par la certitude des beaux et solides succès que l'art obtient à cette période de la vie.

La seule raison plausible qui pourrait faire ajourner l'intervention serait le petit volume de la tumeur, l'exiguïté des anneaux, l'absence de troubles fonctionnels et surtout l'état stationnaire de la hernie. Ce sont là les seules raisons, car la délicatesse d'exécution ne peut pas être une objection sérieuse à élever contre une opération qui, faite avec netteté, est parfaitement supportée par les plus petits.

C'est entre la deuxième et la quatrième année que le traitement méthodique avec le bandage donne les résultats les plus beaux : oblitération parfaite du collet, occlusion de l'anneau.

Si, après une douzaine de mois d'application sévère du bandage, porté nuit et jour, les anneaux demeurent larges, on ne saurait pas croire à la guérison, quoique la hernie ne sorte plus.

Le collet du sac peut être fermé ou rétréci, mais la brèche inguinale persiste et le point faible, qui n'est pas soutenu, reste toujours exposé à céder un jour ou l'autre.

C'est surtout en présence de l'hérédité de la tare herniaire, qu'il convient de ne pas s'en laisser imposer par les apparences de la guérison.

Quant aux hernies qui surviennent à partir de l'âge de sept ou huit ans, les hernies surtout qui, « guéries » dans la première année, reparaissent inopinément vers l'adolescence, celles-là, même traitées, avec sévérité, ne sont suivies généralement que de guérisons incertaines et suspectes.

Ce sont ces hernies de retour qui donnent le plus volontiers naissance aux accidents graves.

La question se pose donc de choisir entre l'obligation du bandage à perpétuité, l'éloignement des exercices physiques, l'exclusion des écoles militaires, l'interdiction des avantages des assurances sur la vie et une opération inoffensive, à résultat immédiat.

L'indication de l'opération se tire encore d'autres circonstances.

Nous avons opéré, le 22 septembre 1893, un garçon de quatorze ans (obs. Bouvet) dont le père porte depuis l'enfance une hernie double, et chez lequel, à l'âge de trois ans, on avait découvert une hernie inguinale du côté droit.

Il avait porté pendant deux années un bandage; puis il l'avait quitté, étant guéri.

A l'âge de neuf ans, la hernie reparut un jour, brusquement, et l'enfant reprit alors un bandage, qu'il porta fidèlement pendant deux ans et demi.

La hernie ne sort plus, mais dès que le petit patient quitte son appareil, l'aine est le siège d'une douleur atroce qui rend la marche et le travail impossibles.

Il y a six mois, dans la supposition d'un état hystérique, on prit la résolution d'enlever le bandage et on prescrivit un traitement dont la base était l'usage du bromure et les bains prolongés. Après un mois d'essai, on dut renoncer à lutter contre la douleur.

Nous trouvons, chez cet enfant, un anneau large, des piliers bien conformés et un trajet assez étroit au fond duquel, pendant l'effort, bat une pointe de hernie.

Les bains prolongés, la reprise du bromure à dose soutenue, ne diminuant en rien la souffrance, qui ne cède qu'à l'application du bandage, je dus me décider à pratiquer l'opération radicale, sur la seule indication d'une douleur intolérable, à une hernie d'un volume insignifiant.

Mais voici une autre indication, qui ne recevra peut-être pas l'approbation de tous.

Un apprenti fondeur de treize ans, le jeune Oudin (obs. XLII) dont la mère et le grand-père ont des hernies inguinales, crurales et ombilicales, mais qui n'en a jamais eu lui-même, est pris, il y a dix jours, à l'atelier, d'une violente douleur dans l'aine, en soulevant un panier chargé de fonte : syncope et vomissements.

On l'emporte chez lui, il garde le lit deux jours, on l'amène à Tenon le troisième.

Nous trouvons un trajet très dilaté, douloureux et libre, mais au fond il existe une petite pointe de hernie saillante, qui, pendant l'effort, heurte le doigt et occasionne une douleur, qui fait pâlir et presque défaillir le petit bonhomme. Les deux testicules sont au fond des bourses et normaux; à droite et à gauche, les anneaux sont extrêmement larges; les piliers bons.

Nous hésitions quelque peu, car quelques jours de repos et la continuation des bains avaient fait cesser les souffrances. Mais, toute réflexion faite, nous proposons à la mère de laisser pratiquer une opération qui servira, dans notre idée, à fermer l'orifice et à renforcer, par la résistance des deux piliers rapprochés, le point faible, où un effort a dessiné une pointe de hernie, laquelle deviendra, chez cet héréditaire, tôt ou tard, une hernie complète.

Il s'agit donc, en réalité, d'une *opération préventive*, sur une hernie qui n'existe pas encore.

Nous avons opéré l'enfant le 15 septembre. Tout s'est passé comme à l'ordinaire, et, quand il a quitté le service, nous estimions qu'il était dans de tout autres conditions de sécurité que s'il portait un bandage.

A cet âge, avec la largeur énorme de l'anneau, le bandage ne pourrait que jouer le rôle d'un palliatif.

Notre intervention a délivré ce jeune apprenti d'une servitude perpétuelle. Nous aurons probablement à agir un jour sur le côté opposé, où l'orifice inguinal externe est d'une béance extraordinaire.

Dans le traitement des hernies de l'enfance, la

part du bandage est moins grande, on le voit, que nous la faisions dans notre précédent travail.

« Dans l'enfance, disions-nous, l'opération sanglante sera forcément une opération de nécessité, une opération d'exception. Le bandage permettra de statuer sans regret sur le sort des hernies qu'il n'aura pas guéries, des hernies dangereuses, des hernies rebelles et progressives : c'est à ces hernies ainsi éprouvées et préparées que l'opération radicale aura affaire. »

« Il y a des cas toutefois, ajoutions-nous, dans lesquels on n'aura pas besoin d'attendre longtemps, pour être certain que le bandage ne donnera rien. »

C'est à une connaissance plus complète de l'anatomie pathologique, que nous devons aujourd'hui de pouvoir dire d'emblée quelles sont les hernies, dont seule l'opération peut procurer la cure définitive, et de restreindre le nombre des cas dans lesquels l'emploi du bandage est indiqué.

A l'épreuve *très indirecte* de l'impuissance du bandage contre la persistance, le développement progressif et l'incoercibilité de la hernie, nous substituons la constatation *directe* de la lésion, et c'est de la nature et de l'étendue de cette lésion que découle, pour nous, d'emblée, l'indication du mode de traitement qui doit procurer la guérison.

V

CONTRE-INDICATIONS DE L'OPÉRATION
RADICALE

Les chirurgiens sont, en principe, tous d'accord
sur ce point : que les conditions de réparation d'une
hernie sont d'autant plus favorables que le sujet est
plus jeune. Il est en effet certain que les piliers jeunes, vivaces et comme celluleux du trajet inguinal
d'un petit enfant, sont susceptibles d'un travail d'accolement, dont la facilité et la perfection dépassent
ce que l'on pourrait attendre des piliers fibreux et
mal vivants du trajet inguinal d'un vieillard ou même
de beaucoup d'adultes.

Où l'accord cesse, c'est à propos de l'âge auquel
on peut opérer les enfants. Je me trompe : l'accord
existe, unanime et formel, contre l'opération pratiquée au cours des premières années de la vie.

Nous demandons la permission de ne pas parti-
ciper à cet accord.

« Je crois, dit M. Lucas-Championnière [1], l'opération complète une opération grave pour les très
jeunes enfants. Je crois qu'il est très difficile de la
faire réellement efficace, mais en règle générale, il
faut arriver à six ou sept ans pour trouver matière à
une bonne opération de valeur courante (*sic*). »

---

1. *Cure radicale des hernies*, p. 43.

Le danger des délabrements que, suivant les termes de ce *Credo*, l'opération nécessiterait, la délicatesse et les difficultés de l'exécution, l'impossibilité d'assurer chez les petits enfants une réparation parfaite, l'intolérance des petits pour les antiseptiques, telles sont les objections que cet auteur qui ne cite personne et que nous citons, oppose à la pratique de l'opération radicale dans la première enfance.

Sur quelle expérience s'appuie-t-il pour nier la légitimité et l'efficacité de l'intervention dans le bas âge ? Est-ce sur son expérience ? Non, certainement, car s'il avait essuyé des échecs, il se serait fait un devoir d'en publier l'histoire, et il nous apprend que *sur dix-huit enfants qu'il a opérés, le plus jeune avait six ans et demi et les cinq plus âgés quinze ans !*

S'il formule, sous forme de dogme, cette interdiction péremptoire, serait-ce par aventure, parce qu'il n'a pas, pour sa part, opéré d'enfants au-dessous de l'âge de six ans et demi ?

La raison serait plaisante, en vérité.

Que M. Lucas-Championnière n'ait pas opéré d'enfants au-dessous de six ans et demi, c'est son affaire ; qu'il ignore les conditions d'exécution, l'innocuité parfaite et la constante efficacité de l'opération, pratiquée chez les enfants de quelques mois, nous n'y pouvons rien.

Nous retenons donc de la citation que nous venons de faire, non une interdiction qui, formulée en dehors de toute expérience, serait impertinente, mais l'aveu plein de modestie des craintes purement théoriques qui l'ont personnellement empêché, jusqu'à présent, d'oser faire ce que d'autres ont fait et continueront à faire, tant à l'étranger qu'en France.

M. P. Berger s'appuie sur la pratique des autres pour proscrire l'opération radicale *avant la cinquième année*, les statistiques de Hahn, de Max Scheede, de Barker et de Svensson, lui ayant révélé le danger que courraient les enfants en bas âge.

J'ai, pour le talent, le jugement et la modestie de notre savant collègue, la plus sincère estime. Oserai-je l'avouer ? la statistique ne me persuade pas souvent, mais elle me déconcerte toujours.

Quand on réfléchit aux variétés si nombreuses des conditions anatomo-pathologiques et cliniques dans lesquelles les hernies se présentent; quand on songe aux différences innombrables de précision, d'adresse, de rapidité, de netteté, de soin, de modestie même, qui existent entre tel ou tel chirurgien, on se demande vraiment comment on peut, du rassemblement d'éléments aussi disparates dans leur nature et dans les circonstances de leur histoire, tirer une conclusion capable de satisfaire, je ne dis pas la raison, mais la logique.

Au Congrès de l'Association Médicale Britannique de 1893, les chirurgiens anglais semblent incliner dans le sens de l'opération précoce.

M. Rushton Parker, de Liverpool, en déclarant que « l'enfance est la période de la vie la plus favorable à la cure radicale des hernies », accuse une mortalité de près de 5 p. 100 sur ses opérés, proportion vraiment inquiétante, mais qui apparemment ne le décourage pas, tant il est convaincu.

Un chirurgien américain, le D^r Th. H. Manley[1], serait plus heureux, puisque sur sept opérations il aurait obtenu sept succès.

A dire vrai, nous ne sommes pas en mesure de bien juger les succès du praticien des États-Unis. Le seul fait positif est que les sept opérés ont survécu, car, en réalité, nous nous trouvons peu édifiés sur la nature de l'intervention qui a bien pu être exercée, quand nous lisons ceci :

1. *Journal of the American Medical Association*, 1890, t. XV, n° 15.

« La technique opératoire doit être, chez les enfants, appropriée aux circonstances individuelles de chaque cas. *Le port d'un bandage s'impose pour la durée de la vie, même après l'opération.* »

On se demande avec inquiétude ce qu'il aurait été nécessaire de prescrire à ces enfants, si l'on ne leur avait pas pratiqué la « cure radicale » !

A l'affirmation que l'opération radicale est une opération inefficace et dangereuse, nous répondons par les faits suivants. Nous avons opéré aujourd'hui (15 octobre 1893) plus de cent enfants au-dessous de quinze ans. De cette collection nous ne relevons ici que *cinquante et un enfants âgés de six ans et demi et au-dessous.*

Voici la répartition de ces 51 cas :

1 âgé de	5 semaines.	
1 —	7 mois.	
1 —	10 —	
3 —	11 —	
1 —	12 —	
2 —	15 —	
2 —	16 —	
1 —	17 —	et demi.
2 —	18 —	
1 —	19 —	
2 —	20 —	
3 —	21 —	
3 —	2 ans et demi.	
3 —	3 ans.	
3 —	3 ans et demi.	
3 —	4 ans.	
1 —	4 ans et demi.	
5 —	5 ans.	
4 —	5 ans et demi.	
7 —	6 ans.	
2 —	6 ans et demi.	

Total. 51

Le seul décès que nous ayons à noter à la suite de plus de cent opérations, reconnut pour cause, non pas un accident dépendant de l'âge du petit sujet (l'enfant Victor Gory, âgé de douze mois, obs. xciv), ni même de la nature de la hernie, qui était simple, mais de l'inoubliable maladresse d'un aide nerveux qui, l'opération presque terminée, arracha le collet du sac et me mit dans l'impossibilité de fermer par une ligature la cavité péritonéale : l'enfant succomba cinq jours après l'opération.

Quoi qu'il en soit, nous sommes fermement convaincus que non seulement le très jeune âge ne constitue pas une contre-indication à l'opération radicale, mais que l'opération donne, dans les premiers mois de la vie, des résultats encore meilleurs que plus tard, en raison de la souplesse et de la puissante vitalité des tissus, qui concourent à oblitérer l'anneau et à reconstituer la région malade.

J'invoque le témoignage du fait de cet enfant de cinq semaines, auquel, après la kélotomie, je fis, à l'hôpital de Lariboisière, en 1881, la ligature du collet et l'occlusion du trajet avec le procédé très imparfait que je connaissais alors et qui, douze ans plus tard, se montra parfaitement guéri.

L'ÉTAT GÉNÉRAL

Une contre-indication formelle consiste dans l'état de débilité générale, qu'il s'agisse d'une maladie ou d'une diathèse, du petit sujet.

La scrofulose, l'adénopathie trachéo-bronchique, le rachitisme, etc., nous interdisent souvent de soumettre un enfant affaibli à l'épreuve d'une opération et nous obligent à ne pas sortir, en attendant des temps meilleurs, du cadre des moyens palliatifs.

En ce qui concerne le rachitisme, il faut s'entendre. C'est seulement pendant la période d'état de la maladie, quand l'enfant présente des troubles intestinaux graves, quand son squelette est en pleine évolution morbide et qu'il est impossible de prévoir comment les choses se termineront, quant le petit être est triste, pâle et souffreteux, c'est alors que nous ajournons l'opération.

Mais quand la période d'état a pris fin, nous n'attendons même pas le retour de l'embonpoint pour agir : nous pensons même que la guérison de la hernie est susceptible de concourir, dans une certaine mesure, au retour à la santé.

On verra, en lisant les observations, que nous avons assez souvent opéré des rachitiques convalescents.

La coexistence de la tuberculose osseuse (mal de Pott, spina ventosa, coxalgie, ostéo-arthrites des membres) est au même titre que le rachitisme en activité, une contre-indication péremptoire.

L'existence d'adénites ou d'une suppuration aiguë quelconque nous met en demeure d'ajourner l'opération, afin d'agir sur un terrain exempt d'infection.

Il ne saurait y avoir le moindre doute sur ce point.

La question qui pourrait donner prise à une discussion serait celle de la conduite à tenir en présence de hernie multiples.

La disposition la plus commune et la plus simple consiste dans l'existence de deux hernie inguinales symétriques. Dans les cas de cette sorte, c'est sur la solidité de l'organisme que le chirurgien doit se guider pour arrêter le parti de l'ajournement ou de l'action. Nous avons opéré, entre autres, un enfant de huit mois et nous l'avons guéri radicalement des deux hernies qu'il portait, dont l'une avait atteint progressivement des dimensions monstrueuses.

Ce n'est pas seulement sur les enfants florissants qu'on est autorisé à opérer les hernies bilatérales. On peut aussi, on doit même opérer les malingres, s'il nous est démontré que la débilité générale provient, non pas d'une diathèse ou d'une maladie définie, mais du fait même de la hernie, cause puissante de déchéance organique dans bien des cas.

Dans de telles conditions, la *cachexie herniaire* que l'on pourrait décrire comme une maladie véritable, constitue précisément une indication opératoire formelle chez certains petits enfants.

Le relèvement des forces, après la guérison de l'infirmité, nous montre avec évidence qu'en se résolvant à l'opération, le chirurgien a pris le bon parti.

Quant aux hernies multiples proprement dites, réunies sur un seul sujet, hernie inguinale double, hernie ombilicale, séparation de la ligne blanche, éventration, pointes de hernies crurales, nous les tenons pour des cas mauvais, mais non pour des cas à la cure desquels on doive renoncer.

Or, comme ces misères combinées coïncident très souvent avec un état général misérable, il n'y a pas lieu de se hâter d'agir.

La hernie ombilicale guérit le plus souvent, grâce à des soins palliatifs, avec la croissance; l'écartement de la ligne blanche s'atténue avec le développement des muscles, pourvu qu'il ne survienne pas de maladie à efforts.

Restent les hernies inguinales dont on pourra tenter la cure, le jour où les forces auront commencé à revenir. C'est une question de prudence et d'opportunité de savoir bien préparer le malade, choisir son heure et intervenir en deux séances, pour ne pas tenter la fortune d'un seul coup.

Quant aux hernies qui coexistent avec des malformations profondes de l'appareil urinaire, nous pensons qu'il n'y a pas lieu de les opérer : dans des cas de ce genre, l'infirmité herniaire n'est rien, auprès du vice de la conformation.

M. Richelot a opéré la hernie d'un enfant atteint d'extrophie vésicale et l'enfant a guéri.

Pour nous, nous nous garderions de suivre l'exemple de notre très habile collègue, et le seul cas dans lequel nous croirions devoir intervenir, serait celui où, des accidents d'étranglement survenant, nous serions dans l'obligation, pour sauver la vie du misérable, de faire la kélotomie.

Dans cette circonstance, comme nous savons que les manœuvres de l'opération radicale n'ajoutent rien à la gravité de l'opération de la hernie étranglée, nous pourrions compléter notre entreprise dans le sens de la cure définitive. Mais cette cure nous ne voudrions jamais en faire la tentative d'emblée et sans avoir la main forcée par une complication susceptible de mettre la vie en danger immédiat.

CHOIX DU PROCÉDÉ

La principale condition du succès dans la chirurgie des enfants, c'est la précision et la rapidité. Les difficultés que peuvent présenter les manœuvres dans une région souvent minuscule et sur des membranes extraordinairement grêles et friables, cessent bientôt d'être inquiétantes, dès que l'œil et la main sont, comme on dit, mis au point et marchent d'accord.

Nous repoussons l'objection étonnante qu'on a élevée contre l'opération qui, chez les enfants, serait délicate et difficile. En vérité, il existe dans bien des corps de métiers des travaux d'une exécution aussi délicate que celle-là et je ne sais pas que les ouvriers y aient renoncé.

A parler sérieusement, l'essentiel est d'agir avec netteté. On n'agit avec netteté que quand on voit clairement ce que l'on fait.

Ce que l'on fait au grand jour n'est jamais dangereux : le danger commence dès que nous cessons de voir et de toucher. Aussi, comprendra-t-on que nous ne discutions pas les procédés d'injection péri-herniaire de Luton, de Heaton et de Warren, pas plus que cette suture sous-cutanée du trajet inguinal qu'a inventée John Wood et qu'on n'emploie plus, pour ainsi dire, de nos jours.

L'unique opération rationnelle, la seule qui soit susceptible de procurer une guérison véritablement radicale, c'est l'extirpation du sac herniaire, extirpation précédée et suivie de quelques temps essentiels à la persistance de la guérison. C'est à cette pratique que nous nous sommes exclusivement arrêté.

Si les objectifs de l'opération chez les enfants sont identiques, en principe, à ceux de l'opération que l'on pratique aux adultes, il y a dans l'exécution chez les premiers certaines particularités qui ne sont pas sans intérêt.

Dans tous les cas : 1° la dissection du sac et la ligature du collet; — 2° l'excision du sac; — 3° l'occlusion du trajet, tels sont les trois temps de l'opération rationnelle, que la grande majorité des chirurgiens français exécute aujourd'hui.

La dissection minutieuse du sac doit être poussée assez loin, pour qu'on soit assuré que la séreuse est bien isolée et que la ligature du collet ne porte que sur la *seule* membrane sacculaire.

Chez l'adulte, et plus particulièrement pour les hernies accidentelles, hernies acquises, l'isolement rigoureux de la séreuse est certainement chose très importante, moins toutefois que chez les enfants, où il est d'une nécessité capitale.

Les hernies inguinales de l'enfance appartiennent à la variété des hernies congénitales. Le sac, lacune préformée, occupe la gaine fibreuse commune avec les éléments du cordon, qui sont appliqués contre lui par un fascia parfois imperceptible, tant il est mince, mais constant.

Isolé de ces derniers, il se montre sous l'apparence d'une véritable pellicule translucide. Si la ligature portait sur quelque chose qui ne soit pas cette pellicule, c'est qu'elle comprendrait aussi le revêtement membraneux qui accole contre le sac les vaisseaux spermatiques et le canal déférent. Ces derniers seraient alors forcément compris dans la ligature, et l'opération équivaudrait à une castration.

Ce rapport intime avec les vaisseaux fait donc que l'isolement exclusif de la séreuse est une manœuvre plus essentielle dans les opérations des hernies des enfants que chez les adultes. C'est justement en se basant sur les intimes rapports des éléments du cordon avec le sac, que nous trouvons ce dernier, en prenant pour point de repère la découverte des éléments du cordon. Ceux-ci réclinés, la petite chose qui reste et que vous liez n'est autre que le collet du sac parfaitement isolé.

Mais c'est aussi au point de vue de l'effacement de l'infundibulum et de l'établissement d'un plan péritonéal bien tendu que cette dissection fine est indispensable, car elle place la ligature de la séreuse hors de toute dépendance avec le fascia propria et le fascia transversalis.

MM. J. Chiene, d'Edimbourg, en 1876, et depuis, M. C.-B. Ball, en 1884, et Lucas-Championnière, en 1887, ont avec raison insisté sur cette indication, et c'est pour réaliser ce que l'on a appelé un idéal opératoire que nous avons imaginé autrefois un appareil, ayant pour objet de distendre le sac herniaire et de faciliter l'isolement rapide de la pellicule séreuse.

En réalité, l'indication de cet isolement intégral du sac herniaire découle logiquement de l'idée que l'on doit se faire d'une guérison radicale : c'est tout simplement un temps nécessaire de l'opération pour lequel personne, pas même M. C.-B. Ball, n'oserait formuler une réclamation de priorité.

M. Lucas-Championnière, dans la partie de son volume intitulée : *Principes de ma méthode*, nous parle, comme s'il l'avait découverte le premier, de la nécessité d'isoler le sac herniaire, pour obtenir une guérison définitive.

Je ne serais même pas étonné que ce chirurgien

laborieux ait fini par se persuader ingénuement qu'il est l'inventeur de l'opération radicale des hernies.

En réalité, le précepte de la dissection parfaite et exclusive du sac herniaire n'appartient ni à M. Chiene, ni à M. Ball, ni à M. Lucas-Championnière. Il est aussi vieux que le traitement des hernies par l'extirpation avec le bistouri.

Voici, comment un chirurgien, dont nous ne pouvons ni blesser la vanité, ni troubler la modestie, car il y a presque deux cents ans qu'il est mort, pratiquait la cure radicale.

On peut lire dans l'admirable livre de Laurent Heister, les *Institutions de chirurgie* (t. II, p. 200 de l'édition française de 1771), les lignes suivantes :

« Sermesius, médecin d'Amsterdam, avec qui je
« suis lié d'une ancienne amitié, a donné, à la p. 209
« de son *Traité sur la Lithotomie* (publié en 1726), la
« description d'une méthode très supérieure à celle
« dont nous venons de faire mention (*le point doré*,
« *les Caustiques, etc.*,) pour opérer la cure radicale
« des hernies, sans qu'il en coûte le testicule aux
« malades.

« Il avoue ingénuement qu'il n'en est pas l'inven-
« teur, mais qu'il en tient la connoissance de gens
« qui avoient eu souvent l'occasion de la voir pra-
« tiquer, en Russie, par un chirurgien du païs.

« Ce chirurgien plaçoit le malade sur une échelle,
« ou sur une table, couché à plat sur le dos et le fai-
« soit tenir par des hommes robustes. Il faisoit
« ensuite dans l'aine une incision longitudinale, avec
« un bistouri, d'une étendue convenable, comme
« on la pratique pour la castration ; il cherchoit
« après cela le prolongement du péritoine, et
« l'ouvroit avec circonspection. Lorsqu'il étoit par-
« venu au sac herniaire, ou les intestins sont immé-
« diatement renfermés, il repoussoit les parties dans

« le ventre, après quoi il tiroit[1] un peu fortement le
« sac hors de la plaie (après l'avoir séparé sans
« doute auparavant des parties auxquelles il est
« attaché) et le lioit aussi près qu'il étoit possible
« des muscles du bas-ventre, avec un gros fil qu'il
« laissoit pendre hors de la plaie. Il pansoit ensuite
« la dernière comme il a été dit au § ix, jusqu'à ce
« que le fil tombât de lui-même et jusqu'à parfaite
« réunion.

« Le chirurgien russe assuroit avoir guéri radica-
« lement, par cette méthode, beaucoup de malades,
« sans donner atteinte au testicule et aux vaisseaux
« spermatiques et qu'il n'en étoit mort aucun.

« Sermesius croit cette méthode très utile surtout
« pour les adultes, lorsque les parties ne peuvent
« pas être contenues par le bandage et que la hernie
« fait souffrir considérablement le malade et lui cause
« de grandes incommodités. »

Quels commentaires y a-t-il à ajouter ?

Cette dissection du sac « qui ne donne pas
atteinte aux vaisseaux spermatiques » n'est-elle pas
cet objectif opératoire que nous poursuivons tous et
ne procure-t-elle pas cet isolement complet de la séreuse, à l'exclusion des enveloppes fibro-celluleuses
qui l'entourent et dont la plus interne représente,
particulièrement chez les enfants, la « treille » sur
laquelle se ramifient les éléments du cordon ?

N'est-ce pas là, reconnaissons-le, la réalisation
parfaite et décrite avec simplicité de cet « idéal opératoire », qu'on nous a présenté comme une chose
absolument nouvelle et particulièrement difficile.

C'est donc en 1726 que le sage et modeste chi-

---

[1]. « Lorsqu'on fait rentrer les intestins avant d'inciser les téguments,
le sac s'affaisse sur lui-même, et l'on ne peut ensuite que très difficilement le trouver et le séparer des parties circonvoisines. »

« L. HEISTER. »

rurgien d'Amsterdam, publiait la description d'une méthode, dans laquelle nous voyons le type de l'opération radicale, méthode dont le principe est tellement logique et l'exécution tellement nette, qu'à une époque où l'antisepsie était inconnue, elle n'entraîna pas un seul cas de mort.

A plus d'un siècle de distance, nous n'avons encore rien fait de mieux que la ligature du collet et l'excision du sac, pour rompre la solidarité de la cavité péritonéale et du sac herniaire.

Au cours du Congrès de l'Association Médicale Britannique (août 1893), M. J. Crawford Renton parla d'une méthode opératoire cu'il a exclusivement adoptée pour le traitement chirurgical des hernies de l'enfance, la méthode de Buchanan.

On trouvera dans le *Glasccw Medical Journal* de 1880, la description de cette méthode du chirurgien anglais.

Dissection du sac surtout en arrière et division de cette paroi soigneusement isolée, en deux volets : l'un qui, abaissé, doit reconstituer la vaginale ; l'autre qui, relevé, est poussé en pelote dans le canal inguinal où une suture *au jugé* le maintient. C'est à ce dernier qu'échoit le plus fort de la tâche d'intercepter la communication entre l'abdomen et le sac herniaire.

Suture des piliers avec deux fils de soie.

Nous ne comparerons certes pas ce procédé à la ligature.

En réalité, ce que l'on appelle la méthode de Buchanan, n'est pas autre chose qu'un expédient imaginé pour remplacer la dissection qu'on a été impuissant à pousser jusqu'au bout, ainsi que la ligature qu'on n'a pas été en mesure de faire. Dans la pratique du chirurgien anglais, ce qui assure véritablement l'occlusion, c'est la suture des piliers, derrière le rapprochement desquels l'indulgente nature exécute le travail d'occlusion séreuse, que l'opérateur n'a su ni préparer, ni accomplir.

Quant au segment inférieur de la séreuse disséquée, on peut se demander ce qu'il devient et de quelle utilité il peut être, lorsque notamment la hernie congénitale n'est pas une hernie testiculaire, ce qui est le fait de plus de la moitié des cas.

En définitive, difficile ou non, mais toujours réalisable, peut-on dire, la ligature du collet aussi haut que possible demeure le procédé de choix, pour isoler le sac herniaire du péritoine.

L'*excision du sac* a beaucoup moins d'importance que la ligature du collet. Il est certain que s'il s'agit d'une hernie funiculaire, ce sac inutile et déshabité pourra se fermer par l'accolement de ses faces séreuses qu'a irritées l'acte opératoire.

Mais ne serait-il pas possible qu'il devienne ultérieurement une poche kystique ?

L'avantage principal de l'excision est d'assurer une absolue liberté au collet étreint par la ligature, de lui permettre, en s'élevant, de plonger dans l'abdomen et de faire disparaître ainsi jusqu'aux dernières traces de l'infundibulum péritonéal.

Quand la hernie est testiculaire, l'extirpation est partielle et l'excision sert à limiter l'étoffe, dans laquelle le chirurgien taillera et coudra la vaginale nouvelle.

L'excision du sac, sans être un temps essentiel, est donc un acte utile dans l'opération radicale, que la hernie soit funiculaire ou qu'elle soit testiculaire.

La fermeture du trajet, au contraire, constitue la grande question, dans la poursuite de la cure définitive d'une hernie inguinale.

Buchanan l'avait bien compris, puisqu'il demandait, à n'en pas douter, à la suture des piliers, la protection de son opération, qu'il sentait incomplète au point de vue de l'isolement du sac.

M. Lucas-Championnière affirme que la suture des piliers « n'a par elle-même aucune valeur ». Il compte sur la formation d'un *septum* péritonéal bien tendu, conséquence d'une dissection poussée très loin et d'une ligature appliquée très haut, pour empêcher la hernie de se reproduire. Il compte aussi sur le tissu cellulaire de remplissage qui formera, il l'espère du moins, une cicatrice de soutien, dont il ne met pas un seul instant la puissance en doute.

Il compte enfin sur la suture en double plan superposé de la paroi antérieure du trajet inguinal et des piliers.

Nous croyons en effet que dans la chirurgie herniaire des adultes il est sage de faire porter ses espérances sur plus d'un point : la disparition d'un trajet large, ancien et formé d'une charpente, dont les éléments fibreux se prêtent mal à des fusions, lesquelles exigent une vitalité marquante des tissus, cette disparition est, dans bien des cas, problématique ; elle est possible cependant, si l'on ne néglige aucun détail et si l'on fait flèche de tout bois.

La suture des piliers est, quoi qu'on en dise, le complément nécessaire de toute opération radicale. Qu'il s'agisse de la suture métallique simple, telle que l'a proposée Mitchell Banks, — de la suture reconstituante du trajet, telle que l'a imaginée Bassini, — de l'imbrication aponévrotique de M. Lucas-Championnière, le rapprochement des parois du trajet est le travail qui renforce les défenses précaires constituées soit par la seule ligature du collet, soit par l'enroulement du sac de Mac Even, soit enfin par le tissu de remplissage.

Il faut dire dès maintenant que c'est surtout chez les enfants que la suture des piliers donne des résultats remarquables.

Nous avons déposé cette année au musée Dupuytren une pièce anatomique qui le prouve : il s'agit d'un enfant (obs. Blanchet) mort de consomption deux ans après une opération radicale pratiquée pour une grosse hernie à anneau énorme.

Une rougeole grave, compliquée de coqueluche, avait atteint l'enfant huit mois après son opération. Une hernie considérable s'était formée, sous l'influence des efforts de toux et de l'épuisement, dans l'aine, *du côté opposé à l'opération.*

La pièce, disséquée par un anatomiste très habile, M. Morestin, prosecteur à la Faculté, montre que les défenses du côté opéré n'ont pas molli. Les rubans fibreux de l'aponévrose du grand oblique sont solidement accolés, et à la place de la grande baie fibreuse dont nous avions rapproché les bords par des sutures métalliques, on ne voit plus qu'un pertuis suffisant pour le passage des éléments du cordon.

Le péritoine est parfaitement indépendant et ne présente plus trace de dépression infundibulaire.

Nous n'avons à présenter que cette seule pièce anatomique, mais l'observation de tous nos malades revus de trois mois à quatre ans après l'opération, et qui n'ont porté ni bandages ni pelotes, l'examen des résultats fait sans parti pris, nous montrent comment la suture des piliers est efficace chez l'enfant, pour oblitérer un trajet herniaire et assurer l'œuvre de la guérison radicale d'une hernie.

*
* *

La ligature du collet, l'extirpation du sac ou son adaptation à la constitution d'une cavité vaginale, la fermeture du trajet au moyen d'une suture de tout repos, tels sont, si nous ne nous trompons pas, les trois éléments fondamentaux de l'opération que nous allons décrire.

VII.

DESCRIPTION DE L'OPÉRATION

LES INSTRUMENTS

L'opération ne nécessite pas l'emploi d'une instrumentation compliquée, ni spéciale.

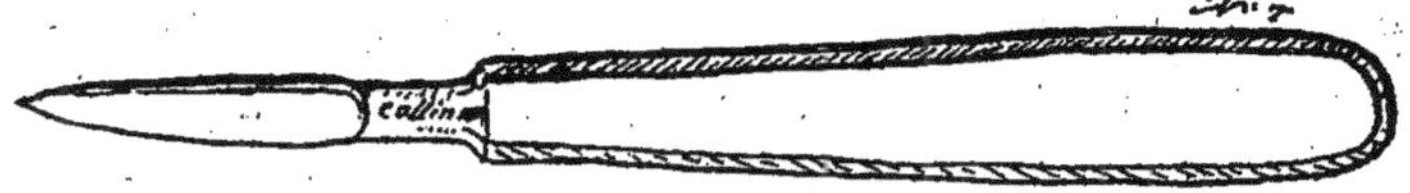

Fig. 34. — Bistouri de Chassaignac.

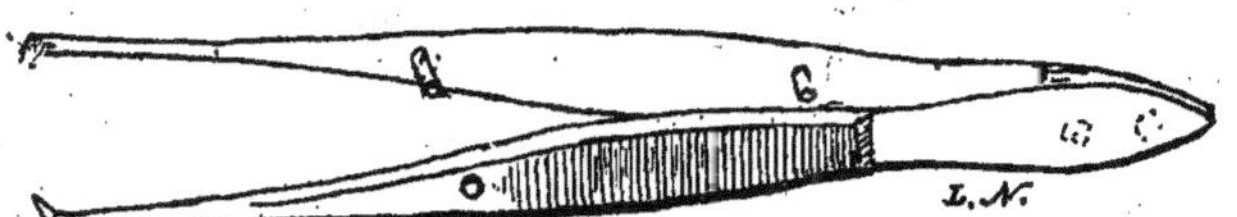

Fig. 35. — Pince à griffes de Collin.

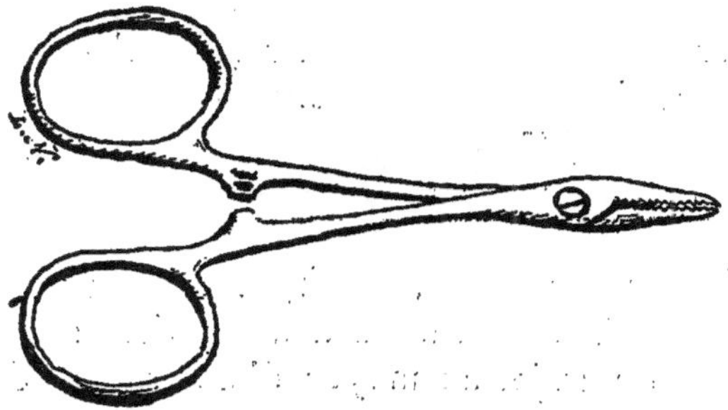

Fig. 36. — Pinces à forcipressure petit modèle.

Deux petits bistouris de Chassaignac (fig. 34).

Deux pinces à disséquer à mors vifs.
Deux pinces à griffes (fig. 35).
Huit pinces à forcipressure petit modèle (fig. 36), de 8 centimètres de longueur.

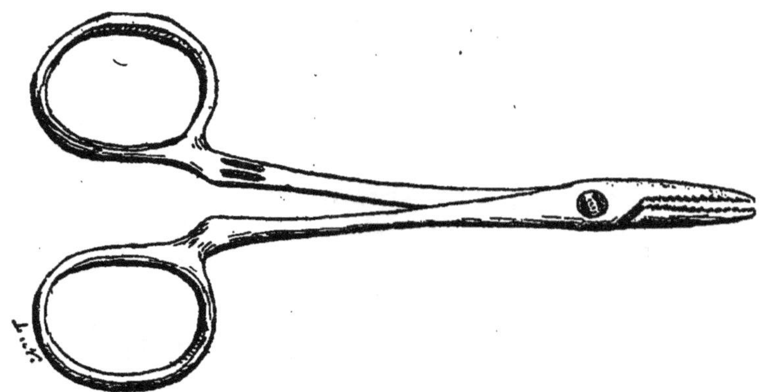

Fig. 37. — Pinces à forcipressure de Spencer Wells.

Six pinces à forcipressure de Spencer Wells (fig. 37).
Une paire de ciseaux à lames pointue et mousse
Des écarteurs.
Un porte-aiguille (fig. 38).

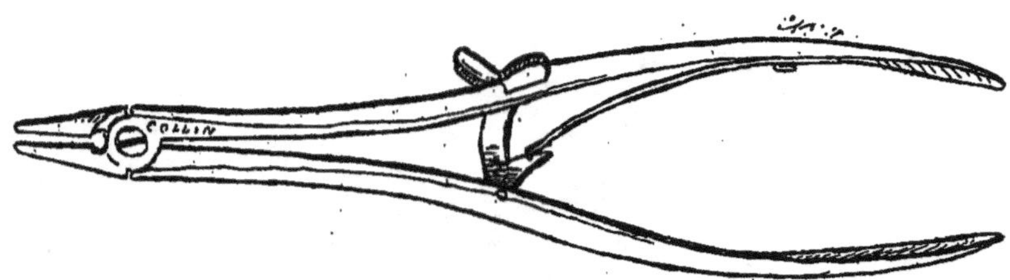

Fig. 38. — Porte-aiguille.

Deux sondes cannelées porte-fil (fig. 39).
Une aiguille courbe de Jobert enfilée de soie, avec des fils d'or ou de platine, pour la suture des piliers.
Une aiguille demi-courbe à bord tranchant.

Une aiguille à arête tranchante, avec des crins
pour la suture de la peau (fig. 40).

Tels sont les instruments avec lesquels on peut

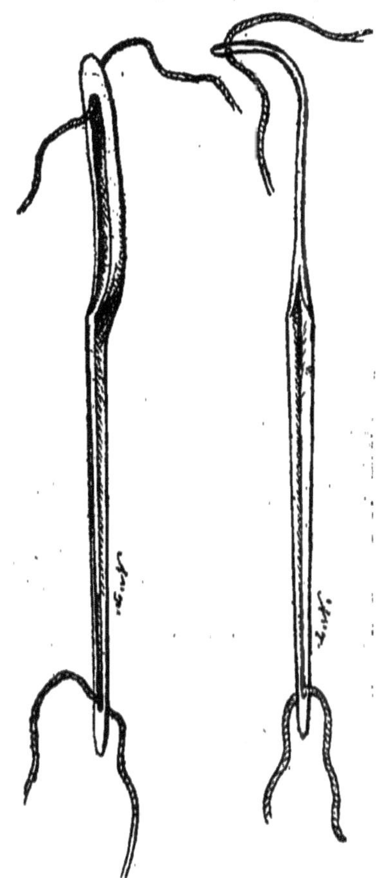

Fig. 39. — Sondes cannelées porte-fil.

pratiquer l'opération radicale de la hernie chez les
enfants. Ce sont, on le voit, des outils courants.

Nous nous servons toutefois d'un écarteur spécial

qu'il n'est pas indifférent de décrire ici (fig. n° 41).
C'est un écarteur à ressort, que M. Collin a fabri-

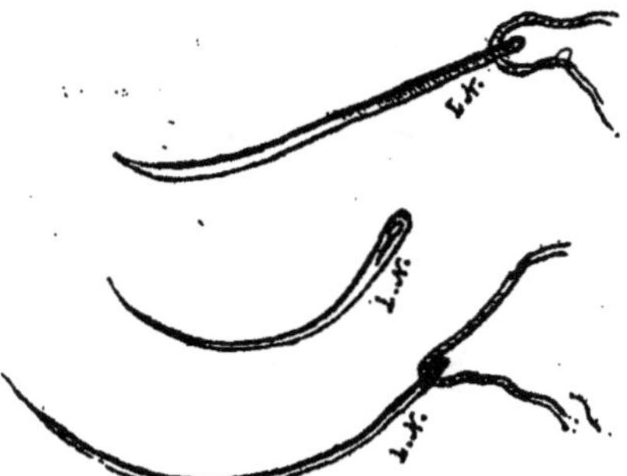

Fig. 40. — Aiguille demi-courbe; aiguille de Jobert;
aiguille à arête tranchante.

qué sur nos indications et qui ressemble absolument
au blépharostat des oculistes.

C'est un blépharostat dont les points d'appui, au
lieu d'être mousses, sont terminés par des crochets
pointus, qui s'implantent dans les chairs et empêchent l'instrument, une fois appliqué, de déraper.

Dans les opérations pratiquées chez les enfants,
le champ d'action est restreint et les mains des aides

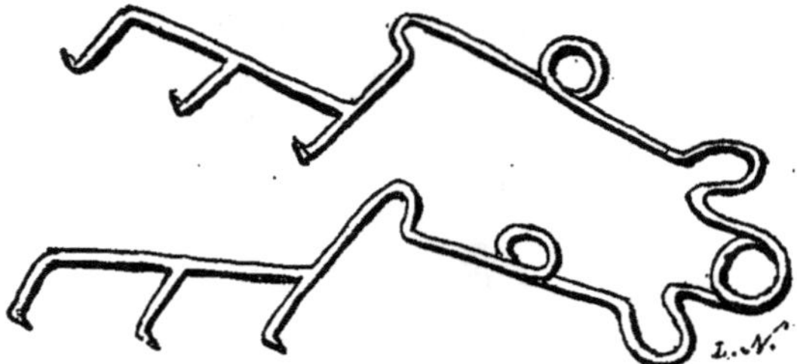

Fig. 41. — Écarteur à ressort.

masquent souvent, sur une trop grande étendue, la vue
du travail; c'est en particulier dans l'opération qui
nous occupe et avec le mode d'incision que nous

avons adopté, qu'il était essentiel de tout voir, sans interpositions et sans à-coups.

Ce petit écarteur, dont la figure 41 nous donne une idée, ne tient, on le voit, qu'une place insignifiante, et laisse, pendant la durée de l'opération, la totalité du champ parfaitement libre et bien présenté.

Il est tellement simple et si commode, qu'en dehors de l'opération des hernies, nous l'employons dans un grand nombre de cas, ablation de kystes congénitaux, ligatures d'artères, sutures tendineuses, etc.

PRÉPARATION

Les soins préliminaires de l'intervention ne présentent rien de spécial.

Il va de soi que nous ne fixons l'opération que quand le petit malade nous paraît absolument bien portant; un rhume, un coryza, un état gastrique même léger, à plus forte raison la fièvre, sont des conditions qui nous déterminent toujours à attendre.

Quand il s'agit d'un enfant de plus de six ans, s'il est habituellement constipé, nous le purgeons la veille et le soir de la purgation, nous lui faisons prendre un dernier bain de propreté, toujours très court, dans la crainte qu'il s'enrhume.

Au-dessous de l'âge de six ans, les garçons sont exceptionnellement constipés; une purgation a même parfois l'inconvénient de stimuler avec excès l'intestin, dont les excrétions retardées pourraient nous gêner, dans l'indication du repos que l'enfant doit garder pendant la première journée et dans le maintien de la propreté.

Il est d'ordinaire suffisant, que deux ou trois heures avant l'opération, tous, petits et grands, reçoivent un lavement d'eau tiède, destiné à libérer simplement la dernière partie du gros intestin.

Tous nos petits malades la veille, au sortir du bain, sont garnis d'un pansement iodoformé, solidement fixé par un bandage roulé sévère, identique à celui qui leur sera appliqué après l'opération. Ce pansement a pour objet non seulement de les habituer à la contrainte de la déligation, qu'ils doivent porter pendant huit ou dix jours, mais encore d'antiseptiser la peau et de livrer à l'opérateur une région absolument exempte d'infection.

Les tout petits, ceux de huit à dix-huit mois, sont astreints à une épreuve de plus.

On lira plus loin la description d'une planchette sur laquelle nous maintenons le petit malade fixé, le membre correspondant au côté opéré élevé en l'air, l'axe du corps tournant du côté opposé à la hernie, de façon à dériver l'écoulement de l'urine le plus loin possible du pansement.

Les petits enfants s'habituent beaucoup plus vite qu'on le croirait à l'immobilisation prolongée sur ce lit de contrainte : ils beuglent d'abord de toutes leurs forces, puis ils se calment.

Vingt-quatre heures de cette épreuve suffisent amplement pour les accoutumer, et c'est avec la plus parfaite résignation et souvent sans pousser le moindre cri, qu'ils se laissent réinstaller sur leur planchette, après l'opération.

Immédiatement avant l'opération, la région soigneusement lavée, puis traitée par la liqueur de Van Swieten et l'éther iodoformé, est rigoureusement rasée, si jeune que soit le petit patient, le rasoir ayant pour action non de couper des poils, mais d'enlever les couches superficielles de l'épiderme, qui pourraient compromettre soit par leur nécrose, soit par leur infection, le succès de la réunion de la suture cutanée.

L'ACTION

Nous administrons toujours, même aux tout petits, le chloroforme.

Nous avons relevé la quantité moyenne de chloroforme dépensée pour une opération de hernie ; je dis dépensée et non absorbée : au-dessous de vingt mois, 8 grammes au plus suffisent, versés par gouttes suivant la pratique de M. Marcel Beaudoin ; entre deux et dix ans, on peut compter une quinzaine de grammes.

Entre dix et quinze ans, la dose est variable et ne dépasse jamais 20 grammes.

Ces chiffres nous font comprendre comment l'enfant, reporté à son lit, ne souffre pas des misères ordinaires du chloroforme et passe une journée parfaitement calme.

Le chloroforme agit très vite chez les enfants, et en moins de deux minutes, on peut commencer l'action.

Premier temps : Incision de la peau.

Il y a une dizaine d'années, les chirurgiens faisaient, parallèlement à l'axe de la hernie et à peu près dans toute sa longueur, une incision qui divisait le scrotum. C'était encore l'incision dont parle Sermesius, analogue à celle du premier temps de la castration.

Nous conseillions, dans notre travail précédent, une incision « partant de la partie la plus élevée de l'anneau et se terminant vers le milieu du globe herniaire », incision qui ménageait la plus grande partie de la bourse, dont le tégument par sa vitalité médiocre, sa mobilité intrinsèque et ses rides, se prête mal à une réunion immédiate.

Aujourd'hui, la hauteur de l'incision a encore été relevée, et d'après ce que j'ai vu, dans la pratique de plusieurs de mes collègues, les trois quarts environ de cette incision sont au-dessus du scrotum.

Suivant Bassini et les chirurgiens qui appliquent exclusivement sa méthode, le point culminant de l'incision doit répondre *au niveau de l'orifice interne* du trajet inguinal, c'est-à-dire à trois bons centimètres au-dessus de l'anneau externe.

C'est que l'objectif de l'opération a changé d'orientation. On a été obligé de reconnaître qu'il ne suffit pas de disséquer soigneusement, pour libérer le collet du sac jusque dans l'abdomen, mais qu'il faut encore fendre la paroi antérieure du trajet, en étaler franchement les parois, pour les rapprocher ensuite dans la reconstitution d'un canal inguinal étroit et solide, dont la persistance sera assurée par une suture irréprochable et permanente.

Or, pour un pareil travail, l'incision ne saurait pas être portée trop haut et comme il est toujours possible d'attirer, la ligature du collet une fois faite, l'extrémité inférieure du sac pour l'exciser, elle n'a pas besoin de descendre aussi bas qu'autrefois.

Il y a là toujours, on le voit, la nécessité de la chirurgie au grand jour : ce n'est qu'à ciel ouvert qu'il est possible de mener à bien la libération d'un collet, que chez l'adulte le temps a épaissi et accolé au canal inguinal, de porter la ligature aussi loin que l'on pourra dans l'abdomen et de suturer le trajet, manœuvres de la perfection desquelles dépend le succès définitif de l'intervention radicale.

Chez l'enfant, une incision portée aussi haut est inutile : le collet n'a pas contracté ces adhérences solides que l'on rencontre généralement chez l'adulte, il glisse aisément dans le trajet et il se laisse abaisser assez pour qu'une ligature pratiquée près de la baie externe soit enlevée après l'excision et disparaisse complètement dans l'abdomen.

L'état anatomique du trajet n'exige pas la section de la paroi antérieure du trajet, enfin la structure jeune et quasi celluleuse des tissus fibreux permet de réaliser d'emblée un accolement et une fusion complète des bords de l'anneau.

Avec de telles conditions, il suffit parfaitement que la partie la plus élevée de l'incision affleure le haut de la baie herniaire, pour qu'il soit possible d'arriver à l'anneau externe et de le traiter avec facilité.

L'incision parallèle à la direction du cordon, celle que l'on pratique généralement, a pour nous l'inconvénient de nécessiter toujours la ligature de quatre à six artérioles, les honteuses externes. Certes, nous sommes toujours les maîtres d'une hémorragie, mais la présence de plusieurs catguts, si stériles qu'on soit autorisé à les croire, représente néanmoins, il faut bien en convenir, une somme de chances d'infection, que ne comporte pas la réunion de tissus exempts de ligatures.

C'est là une des raisons qui nous font adopter une incision transversale, parallèle au grand pli de flexion, siégeant en plein tégument abdominal, loin du scrotum et de la verge, au-dessus des artères honteuses et en dedans de l'artère sous-cutanée abdominale.

Une telle incision présente les avantages :

1° D'être directe, c'est-à-dire de conduire par le plus court chemin au lieu où se passent les deux actes essentiels de l'opération : la ligature du collet et la suture des piliers.

2° De n'intéresser, comme nous l'avons dit, aucun vaisseau et de ne nécessiter, par conséquent, aucune ligature ;

3° De porter sur une peau vivace, épaisse et ferme, sur laquelle la réunion immédiate s'opère à merveille;

4° De laisser après elle une cicatrice qui ne trahira pas, dans l'avenir, une opération des bourses.

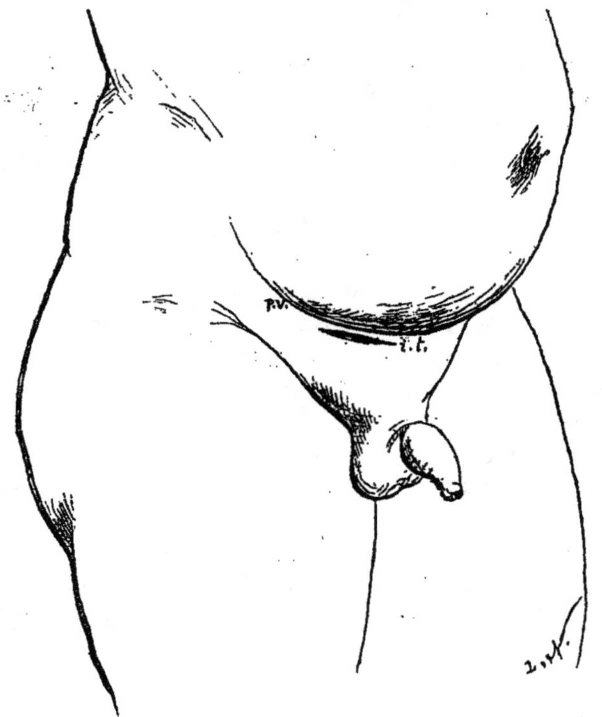

Fig. 42. — Lieu de l'incision transversale (enfant de dix mois).

Chez les tout petits, l'incision transversale présente l'inestimable avantage d'être aussi loin que possible de la source des urines et des déjections fécales et de permettre ainsi à la réparation de la plaie opératoire de se faire à sec, sans irritation et sans infection.

Les figures 42 et 43 nous montrent le siège de l'incision transversale chez un enfant de dix mois. La peau est divisée très haut, on le voit, immédiatement au-dessous du *pli de Vénus :* souvent c'est sur ce pli même qu'elle porte.

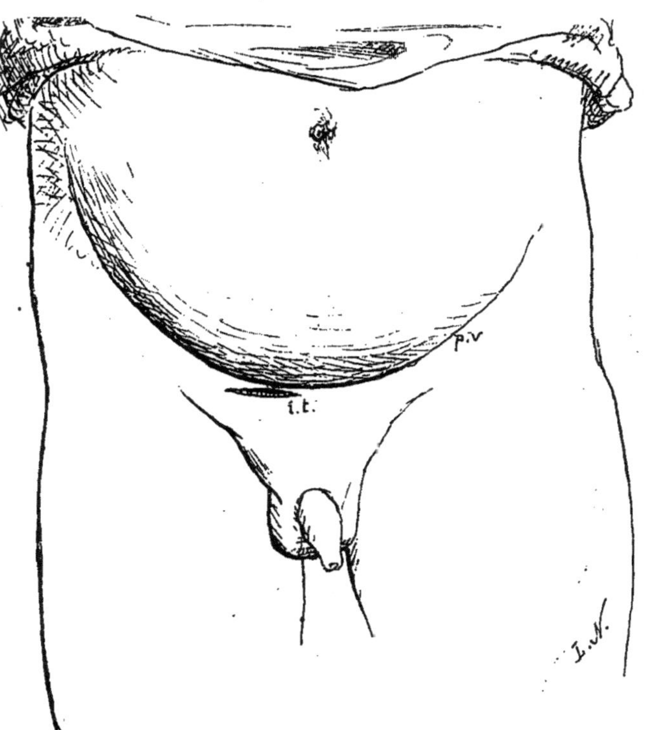

Fig. 43. — Lieu de l'incision transversale (enfant de dix mois), vu de face.

Chez un enfant de cinq ans (fig. 44) l'orifice externe du trajet inguinal est situé beaucoup plus bas, ainsi que le montre le niveau de l'incision transversale, qui lui correspond.

Enfin, chez un enfant de douze ans (fig. 45) l'orifice

externe est encore plus abaissé: l'incision est aussi
près de la racine de la verge, que s'il s'agissait d'un
adulte. On peut donc dire, d'une manière générale
que le lieu de l'incision doit être d'autant plus haut
que le sujet est plus jeune.

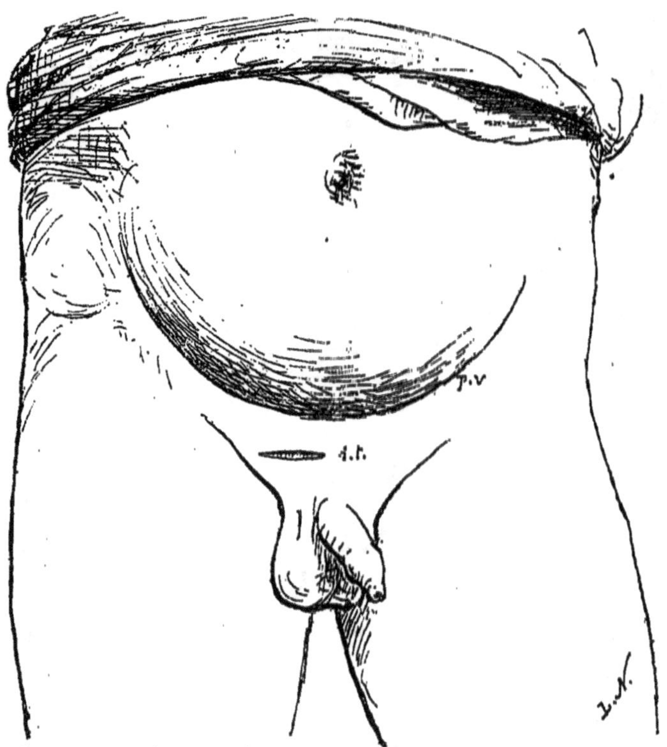

Fig. 44. — Lieu de l'incision transversale (enfant de cinq mois).

Nous conservons l'incision longitudinale pour
les cas dans lesquels la kélotomie est indiquée. Il
faut là que nous voyions surtout le sac, que nous
l'ouvrions dans le sens de son axe pour bien nous
rendre compte de l'état des viscères, car c'est en

les longeant que nous devons gagner le collet, pour sentir et lever la cause de l'étranglement.

Nous conservons également cette incision pour l'opération des hernies compliquant l'ectopie testiculaire : c'est en effet sur cette longue tranchée que

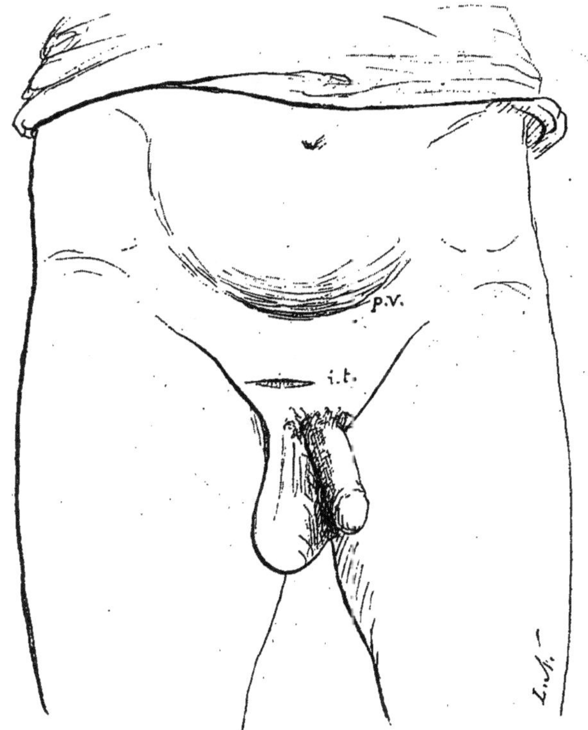

Fig. 45. — Lieu de l'incision transversale (enfant de cinq ans).

nous aurons à fixer le cordon, de façon à mettre le testicule installé dans les bourses à l'abri de toute traction vers l'abdomen.

Nous avons vu dans les considérations anatomiques sommaires des premières pages de ce travail, que la situation de l'orifice externe n'a rien d'absolu et que ses rapports avec le grand pli transversal de flexion varient avec l'âge.

Chez les enfants de moins de douze mois, l'orifice correspond généralement à ce grand pli (fig. 42). Plus tard, quand le bassin a accentué son développement, il est beaucoup plus bas situé.

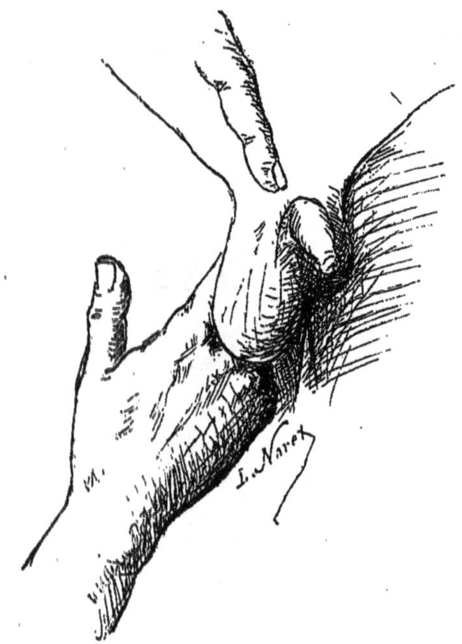

Fig. 46. — Recherche directe de l'orifice inguinal avant l'incision.

Cette règle comporte toutefois des exceptions, qui s'affirment par d'assez nombreuses variations individuelles : aussi est-il prudent, avant de commencer l'incision, de se guider non pas sur la vue de ce pli, mais sur la position même, nettement reconnue par les doigts, de l'orifice externe du trajet inguinal (fig. 46).

L'index droit, refoulant le scrotum, s'engage

franchement dans le trajet inguinal ; la main gauche pressant sur le pédicule de la hernie, cherche et sent, à travers les téguments, l'index qui, en se retirant, lui laisse sentir sinon toujours l'ouverture, du moins la position exacte de l'orifice externe.

Il faut alors que directement la main recherche et découvre la boutonnière ou la dépression à travers les téguments de la région inguinale.

Si, chez l'adulte, et chez les garçons maigres, cette détermination directe est aisée, elle est souvent difficile chez les enfants du premier âge. L'épaisseur de la couche cellulo-adipeuse, la mollesse des aponévroses, l'exiguïté absolue de la lacune à reconnaître, tout cela rend difficile la découverte et épineuse la détermination du niveau auquel on devra inciser.

Or, avec l'incision transversale, il ne faut pas qu'il y ait d'à peu près. Que cette incision soit trop élevée ou trop basse, et voilà l'opération mal engagée.

Aussi, dans ce cas, prenons-nous la précaution, peu fière mais vraiment utile, de marquer, dès que nous l'avons nettement déterminé par le toucher bi-digital, ce point par un petit coup de bistouri, qui représente le milieu de notre incision. Ce point doit être *au niveau*, et *plutôt un peu au-dessus*, de la partie culminante de l'ogive inguinale externe.

L'incision que nous appelons *transversale* dans nos observations se rapproche de la direction de l'arcade de Fallope. C'est dire qu'elle est plutôt légèrement oblique. Elle mesure de 6 à 8 centimètres, suivant la taille du sujet : elle comprend donc de 3 à 4 centimètres en dehors et en dedans du coup de bistouri médian, sur lequel nous nous repérons.

Nous la prolongeons plus ou moins en dehors, suivant que le pilier externe est insuffisant ou manque, car nous verrons l'emprunt que dans ces cas nous sommes obligés de faire à la corde fibreuse de l'arcade de Fallope.

Le bistouri divise franchement, en quelques coups, et, neuf fois sur dix, sans rencontrer une artériole, la peau, le tissu cellulo-adipeux dont l'épaisseur dépasse parfois 15 millimètres chez les tout petits, l'aponévrose d'enveloppe du grand oblique et met à

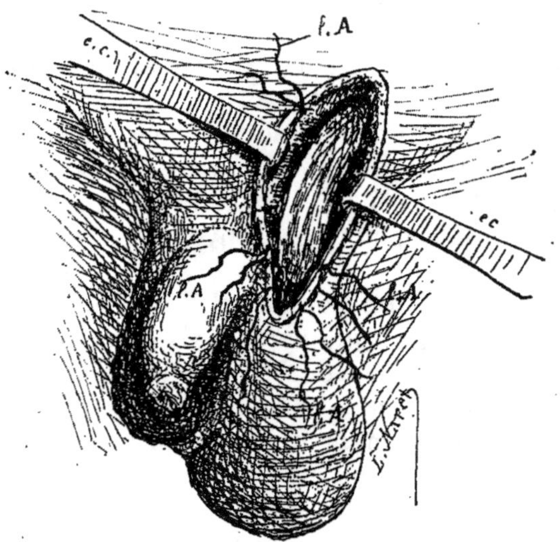

Fig. 47. — Incision classique (longitudinale).
Division de cinq artérioles, ayant nécessité les ligatures L A.

jour les fibres nacrées de l'aponévrose d'insertion de ce muscle.

L'incision généralement employée, parallèle à l'axe du globe herniaire, à côté d'avantages incontestables au point de vue de la facilité de l'opération, a l'inconvénient de blesser un nombre considérable d'artérioles. La figure 47 nous fait voir l'application de cinq ligatures.

Cette incision coupe forcément en effet les deux artères honteuses externes.

Deuxième temps : Recherche du cordon.

On élargit avec deux doigts l'ouverture dans tous les sens de façon à mobiliser les lèvres de l'incision et à régulariser le champ sur lequel l'opération va se poursuivre (fig. 48). L'index gauche s'enfonce alors

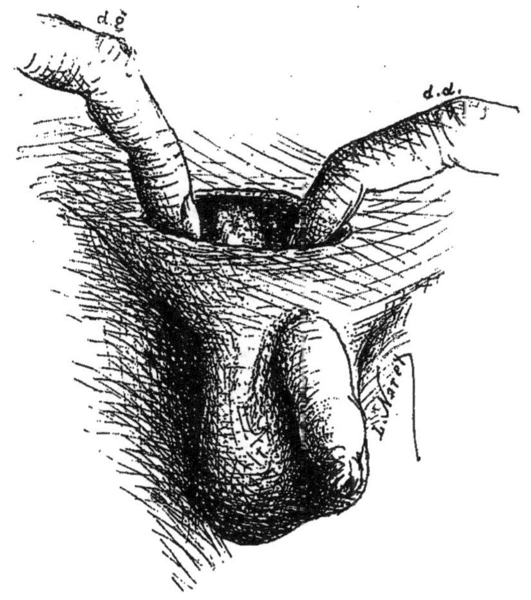

Fig. 48. — Mobilisation des lèvres de l'incision.

profondément sous la lèvre supérieure de l'incision, s'applique sur l'aponévrose du grand oblique, au-dessus du lieu *supposé* de l'orifice externe qu'on ne voit pas encore et, l'attaquant de haut en bas avec l'ongle, descend vers la racine du scrotum. Il rencontre l'angle supérieur de la baie inguinale, et de cette baie dont il perçoit la dépression, mais dont le cadre est masqué par une expansion fibro-celluleuse

plus ou moins résistante (fig. 49), il voit émerger
une masse ferme, rosée, allongée, à peu près cylindrique, adhérente à l'orifice externe : c'est la gaine
fibreuse commune, qui contient les éléments du cordon et le sac herniaire. L'écarteur à ressort est alors
mis en place : un seul aide suffirait, à la rigueur, pour
l'achèvement de l'opération.

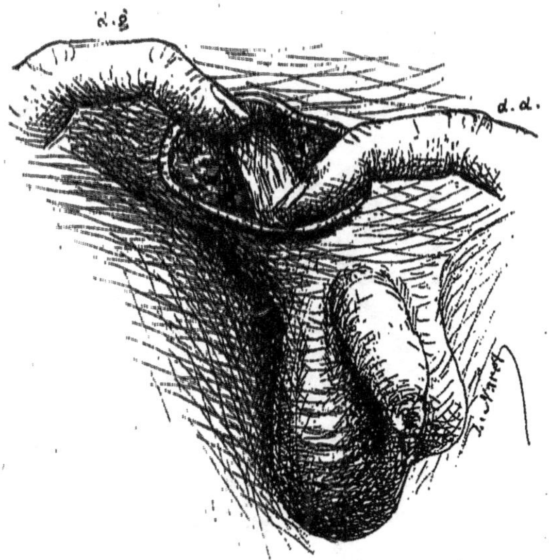

Fig. 49. — Dénudation avec l'ongle et découverte
de la gaine fibreuse commune.

Avec deux pinces à disséquer agissant en sens
inverse l'une de l'autre, le chirurgien dissocie dans
toute l'étendue visible le tissu cellulaire et le récline
symétriquement à droite et à gauche, isolant ainsi la
gaine fibreuse commune, aussi exactement dénudée
qu'une grosse artère, dont on va faire la ligature.

S'il s'agit d'un enfant de quatre ans et au-dessus,
si la gaine fibreuse commune est ferme, il suffit de
la découvrir et de l'isoler dans sa moitié antérieure.

Chez les tout petits, le cylindre est vraiment trop mou, trop fuyant ; il y aurait de tels inconvénients à le mal attaquer et même à le laisser fuir, que nous en faisons la dénudation en bloc dans tout son pourtour, et que nous portons en arrière de lui une large mèche de gaze antiseptique, qui nous le marque, nous le présente et nous le soutient, pour la dissection délicate qu'il nous reste à faire.

A partir de ce moment, un aide saisit le fond du scrotum avec le testicule, qu'il attire en bas.

Le rôle de cet assistant est d'une importance capitale, et souvent le travail qui suit n'est difficile et mal fait, que parce que le cordon a été mal tendu. Jusqu'à la fin de l'opération, cette tension doit être maintenue sans arrêt et sans relâchement. C'est grâce à elle, en effet, que les parties se présentent avec une constance d'aspect et une fermeté de résistance, qui permettent de poursuivre avec précision les plans membraneux, de les ouvrir avec le bistouri, d'en maintenir avec des pinces les lèvres régulièrement écartées, de marcher enfin à la découverte du sac herniaire, sans hésitation et sans encombre.

C'est la réalisation idéale du plan fixe, sans lequel on battrait l'estrade à l'aventure.

Troisième temps : Dissection du cordon.

Une incision rectiligne parallèle à l'axe du cylindre bien tendu, divise à petits coups l'épaisseur de la gaine fibreuse commune, dans une étendue de 3 centimètres au moins, à partir du point de son émergence hors de l'orifice inguinal externe.

Nous nous servons ici à peu près exclusivement du bistouri.

Les ciseaux, qui rendent de réels services dans l'opération des hernies d'adultes, dont les enveloppes sont fermes, assez épaisses et souvent nettement distinctes l'une de l'autre, présentent ici un inconvénient sérieux.

La *branche qu'on ne voit pas* peut, au lieu de s'insinuer entre deux plans membraneux, refouler et replier une membrane profonde; la section anticipée d'une enveloppe, empêchant de procéder plan par plan, romprait l'ordre, qui est une des principales conditions du succès, dans la conduite de cette opération minutieuse et minuscule.

Il est essentiel que le bistouri coupe admirablement et généralement pour la dissection qui suit nous déposons souvent le bistouri, qui nous a servi jusque-là, pour en prendre un autre fraîchement aiguisé.

Les lèvres de l'incision de la gaine fibreuse commune ont été saisies à mesure par quatre ou six petites pinces à forcipressure symétriquement opposées et dans leur écartement apparaît une masse allongée, pâle et molle (fig. 50), dans laquelle il va falloir découvrir le cordon et isoler le sac herniaire.

Quatrième temps : Recherche du sac.

Nous avons supposé jusqu'ici que la hernie était rentrée dans l'abdomen. Dans le début de notre pratique et avec l'appareil à distension du sac dont nous faisions usage, nous préférions commencer l'opération, la hernie sortie : nous l'attaquions par la partie moyenne du sac et c'est sur la tension procurée soit par l'intestin, soit par notre appareil à insufflation, que nous pratiquions la dénudation de la séreuse.

Aujourd'hui, pour les hernies infantiles, qui occupent toutes la gaine fibreuse commune, il nous semble plus simple que la hernie ne paraisse pas et si nous la trouvons sortie, nous la réduisons, chargeant un assistant de la contenir dans l'abdomen, pendant que l'aide chargé de la traction du testicule redouble d'attention, car il est plus que jamais nécessaire que les éléments du cordon, et avec eux le sac, nous soient présentés bien tendus et presque rigides.

Les couches celluleuses que nous avons sous les yeux sont au nombre de trois, au moins.

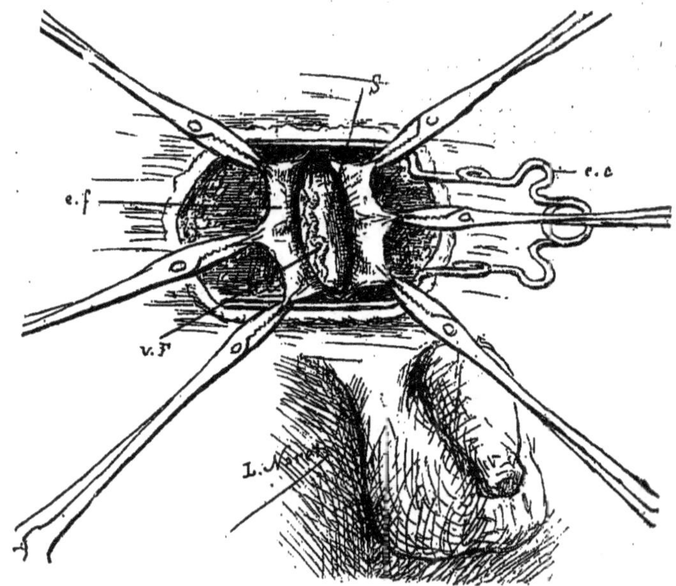

Fig. 50. — L'ouverture de la gaine fibreuse étant maintenue par six pinces, on voit un cylindre qui contient : en dehors, les éléments du cordon V F et en dedans, le sac.

Elles sont loin d'avoir la consistance des membranes que l'on observe, même à cette hauteur, dans les hernies des adultes. Elles sont certes parfaitement naturelles et continues, mais ce sont des lamelles pelliculaires transparentes, dans lesquelles on courrait le risque de se perdre et de manquer la découverte du sac, si l'on n'agissait pas avec ordre.

Rappelons que chez l'enfant le sac herniaire occupe une place vraiment minime, tant sa paroi est mince et qu'il est à peu près impossible par le toucher, alors même que la gaine fibreuse commune est ouverte, de le reconnaître au milieu des éléments du cordon.

Pour le saisir à coup sûr et le bien isoler sans comprendre ni blesser les éléments du cordon, *c'est précisément sur ces derniers qu'il convient de se guider*. Voilà le point de repère fidèle qu'il faut chercher avant tout à ce moment; la précision et le succès de l'opération dépendent alors moins du chirurgien que de l'aide chargé d'attirer le testicule en bas et de tendre le cordon.

Que cet aide s'oublie, le canal déférent cesse d'être rectiligne, les vaisseaux flottent, l'isolement est impossible et tous les à-coups, blessure du canal déférent ou des veines spermatiques, sont à craindre.

La première couche celluleuse est attaquée avec le bistouri suivant une ligne aussi droite que possible. Les petites pinces à forcipressure opposées deux à deux fixent à mesure les lèvres minces de l'incision régulière ainsi faite. Avec des pinces à disséquer, avec notre sonde cannelée ou avec l'ongle, on élargit l'ouverture que limitent les premières pinces qu'il y a lieu de renforcer par d'autres, pour avoir une baie régulière et bien tendue.

Dans cette fente ainsi nettement encadrée (fig. 50), on refoule symétriquement, en dedans et en dehors, le tissu cellulaire lamelleux sous-jacent et bientôt, on aperçoit, généralement en dehors, une petite traînée bleue, allongée et bosselée, c'est le groupe des veines spermatiques.

Il faut ici redoubler d'attention.

Un des grands avantages de l'incision transversale, telle que nous la pratiquons, au niveau même de l'orifice externe du canal inguinal, c'est qu'à cette hauteur, les éléments du cordon sont rassemblés, tandis que plus bas ils se dispersent et s'étalent. Ainsi nous savons, par la note que nous en avons relevée à chacune de nos opérations, que les vaisseaux sont généralement groupés en une bande longeant le bord externe du collet, tandis que le canal déférent, plus ou moins distant parfois du paquet des vaisseaux, se rencontre quelquefois en avant, très souvent en arrière de lui.

Avec la connaissance de cette disposition anatomique des éléments du cordon au niveau du pédicule, on conçoit que le raccolement en soit singulièrement facilité par l'incision transversale. Dans tous les cas, comme il est sage de ne s'en rapporter qu'à ce qu'on voit, il faut, comme on dit, faire son compte et ne pas pousser l'action plus loin, sans s'être assuré qu'on a bien récliné et mis en sûreté les veines et l'artère spermatique, avec le canal déférent. Comme ce dernier adhère à la même lamelle celluleuse que l'artère et que les veines spermatiques, il est impossible qu'on ne le découvre pas soit en avant, soit en arrière, du moment qu'on a trouvé les vaisseanx. Or, puisque cette membrane est anatomiquement la dernière, qu'elle confine, sans intermédiaire, à l'expansion peritonéo-vaginale, la dissection faite méthodiquement de dedans en dehors isole, *ipso facto*, la séreuse sacculaire. Nous pouvons donc dire que c'est *par exclusion* et *forcément* que nous découvrons le sac de la hernie et que le sac ainsi trouvé présente les caractères d'une dénudation absolue.

Cette manière de procéder n'assure pas seulement la sécurité des éléments du cordon, elle facilite la découverte même du sac, que l'on chercherait en vain dans le contenu de la gaine fibreuse commune.

Nous devons déclarer ici qu'il nous est arrivé trois fois de ne pas le trouver ; on lira dans la section de nos observations non satisfaisantes, la relation de ces faits. Maladresse ou malechance, nous n'avons pas trouvé le sac ; nous sommes certains de ne l'avoir pas coupé, nous sommes persuadés qu'il n'était pas perdu, avec sa mince structure, dans le tissu cellulaire qui soutient les vaisseaux.

Nous avons alors suturé les piliers et achevé l'opération, dont les suites ont été bonnes néanmoins.

Nous nous sommes dit, pour nous consoler, que cette séreuse grêle, irritée par le traumatisme de l'opération et de nos recherches, s'oblitérerait.

En fait, nous ne sommes pas satisfaits et nous rangeons ces opérations dans la catégorie des interventions frustes et nous nous proposons de suivre de plus près et plus longtemps ces opérés.

L'adhérence entre le sac herniaire et la trame des vaisseaux est généralement lâche et le plus souvent les ongles suffisent pour opérer le décollement.

Les adhérences, quand elles existent, ne sont jamais que partielles et un petit coup de bistouri çà et là les lève facilement. Aussi sommes-nous persuadé que les chirurgiens qui ont déclaré avoir trouvé (je fais une réserve pour certaines ectopies testiculaires) les éléments du cordon inclus dans la séreuse du sac, se sont trompés, soit qu'ils n'aient pas poussé la dissection assez loin, soit qu'ils aient manqué de méthode ou de patience.

Néanmoins, chez quelques enfants qui ont subi, plus ou moins longtemps, l'application d'un bandage, l'existence de ces adhérences est possible en haut, et nous verrons que nous avons été parfois dans l'impossibilité de décoller, aussi loin que nous l'aurions voulu, la séreuse du collet, et que nous avons dû refouler notre ligature faite un peu trop bas, derrière les piliers solidement suturés, manœuvre analogue à celle de l'opération de Buchanan, quoique le résultat en soit plus solide et plus sûr, puisque c'est, après tout, une ligature serrée et non une suture lâche, qui fermait alors la cavité péritonéale.

Le sac est donc découvert et isolé par le fait seul que, sans le chercher, on a cherché, trouvé, compté et récliné les éléments du cordon.

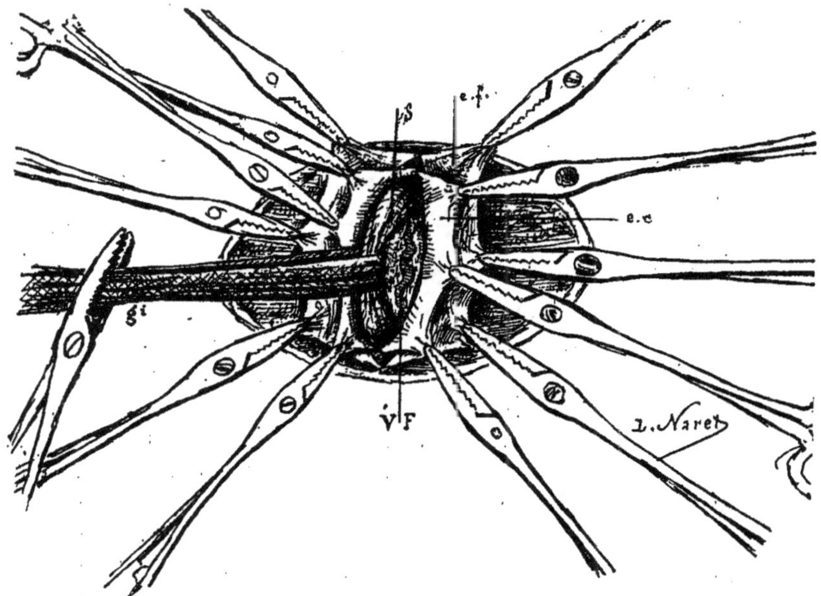

Fig. 51.
Isolement du sac *s* par une mèche de gaze antiseptique *g i*.
Les éléments du cordon V F occupent le fond de la plaie en dehors.

Libéré dans son pourtour de toutes ses adhérences lamelleuses, et fortement attiré en bas, le sac se présente, alors même que la hernie qu'il contenait était énorme, sous l'aspect d'un simple filament dont le diamètre ne dépasse guère 4 ou 5 millimètres. On retire alors la mèche de gaze antiseptique engagée sous la gaine fibreuse commune et on glisse (fig. 51) une mèche semblable (*g i*), dans le but de présenter ainsi, sur le fond de la plaie, d'étaler et de soutenir le sac bien isolé, sur lequel il nous reste à travailler.

Ce sac, après qu'on s'est assuré qu'il est vide, est saisi dans une pince à forcipressure et énergiquement tendu en avant, pendant que par des mouvements prudents et méthodiques de traction et de décollement avec l'ongle, nous éloignons les éléments du cordon, manœuvre qui se poursuit jusque bien au delà de l'orifice externe du trajet inguinal. C'est un premier pas.

Cinquième temps : Ouverture, décollement et
ligature du collet.

La plaie étant débarrassée de l'écarteur et des pinces à pression, désormais inutiles, on pratique sur le sac, soutenu et présenté par la mèche de gaze antiseptique, une incision longitudinale de 10 à 15 millimètres dont les lèvres sont saisies et écartées par trois ou quatre petites pinces à forcipressure (fig. 52). L'ouverture doit généralement être suffisante pour admettre l'extrémité de l'index qui, pénétrant résolument dans l'abdomen, reconnaîtra si le collet est libre et si les viscères, intestin ou épiploon, n'ont pas contracté des adhérences avec l'infundibulum. Enfin le doigt, se portant vers le fond du sac, recherchera si la hernie est testiculaire.

Dans bien des cas, surtout chez les très jeunes enfants, la simple exploration avec une sonde cannelée peut dispenser de l'introduction du doigt dans la cavité péritonéale.

Une éponge antiseptique, en forme d'olive, montée sur une pince est alors substituée au doigt ou à la sonde cannelée, et à la faveur de la résistance de ce petit corps solide, sans le secours du bistouri ou des

ciseaux, l'ongle et les pinces à disséquer, dégageant
le collet aussi loin que possible dans le trajet inguinal,
l'abaissent et l'attirent au dehors.

Dans cette manœuvre, le péritoine glisse avec
une facilité qui n'est pas une des moindres causes de

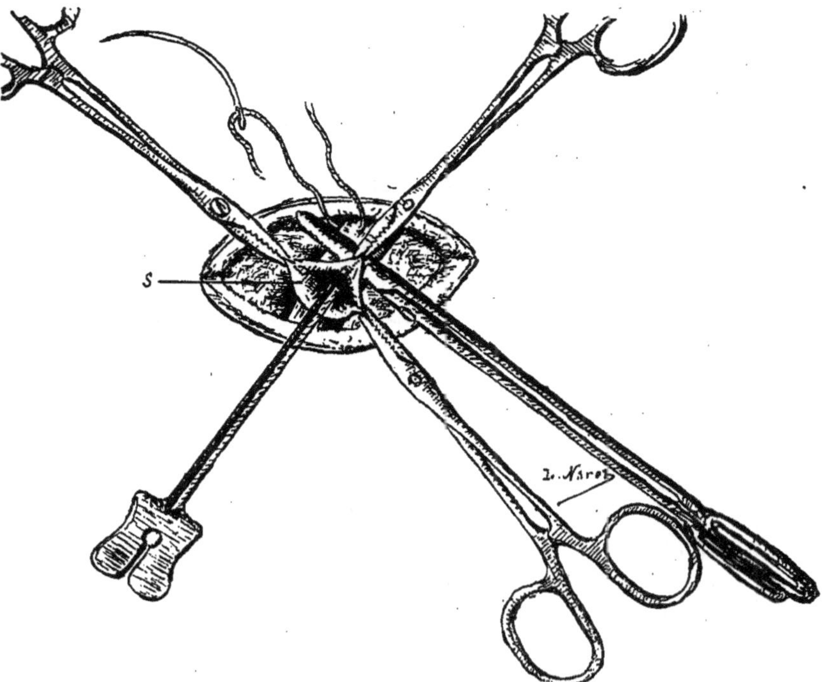

Fig. 52. — Ouverture et ligature du sac.

la facilité de l'opération chez les enfants. La traction
étant maintenue et l'index de la main gauche étant
substitué à l'éponge, de façon à nous mettre à l'abri
du danger qu'entraînerait la saillie inattendue d'une
anse intestinale, on traverse le collet avec une aiguille
qui rase le bout du doigt et on procède aussitôt à la
ligature, de la manière que nous exposerons plus loin.

Souvent il est bon de faire cette ligature au-dessus d'une pince placée en travers sur le collet, laquelle augmente la traction au dehors et donne une garantie de plus, dans le cas où, le catgut se rompant, pendant la ligature, il serait difficile de ressaisir le sac, dans son état d'isolement.

LA QUESTION DES ADHÉRENCES

Avant de parler de la ligature, quelques mots sur les viscères, que le sac herniaire peut contenir.

Cette question des adhérences, si délicate et si grave dans la pathologie herniaire des adultes, n'existe, pour ainsi dire, pas dans la chirurgie infantile.

A part les cas assez rares dans lesquels, sous je ne sais quelle influence, l'intestin se révolte et résiste à la réduction, la réintégration de l'intestin grêle est généralement facile.

Nous n'avons pas encore vu l'intestin grêle adhérent au sac herniaire, mais nous l'avons trouvé adhérent, par des jetées plus ou moins solides, à l'épiploon.

Dans ce cas, ce serait, croyons-nous, une faute de réduire ensemble les deux organes ainsi accouplés, quelque grêles que soient leurs attaches.

Il n'est pas indifférent de les libérer l'un de l'autre. Il importe peu que le péritoine viscéral emporte dans l'abdomen quelques débris épiploïques à sa surface. Dans tous les cas, les parois de l'intestin sont tellement minces qu'il serait imprudent de prétendre à le dégager entièrement. Il n'y a aucun inconvénient à laisser sur sa surface séreuse des débris d'épiploon. Les parcelles épiploïques, traitées par une application discrète de la solution phéniquée forte, bien antiseptisées, par conséquent, sont destinées à être résorbées, au même titre que des fils de catgut.

Quant à l'épiploon, on l'attire au dehors, autant pour s'assurer qu'il n'a pas contracté d'adhérences au niveau du collet, que pour exciser non seulement tout ce qui n'est pas parfaitement sain, mais encore tout ce que l'on peut amener.

L'excision pourrait à la rigueur se faire sur un certain nombre de ligatures en chaîne. 'Mais, disons-le, ces ligatures sont loin d'exiger les précautions qu'inspire la crainte des hémorrhagies internes chez les adultes. L'organe, nous le savons, est cellulo-adipeux et très pauvre en vaisseaux : deux ou trois ligatures séparées répondent à l'indication de l'hémostase, avec toute la sécurité désirable.

La ligature et l'excision de l'épiploon sont des actes tellement inoffensifs, qu'alors même que nous rencontrons, insinuée dans le sac, une languette épiploïque parfaitement saine, nous ne manquons jamais de l'exciser.

Nous avons expliqué plus haut comment l'épiploon précède et guide dans le sac la hernie de l'intestin.

Nous éprouvons souvent, au cours de l'opération, combien ce viscère insaisissable est difficile à reduire et, réduit, avec quelle facilité il ressort.

Le moignon qui résulte de la ligature constitue précisément une masse dure, réfractaire au glissement et sans inconvénient au point de vue des suites de l'opération. Dans ces conditions, nous sommes d'avis qu'il est indiqué d'exciser toujours les portions d'épiploon, que l'on rencontre engagées dans le sac.

L'excision de la plus grande quantité d'épiploon présente peut-être un autre avantage. Plus le sacrifice a été grand, plus le moignon est élevé dans l'abdomen, et par conséquent plus il est loin de l'orifice interne, à l'invasion duquel il a concouru et dans le voisinage duquel il pourrait contracter des adhérences nuisibles pour l'avenir.

Le cæcum est le seul segment du gros intestin que nous ayons encore eu l'occasion de trouver dans le sac des hernies infantiles.

S'il est réductible, il n'y a rien de particulier à dire, car nous rentrons dans le cas des entérocèles simples.

S'il est irréductible, ou plutôt s'il présente cette malformation hétérotopique que nous avons mentionnée, la conduite à tenir est assez délicate et surtout d'un conseil difficile.

Dans deux cas de ce genre, nous l'avons refoulé dans l'abdomen, avec la portion du sac sur laquelle il était implanté, après nous être assuré qu'il ne subissait dans le ventre aucune compression ni aucun trouble. L'événement a justifié notre conduite et les enfants ont parfaitement guéri.

Quant à l'appendice que l'on rencontre dans une hernie, il est souvent adhérent au sac et il présente des dimensions différentes de l'ordinaire : nous l'avons toujours réséqué et réduit, avec la précaution d'une suture de Lemberg, destiné à en fermer le calibre. Il se peut cependant que dans un de nos cas, on aurait pu, sans inconvénient, le réduire, sans y toucher, dans l'abdomen.

Chez un enfant de vingt mois, que nous avons opéré au moment où nous corrigions ces épreuves (novembre 1893), nous avons trouvé un appendice, long de plus de 6 centimètres et exempt d'adhérences, sortant toujours avec l'intestin grêle et rentrant facilement en totalité. Nous allions l'exciser quand on nous avertit que les petites aiguilles destinées à la suture de Lemberg étaient égarées. Nous l'avons rentré alors, lié le sac comme à l'ordinaire et terminé l'opération en suturant les piliers.

Enfin, les kystes adventices qui se rencontrent parfois appendus par un pédicule au-dessous du

collet doivent être excisés avant que l'on procède à
la ligature du sac. Il ne s'agit là d'ailleurs que d'un
détail, sur lequel il est inutile d'insister.

*
 * *

Revenons à la ligature du sac.

Nous avons adopté un procédé de ligature, qui ne
convient pas seulement à la ligature du sac herniaire,
mais encore à la ligature de tous les pédicules, quels
qu'ils soient.

Nous l'avons présenté à la Société de chirurgie
en 1892. Il séduisit par sa simplicité autant que
par sa sureté un certain nombre de nos collègues,
qui l'emploient couramment aujourd'hui dans les opérations gynécologiques, sous le nom de *ligature dite
de Félizet*.

Mes collègues sont bien bons de l'appeler ainsi :
c'est, pour être juste, le nœud de l'artificier, ou mieux
le *nœud du meunier* que j'ai appliqué à mon usage
chirurgical et je n'ai d'autre mérite que celui de
l'avoir indiqué aux camarades, qui ne le connaissaient
pas, avant moi.

Le nœud du meunier est préférable à la ligature
en chaîne en ce sens qu'on le fait seul, sans le
secours d'un aide.

La ligature en chaîne, excellente pour les pédicules pleins, au point de vue de l'hémostase, a le
grave inconvénient, dans la ligature d'un collet
herniaire, de laisser deux pertuis latéraux au niveau
du croisement des anses, et de ne pas faire, par
conséquent, une occlusion rigoureusement étanche
de la cavité péritonéale.

Les figures 53, 54 et 55 permettent de comparer
le nœud du meunier, la ligature en chaîne et le nœud
de Lawson-Tait.

Cette dernière ligature de Lawson-Tait, empruntée, dit-on, à la pratique du bourreau de je ne sais quel comté de l'Angleterre, est élégante autant qu'expéditive; elle a l'inconvénient de solidariser la striction des deux anses, de telle sorte que si l'une mollit, l'autre cède et la totalité du nœud s'échappe.

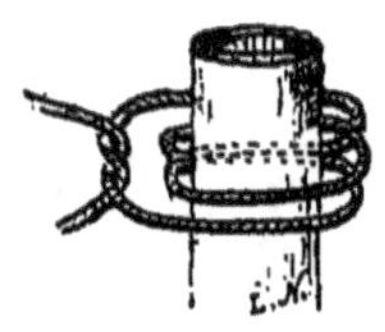

Fig. 53.
Ligature du meunier.

Le meunier, pour fermer un sac de blé, traverse — c'est le premier temps — la moitié du collet avec une forte aiguille enfilée et fait un nœud — c'est le deuxième temps. — Sur cette moitié du collet, que la striction a transformée en un pédicule dur, il étale la moitié restée libre et la serre au moyen des deux bouts de la ficelle qui a servi à faire le premier nœud (fig. 56, 57 et 58) : le sac est ainsi lié en trois temps.

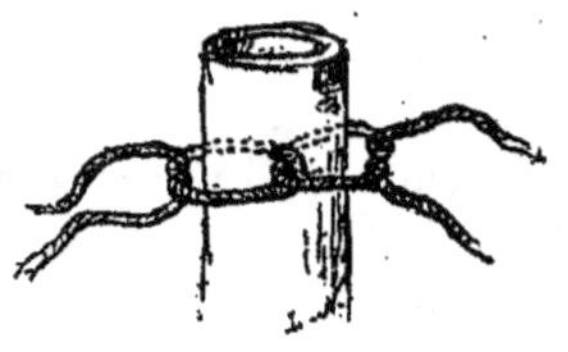

Fig. 54.
Ligature en chaîne.

On est sûr, grâce à la transfixion de la moitié du collet, que la ligature ne glissera pas.

D'autre part, grâce à la striction portant sur la moitié du sac rassemblée par la première ligature et dont la consistance fait l'office d'un mandrin, l'occlusion ainsi faite en trois temps, est complète et comme hermétique, puisqu'il n'y a ni plis, ni fissures, mais un accolement à plat des surfaces.

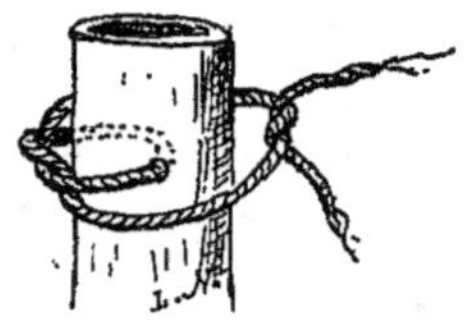

Fig. 55.
Ligature de Lawson-Tait.

Nous nous sommes permis, pour la ligature du sac herniaire, d'introduire une petite modification ayant pour objet de supprimer ces petits pertuis que cause le passage de l'aiguille, inconvénient inévitable dans la suture en chaîne. La première ligature serre *transversalement* la moitié du collet ; la seconde ligature qui doit, passant sur la moitié déjà serrée,

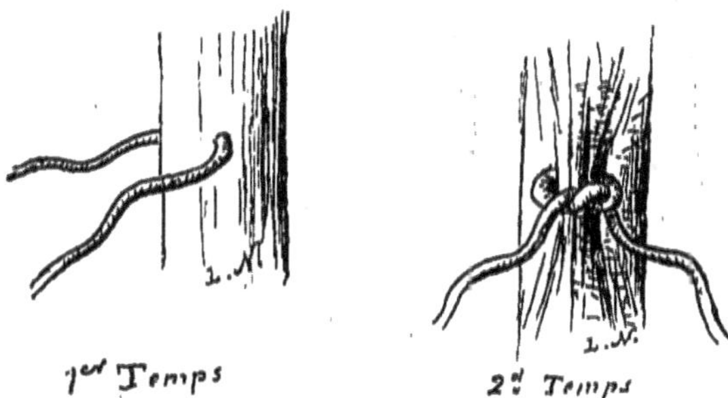

Fig. 56 et 57. — Ligature du meunier.

lier la moitié restée libre, s'élève *obliquement* au-dessus de la première, pour laisser dans le moignon le petit pertuis que le passage de l'aiguille a laissé.

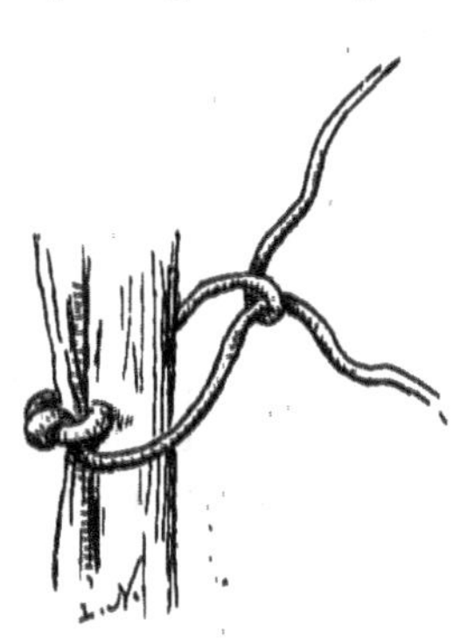

Fig. 58.
Ligature du meunier.

Le serrage total est donc oblique par rapport au sens du premier liement. De la sorte, nous réalisons une occlusion parfaite, avec une ligature qui, certainement, tiendra bon.

Nous laissons en effet en dehors de la ligature totale la petite perforation, qu'a créée le passage de l'aiguille.

C'est dire que nous ne nous servons jamais de l'aiguille mousse spéciale, modification de l'aiguille de Reverdin, qui fait une éraillure et non un pertuis en traversant le collet. Cette aiguille n'a de raison d'être qu'au point de vue de l'hémostase, dans les ligatures épiploïques, par exemple. Or, si le collet est soigneusement isolé, il n'y a pas à craindre de rencontrer de vaisseaux : l'aiguille mousse est donc inutile.

C'est avec une aiguille trés fine, au contraire, enfilée de catgut et montée sur un porte-aiguille, que nous traversons le collet de la hernie.

Nous avons parlé de la grande résistance qu'oppose à la traction le cordon grêle, qui représente le sac herniaire bien isolé. Sa solidité est effectivement telle qu'on peut, en l'attirant en bas abaisser par glissement une quantité relativement considérable du péritoine. Où le danger d'une rupture est réel, c'est avant que la membrane sacculaire ait été rassemblée en un cordon.

Nous avons relaté le fait du seul cas de mort que nous ayons eu dans notre pratique herniaire.

Un des aides tira sur les pinces qui tenaient le sac ouvert et étalé, et l'arracha. Il nous fut impossible de ressaisir les bords de la séreuse, qui était rentrée dans l'abdomen.

Il y a deux ans, pareil malheur faillit nous arriver : Voici comment nous fûmes assez heureux pour retrouver les bords de la séreuse, arrachée circulairement.

Le sac, disséqué jusqu'au collet, céda à une traction maladroite. Nous allions nous décider à fendre le trajet largement pour en retrouver la marge, quand l'idée nous vint d'employer le violet de méthyle, que Mosetig venait de mettre à la mode et dont nous avions précisément un échantillon sous la main.

Une éponge montée, imprégnée de ce violet, fut engagée par le trajet inguinal, jusque dans le ventre et le tout rapidement essuyé avec une éponge sèche.

Le violet de méthyle, apparut éclatant sur la séreuse péritonéale, dont il avait imprégné les cellules, révélant les limites de la rupture par une frange vivement colorée, qui tranchait sur la teinte en grande partie essuyée des autres tissus.

Ce ne fut que l'affaire d'une minute, mais l'alerte fut saisissante.

Il fut aisé de passer avec une aiguille, par une demi-douzaine de points, un catgut qui fut froncé en bourse. La fermeture fut parfaite, renforcée par une ligature circulaire portant sur ce collet ainsi ressaisi et rassemblé. L'enfant guérit sans incident.

A dire vrai, ce n'est pas seulement à l'occasion d'un accident de rupture que l'occlusion par la suture froncée est applicable. Deux ou trois fois déjà, nous avons trouvé, au niveau et au-dessous du collet, les éléments du cordon tellement adhérents au sac, que nous avons cru faire aussi bien en renonçant à poursuivre la dissection au plus loin, pour ne pas prolonger l'opération.

C'est en réalité une manœuvre d'aventure et de nécessité qui se rapproche beaucoup de l'opération de Buchanan et d'autant mieux que, comme le chirurgien anglais, nous refoulons le collet et nous lui opposons la résistance de la suture des piliers.

Nous verrons bientôt ce que deviennent les godets du péritoine de l'enfance, quand l'intestin ne les déprime plus.

*
* *

Nous n'avons rien dit encore de l'opération de la hernie inguinale chez les petites filles.

Les premiers temps sont les mêmes, avec cette différence qu'ici toutes les difficultés, qui marquent l'opération chez les garçons, n'existent pas. La recherche et l'isolement du cordon, ces temps vraiment quelque peu délicats, ne nous arrêtent point.

L'incision transversale rencontre presque à angle

droit le ligament rond, et franchement le bistouri attaque la couche de fibres musculaires lisses, qui recouvre le canal de Nuck.

Dès que le sac est reconnu, c'est à grands coups

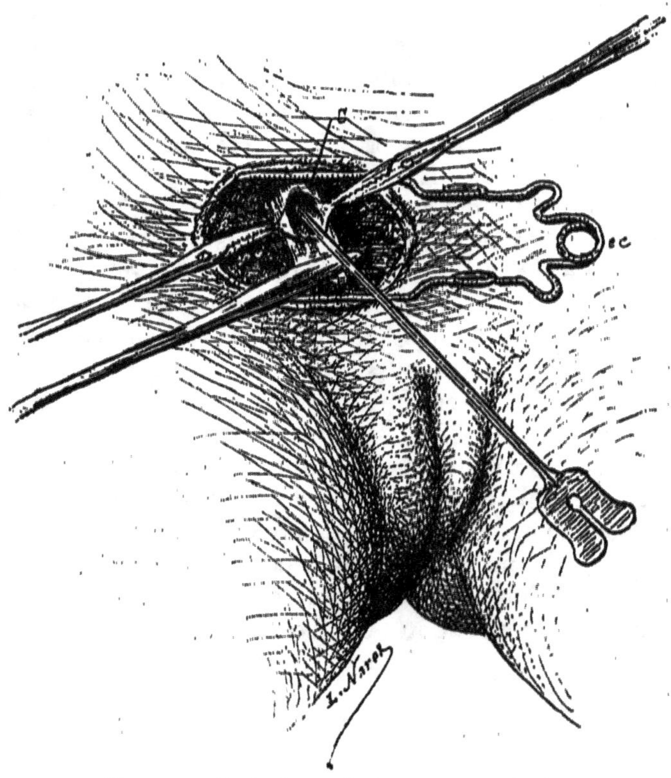

Fig. 59. — Opération radicale chez la petite fille.

d'ongles et de pinces, qu'en un tour de main on
l'isole.

La figure 59 nous montre ce sac isolé, ouvert dans
le but de s'assurer qu'il ne retient pas profondément
d'organes adhérents, fortement tendu par une pince,
et prêt à subir la ligature de son collet.

*
* *

A partir de ce moment, qu'il s'agisse d'une fille ou d'un garçon, les temps de l'opération, qui vont suivre, sont les mêmes.

Dans les conditions ordinaires, dès que la ligature est faite, on excise le collet à 4 ou 5 millimètres au-dessous du lien.

Vous avez à peine le temps de voir le moignon du pédicule; à peine la pince est-elle ouverte, qu'il disparaît dans l'abdomen, enlevé et *comme aspiré*, pourvu que la traction ait été fermement soutenue pendant la dissection du sac.

Quand le péritoine est faible, chez les enfants de quelques mois, par exemple; quand on doit viser à la rapide exécution de l'opération, l'isolement du sac séreux est toujours obligatoire, mais la dissection du collet n'a pas besoin d'être portée aussi haut, car, par opposition à ce que l'on observe chez les adultes, le collet n'est ni épaissi, ni adhérent au trajet inguinal; il est susceptible d'être mobilisé aussi bien en haut qu'il l'a été en bas, par le fait des tractions.

Il ne s'engloutit pas toujours alors spontanément dans l'abdomen, mais on le refoule facilement et sans effort. Le doigt sent que le moignon de la ligature chasse dans l'abdomen quelque chose de mince et de malléable.

Il ne semble pas qu'on doive alors s'inquiéter de l'infundibulum.

Nous savons que cette forme en godet, qu'avait créée la migration du testicule et qu'entretenait l'existence du sac herniaire, n'est pas fixée par une structure fibreuse, ni par un épaississement du péritoine en ce point, comme dans les hernies de l'âge mûr. Elle est destinée à disparaître forcément, le péritoine redevenant plat, sur le plan résistant et bien nivelé que la réfection du trajet lui opposera.

Nous n'avons vu, pour notre part, aucune différence au point de vue de la guérison radicale, après un an et trois ans, chez nos petits opérés, que la dissection du sac ait été typique ou fruste : la suture du trajet semble avoir remis tout au point.

Il y a plus : un sac entier, complètemeut disséqué, et non réséqué, peut disparaître après sa réduction dans l'abdomen.

Chez une fillette de cinq ans qui portait une hernie inguinale, l'opération nous fit découvrir, sortant par un large anneau mal formé, un sac arrondi, lisse, mesurant plus de 4 centimètres dans son grand axe, à l'état de vacuité, tandis qu'à l'état de distension, il logeait une hernie descendant jusqu'à la partie inférieure de la grande lèvre. Il s'agissait donc d'un grand sac. Ce sac, soigneusement disséqué jusqu'au fond du trajet inguinal, fut réduit dans l'abdomen, sans avoir été ni ouvert ni lié.

La suture des piliers fut très exactement faite : l'enfant guérit rapidement.

Nous l'avons revue quinze mois après l'opération. C'est une fillette maigre : la fosse iliaque était absolument nette comme la paroi, et nous sommes persuadé que ce grand sac s'est effacé et qu'il n'en reste plus la moindre trace, derrière le trajet inguinal restauré.

Dans une autre opération, mais involontairement cette fois, nous vîmes le sac rentrer intact dans l'abdomen.

Une fillette de six ans et demie, Émilie Racot, portait une petite hernie inguinale droite, que nous opérons le 6 février 1893.

Dès que le sac fut mis à nu, l'intestin rentra de lui-même, une pince qui fixait le sac dérapa et ce dernier, devenu libre, s'engagea dans l'abdomen, à la façon d'une anse élastique, qu'on cesse de tendre ; il ne put pas être ressaisi. Nous avons revu l'enfant ces jours-ci : la hernie est guérie et les accidents douloureux qui nous avaient déterminé à agir, n'ont jamais reparu depuis l'opération.

Nous sommes loin, on le voit, de ces précautions minutieuses et de ces manœuvres multiples de la chirurgie herniaire des adultes, qui sont nécessaires pour que le collet soit effacé et que le péritoine ne présente plus même la moindre trace de l'infundibulum initial.

C'est que nous sommes en présence de conditions spéciales qui rendent facile le succès de l'opération radicale chez les enfants, et qui compensent heureusement les quelques difficultés qu'occasionnent la délicatesse et la ténuité des tissus, sur lesquels on a à manœuvrer.

Sixième temps : Suture du trajet inguinal.

Le collet du sac est lié et, après l'excision, la ligature libérée disparaît, enlevée dans l'abdomen.

Si l'infundibulum n'est pas immédiatement remplacé par un diaphragme plan, régulier et bien tendu, — et la forte traction que nous avons exercée nous autorise à supposer qu'il l'est, — ce résultat ne tardera guère à se produire, étant données les qualités anatomiques de la séreuse du collet chez les enfants.

La hernie est, en fait, guérie pour le moment, en ce sens que l'intestin est réduit, que le sac herniaire n'existe plus et qu'un plan séreux régulier a été substitué à l'entonnoir, qui servait d'ouverture au collet.

Mais pour que la cure mérite véritablement le nom de radicale, il faut que la région soit reconstituée avec des dispositions telles, que la reproduction de la hernie soit de toute impossibilité.

Or, si le collet est lié, la baie inguinale persiste ; c'est un point faible, une brèche dans laquelle on comprend malaisément que le péritoine ne glisse pas, un jour ou l'autre.

A la suite d'un chapitre intitulé : *Principes de ma méthode*, le Dr Lucas-Championnière expose que la substitution d'un plan lisse séreux et continu à l'infundibulum péritonéal, que « la présence d'une cicatrice puissante, ramassée, constituée par des sutures profondes » et la compression méthodique de la plaie, assurent parfaitement la permanence de la guérison.

Et d'abord, à parler français, une suture n'a jamais « constitué » une cicatrice ; elle l'a préparée, si l'on veut, ou soutenue.

Une cicatrice n'est que la modalité d'une fusion de tissus, et la fusion implique l'existence préalable de matériaux que la suture ne peut pas plus constituer, que la compression méthodique ne peut les créer de toutes pièces.

Je suis convaincu, pour ma part, que si l'on appliquait cette méthode (puisque méthode il y a) au traitement chirurgical des hernies de l'enfance, et je ne parle pas seulement des hernies par malformation de la région, à cet âge même, où la nature a vraiment des complaisances de réparation merveilleuses, on n'aurait pas lieu d'être absolument tranquille.

A plus forte raison s'il s'agit d'une opération pratiquée sur des adultes.

C'est ce qu'ont bien compris la plupart des chirurgiens, quand, éclairés sur la cause des fréquentes récidives, ils ont demandé une bonne fois à la suture du trajet une occlusion et un soutien que le plan lisse et tendu du péritoine, le tissu de remplissage et la fameuse « cicatrice puissante *constituée* par des sutures profondes » pouvaient leur promettre, mais ne leur donnaient pas, dans des conditions de sécurité suffisante.

Elle ne les leur donne pas, parce que les deux principales conditions de la puissance d'une telle cicatrice sont, on le comprend, la masse et le point d'appui.

La masse ? Mais si grande que soit la quantité de tissu de remplissage accumulé dans le trajet, et fixé par les sutures, cette quantité sera toujours inférieure à la capacité du canal, et la différence s'exprimera précisément par le volume de la portion de hernie qui le traversait et l'occupait avant l'opération.

Quant au point d'appui, est-ce sur les adhérences de ce bouchon de tissu cellulaire qu'il faut compter pour le réaliser ?

Peut-être, si le sujet est jeune, bien portant, si surtout la hernie n'est pas le fait d'une malformation, si l'opéré est muni d'un bandage, lequel, appliqué au-dessus de la cicatrice, empêchera la poussée de l'intestin de battre en brèche ce barrage de création récente.

Mais que de conditions à réunir ! Et qu'arrivera-t-il, si ces conditions font défaut ?

Or, avec la proportion considérable de hernies par malformation qui existent et avec la fréquence des hernies acquises survenant après l'âge mûr, on peut se demander quels résultats stables donnera l'opération dite radicale, si l'on n'ajoute pas à la suppression de l'infundibulum la réparation de la brèche et la réfection du trajet inguinal malformé ou déformé.

Le rapprochement des piliers était donc la manœuvre indiquée par la logique, comme elle a d'ailleurs été justifiée par les résultats.

Mitchell Banks, il y a plus de quinze ans, réalisa cette idée, qui semble avoir été mal accueillie tout d'abord, malgré l'application qui en fut faite par l'auteur à vingt opérations de hernies.

Bassini reprit la suture du trajet et en fit un temps important dans l'exécution du procédé qui porte son nom, procédé que tous les chirurgiens d'aujourd'hui ont adopté, sinon dans les détails, du moins dans le principe de son esprit.

Nous ne nous arrêterons pas, si vous le voulez bien, à cette affirmation de M. Lucas-Championnière qui tranquillement décide que : « A proprement parler, la suture des piliers n'a, par elle-même, aucune valeur. »

L'affirmation péremptoire et sans raisons est une manière commode mais regrettable, qui, excluant par sa forme même toute discussion, provoque simplement une dénégation, forme aussi extra-scientifique que l'affirmation elle-même, et désobligeante par surcroît.

Nous serions aux regrets de désobliger M. Lucas-Championnière, auquel nous devons, je ne dis pas la création, mais l'importation dans notre pays, de l'opération radicale des hernies, à l'époque où la méthode de Lister permit de l'exécuter sans danger, comme un grand nombre d'opérations courantes aujourd'hui.

Les excellents résultats que donne, même chez les adultes, la curieuse opération de Bassini, montrent avec évidence, que M. Lucas-Championnière se trompe, en affirmant que la suture des piliers est incapable de produire un accolement sérieux.

Les résultats que nous avons obtenus chez les enfants sont encore plus démonstratifs, mais il s'agit là d'une physiologie pathologique, que notre collègue n'a pas eu l'occasion d'apprendre et qu'il a prouvé ne pas connaître.

Toutefois après avoir déclaré que « les piliers sont des tissus fibreux de trop peu de vitalité pour faire eux-mêmes leur accolement et trop peu résistants pour retenir quelque chose », et avoir ainsi repoussé le temps important de l'opération radicale, M. Lucas-Championnière se ravise et, avec une louable inconséquence, décrit et exécute la suture des piliers, mais une suture de sa façon.

Bassini, on le sait, fend dans toute sa longueur la paroi antérieure du trajet, en reconstitue le plancher, comme nous l'avons dit, et accole par leur face profonde les lèvres de l'incision de l'aponévrose du grand oblique, de telle sorte que la ligne de ses sutures forme une crête, dont la saillie donne la mesure du rétrécissement infligé au trajet inguinal.

Comme Bassini, M. Lucas-Championnière fend toute la paroi antérieure du trajet; comme lui, il suture les lèvres de l'aponévrose, mais au lieu de les appliquer l'une à l'autre par leur face profonde, il imagine de les faire chevaucher l'une sur l'autre, accolant la face profonde de la lèvre externe, par exemple, à la face superficielle de la lèvre interne, et réunissant le tout par plusieurs points d'une suture en U.

Or, de deux choses l'une : ou bien les piliers sont absolument incapables de fusionner, alors pourquoi ajouter à l'opération cette complication d'une suture inutile ? Ou bien ils peuvent se joindre dans un accolement vivace et définitif; n'est-ce pas alors le démenti catégorique de l'affirmation que nous avons textuellement citée plus haut : à savoir que « les piliers sont des tissus fibreux de trop peu de vitalité pour faire eux-mêmes leur accolement, et trop peu résistants pour retenir quelque chose » ?

Quoi qu'il en soit, si les piliers sont susceptibles chez l'adulte, sinon d'une fusion, du moins d'un accolement définitif, il semble que la technique de Bassini doive l'assurer avec des garanties autrement sérieuses que le procédé des sutures en chevauchement, dont nous venons de parler. Voici pourquoi : Bassini suture les piliers avec de la soie aseptique solide, qui pourra séjourner indéfiniment dans les tissus et prolonger son action pendant plusieurs mois ; M. Lucas-Championnière fait usage du catgut.

Or le catgut est le plus résorbable des liens : entre le huitième et le quinzième jour il cesse d'exister, sinon comme substance, du moins comme ligature.

Et c'est pour rapprocher des tissus aponévrotiques dont la vitalité est déjà difficile à mettre en action, dont l'accolement doit, par conséquent, demander un laps de temps considérable, que notre collègue fait usage du plus résorbable et du moins stable des agents de déligation que nous possédions aujourd'hui !

Il faut le reconnaître : la suture du trajet ainsi pratiquée est l'illusion d'une suture.

Mais si les piliers rapprochés de cette façon ne fusionnent pas, ne pouvons-nous pas admettre que la faute en doit être souvent à la nature du lien dont on a fait usage ?

C'est vraisemblablement la constatation des résultats de cette pratique qui a inspiré à M. Lucas-Championnière cette phrase, que nous avons citée plus haut : « A proprement parler, la suture des piliers n'a par elle-même aucune valeur. »

En fait, les piliers sont capables de se souder, il n'y a pas à le nier. Mais il ne faut pas jouer sur les mots. Ce ne sont pas les piliers seuls, rubans fibreux de l'aponévrose d'insertion du grand oblique, que la suture saisit et accole, la suture comprend aussi, avec le tissu cellulaire que la dissection du cordon a laissé disponible, les lamelles des interstices des muscles, de l'aponévrose d'enveloppe et même du fascia superficialis. Tout cela rapproché et aggloméré se gonfle, prolifère, fait masse et se fond dans le tissu fibreux proprement dit, lequel est, à son tour, plus tardivement le siège d'une évolution histologique analogue.

Un facteur important de cette évolution incontestable, c'est le temps.

Pour produire, ou plutôt pour préparer un effet utile, la suture d'une séreuse avec adossement des surfaces demande quelques heures à peine ; — la suture d'une muqueuse, quelques jours ; — la suture de la peau, une semaine environ ; — la suture d'un os, trois, quatre ou cinq semaines, suivant les circonstances ; — la suture des tendons, plus ou moins.

Si nous comparons la suture des piliers à la suture des tendons, c'est par plusieurs semaines qu'il faut compter le temps de la fixation et de l'immobilité nécessaires à l'accomplissement du travail de réparation, que l'on a préparé et que l'on espère.

Or, si artistement cuisinés que soient les catguts, si rapprochés que soient les points de la suture en U, si bien comprimée que soit la région, après cinq ou six semaines les fils de boyau auront cessé d'exister depuis longtemps et nous nous demandons comment, même chez les enfants, l'imbrication des piliers ainsi rapprochés pourrait se maintenir.

Il n'y a pas à dire, au point de vue de la sécurité, le procédé de Bassini est incomparablement supérieur et je ne connais pas de chirurgien qui, chez l'adulte, ne l'emploie pas.

Bassini fait usage de la soie, lien excellent, s'il est aseptique. Mais, en dépit des ébullitions et des étuvages, nous pensons que la stérilisation n'est pas toujours facile à garantir, en raison des mille petites anfractuosités que présente le tissu de la soie, qu'elle soit plate ou tordue.

Nous avons eu plusieurs fois l'occasion de voir, dans la pratique de nos collègues, car nous ne faisons pas usage de la soie, la guérison définitive retardée de plusieurs semaines et même de plusieurs mois, par l'élimination successive de nombreuses anses de soie, que l'organisme rejetait au dehors, avec de petits abcès. Nous avons actuellement en vue un malade auquel un de nos amis, chirurgien consommé dans le traitement des hernies, pratiqua avec une grande habileté devant nous, dans un milieu très salubre, l'opération radicale. Toutes les précautions antiseptiques avaient été prises, et le malade, après plus de huit mois, élimine encore de temps à autre des bouts de soie de la suture de son trajet.

Autrement sûr est le fil métallique, que Mitchell Banks a préconisé depuis longtemps.

Le métal est lisse : pas le moindre recoin pour les germes. On le polit, on le stérilise avec des températures dix fois supérieures à celles que peut supporter la soie, dont il égale et dépasse la puissance dans le rapprochement des parties. C'est un agent de suture de toute sécurité, croyons-nous.

« Pour qu'un corps métallique séjourne dans les tissus mous, sans amener leur section, il faut qu'il n'exerce pas de tension sur eux. Aussi je pense qu'on se ferait une illusion singulière, en supposant que, dans une région constamment tendue comme celle des parois abdominales, les fils métalliques peuvent constituer un support quelconque, une défense contre la pression abdominale. » (Lucas-Championnière, *loc. cit.*, p. 137.)

Les faits démentent cette nouvelle affirmation de M. Lucas-Championnière. Nous avons plus de cent fois fait usage des fils métalliques, et deux fois seulement nous avons vu une de nos anses couper.

Ce qui coupe, dans une suture, ce n'est pas le degré de striction immédiat ou consécutif, pourvu toutefois que la ligature ait été faite avec la force qui convient; ce n'est pas non plus absolument la nature du fil employé; c'est surtout l'infection de ce fil. Or, le fil métallique est, plus sûrement qu'aucun autre, à l'abri des chances d'infection, pourvu qu'il soit inaltérable.

En 1880 Mitchell Banks employait le fil d'argent, qui demeurerait intact sous les pansements phéniqués.

Aujourd'hui, avec la liqueur de Van Swieten, dont nous faisons un constant usage, avec l'iodoforme, qui fait partie intégrante de nos pansements, nous avons craint que l'argent subît des altérations et des transformations en chlorures, iodures et iodhydrates, et même en sulfures, et nous avons recours à un métal ductile, parfaitement résistant et par surcroît inaltérable, l'or affiné, l'*or vierge*.

Les fils que nous employons ont un diamètre de 2 et de 3 dixièmes de millimètre. Ils sont souples, et une longueur de 50 centimètres subit, sans se rompre, la traction des deux bras de l'homme le plus fort. Sur plus de 100 sutures perdues pratiquées avec le fil d'or vierge, nous n'avons vu que deux fois l'élimination de notre fil métallique ; à part un cas d'infection de toute la région, *jamais* les trois ou quatre anses qui constituent une suture, n'ont été éliminées toutes : cela n'a toujours été qu'un manquement partiel.

Dans les quatre ou cinq circonstances, dans lesquelles, notre suture cutanée ayant échoué, la plaie opératoire a guéri secondairement par bourgeonnement, nous n'avons pas eu à constater une seule fois l'élimination d'un seul de nos fils. L'or est demeuré fixe et stable, sans rien couper, au milieu d'un foyer d'infection locale manifeste. Nous n'aurions certes pas osé espérer une telle indépendance des fils d'argent, à plus forte raison des fils de soie.

En raison du prix élevé du fil d'or, nous essayons actuellement de lui substituer le fil de platine, qui coûte quatre fois moins cher, et jusqu'ici nos dix dernières opérations ne semblent pas devoir nous faire regretter le changement.

Dans tous les cas, trois sutures demandent 50 centimètres de fil d'or, ce qui représente une dépense de 2 francs par opération de hernie.

Cette dépense est amplement compensée par le fait que nos malades ne portent ni pelotes, ni ceintures post-opératoires, en un mot, pas de bandage, quel qu'il soit.

*
* *

On comprendrait mal l'opération de Bassini, et on serait tenté volontiers de l'accuser de compliquer à plaisir les choses, si l'on s'en rapportait à la seule anatomie pathologique des hernies de l'enfance.

Par contre, ceux qui n'ont pratiqué que sur des hernies d'adultes, pourraient faire à la technique opératoire, que nous allons décrire, le reproche d'une simplification poussée à l'excès.

Nous savons que chez l'enfant le collet est homogène, l'étoffe n'en est, pour ainsi dire, pas épaissie. Il n'a contracté d'adhérences sérieuses, ni avec les orifices, ni avec le trajet inguinal, soit parce que le péritoine est encore un nouveau venu dans la région, soit parce que les hernies que nous sommes appelés à traiter, n'ont pas subi, pendant un assez long temps, la foulée du va-et-vient intestinal ni le traumatisme de l'application des bandages.

Nous savons aussi avec quelle facilité le péritoine jeune glisse sur son fascia et comme il est relativement facile de l'attirer en bas.

Il n'en va pas de même chez l'adulte.

Chez lui, le collet du sac n'est pas seulement épaissi, il est adhérent, solidement et largement adhérent à l'orifice interne, au trajet, souvent aussi à l'orifice externe, et la destruction de ces adhérences n'est possible et sans danger, que par une attaque au grand jour.

Ce grand jour, Bassini le demande à une longue incision de l'aponévrose du muscle grand oblique, incision prolongée jusqu'au-dessus du niveau de l'orifice interne du trajet, dans le ventre.

Dans ce champ largement ouvert, Bassini isole le cordon, qu'il fait recliner, décolle et libère le sac, dont il poursuit la dissection jusque dans l'abdomen, l'attire, le lie très haut et excise l'excédent.

Le chirurgien a donc sous les yeux et sous les doigts, pendont cette manœuvre, l'orifice interne plus ou moins agrandi et ce que la déformation herniaire a pu laisser de la paroi postérieure du trajet.

Il s'agit de refaire cette paroi postérieure.

Bassini fixe, au moyen d'une suture de soie serrée en surjet, l'aponévrose du muscle transverse et l'expansion fibreuse du bord externe du muscle droit à la lèvre postérieure de l'arcade de Fallope, ne laissant en haut qu'une ouverture strictement suffisante pour le passage des éléments du cordon, qui reposent sur le plan oblique de la gouttière inguinale, qui vient d'être ainsi reconstituée.

Un second rang de sutures à la soie rapproche les lèvres divisées de l'aponévrose du grand oblique et ferme de la sorte, en avant, le trajet considérablement rétréci.

Le procédé de Bassini vise donc la guérison de la hernie et assure la persistance du résultat obtenu par la reconstitution artistique des dispositions anatomiques normales : orifice interne petit, paroi postérieure solide et fixée à l'arcade de Fallope, orifice externe aussi étroit que possible.

Nous ne sommes pas de ceux qui croient devoir exagérer les difficultés d'une opération, soit pour tirer vanité des succès qu'ils ont pu obtenir en la pratiquant, soit pour laisser entendre que, seuls et à l'exclusion des autres, ils ont l'expérience et le talent nécessaires pour la mener à bien.

Nous déclarons donc ici que la suture du trajet est beaucoup moins compliquée chez les enfants que chez les adultes.

Les manœuvres sont élémentaires et suffisent, quoiqu'elles soient moins minutieuses que celles de Bassini, pour procurer des guérisons irréprochables et parfaitement définitives.

L'exécution de la suture du trajet est simple, par cette raison qu'il n'y a, en vérité, pas moyen qu'elle soit autrement

Nous avons pris l'occasion, sur le cadavre d'un enfant de trois ans, porteur d'une grosse hernie inguinale funiculaire, de répéter l'opération de Bassini.

Il s'agissait là d'un exercice de médecine opératoire : nous n'étions troublé ni par les difficultés du sang, ni par les alertes de ces coups d'effort qui parfois font brusquement sortir l'intestin, ni par les inquiétudes d'une chloroformisation prolongée à l'excès. Nous étions donc tranquilles, dans des conditions qui nous permettaient d'agir lentement et d'analyser, sans nous presser, chemin faisant, les difficultés du travail en lui-même.

L'incision de l'aponévrose du grand oblique nous mit immédiatement sous les yeux le foyer même de la hernie.

Après l'ouverture large de la gaine fibreuse commune, le décollement des éléments du cordon et l'isolement du sac furent l'affaire de deux minutes au plus, car il n'y avait pas d'adhérences. Le sac étant fortement attiré en bas, la ligature du collet, suivie de l'excision, produisit un diaphragme de péritoine pariétal, parfaitement tendu, sensiblement plan et situé dans l'abdomen, plus haut que l'orifice interne.

Jusque-là, à part l'incision parallèle à l'axe du cordon, nous étions exactement dans les conditions de nos opérations ordinaires.

C'est à l'exécution du procédé véritablement spécial à Bassini, que les difficultés commencèrent, non pas parce que sur un jeune enfant le champ opératoire n'avait guère plus de 6 centimètres de longueur, mais parce que nous ne trouvions pas, avec la meilleure volonté du monde, les plans que Bassini commande de saisir et de suturer, notamment pour reconstituer la paroi postérieure du trajet inguinal.

Nous voyions bien les fibres du muscle transverse, nous voyions aussi le bord externe du muscle droit, mais dans l'aire du trapèze circonscrit par le transverse, le droit antérieur et l'arcade de Fallope, nous ne pouvions vraiment distinguer ni le *tendon conjoint*, ni la lèvre postérieure de l'arcade crurale.

Ce qui, chez l'adulte, est fibreux, résistant et palpable, était là lamellaire, fuyant et imperceptible.

Et nous voyions les choses dans la simplicité calme d'une répétition à l'amphithéâtre, et nous n'étions gênés, ainsi que nous l'avons dit, ni par la résistance du sujet, ni par le sang, ni par les mains des aides !

Il était certes possible, en rassemblant les tissus existant en avant du *septum* péritonéal, de refaire une paroi postérieure au trajet inguinal ; je crois pouvoir déclarer qu'il était absolument impossible de le faire, en suturant les divers plans, conformément à la technique dont Bassini a donné une réglementation parfaite, pour l'opération radicale de la hernie des adultes.

Si je reconnais au procédé de M. Bassini une supériorité marquée sur celui de M. Lucas-Championnière, ce n'est pas à dire que je partage les illusions du chirurgien italien sur les grands avantages que peut retirer l'opéré de la scrupuleuse réfection de son trajet inguinal.

En fait, chez l'adulte, le collet est épais, adhérent dans le trajet, adhérent à l'orifice interne, et on n'en peut pas faire la ligature très haut, dans le ventre, sans le libérer de ses adhérences. Or, le travail est souvent délicat et il faut voir clair ; et pour voir clair, on n'a pas le choix : il faut largement inciser la paroi antérieure du trajet, l'aponévrose du grand oblique.

C'est, comme nous l'avons dit, la réparation de ce grand délabrement, nécessaire pour la ligature parfaite du collet, qui est l'objectif réel de l'opération de Bassini. Ce chirurgien nous dira, s'il le veut, qu'il refait un trajet inguinal, dans lequel les éléments du cordon seront à l'aise : nous n'y contredisons pas, mais ce qui nous frappe surtout, dans l'œuvre opératoire accomplie, c'est la réparation soignée de la large tranchée, dont l'obligation de bien isoler le collet a commandé l'ouverture, c'est la restauration de la paroi abdominale largement entaillée, restauration assurée par un double plan de sutures perdues.

Le cordon passe, certes, entre ces deux plans de suture.

Il n'y a pas à dire, ce n'est pas pour des services exceptionnels rendus au cordon, mais bien pour une réfection solide d'un point faible et d'un point fendu de la paroi abdominale, que M. Bassini a bien mérité de la chirurgie herniaire.

La hernie des jeunes sujets, avec son collet mince et exempt d'adhérences, ne demande, ni d'aussi grands sacrifices, ni de telles virtuosités opératoires.

C'est *en bloc* que nous faisons chez l'enfant la suture du trajet, où notre anse comprend non seulement les piliers fibreux, mais aussi le tissu lamineux pré-aponévrotique, avec le tissu cellulaire du trajet inguinal, notre seul souci, pendant l'action, étant de mettre soigneusement les éléments du cordon à l'abri des blessures de l'aiguille.

Nous verrons plus loin ce qu'il y a lieu de faire suivant que la baie herniaire est le résultat d'un écartement ou d'une malformation des piliers.

Ce que nous pouvons dire dès maintenant, c'est que, sur plus de cent opérations, nous n'avons vu que deux fois notre suture être infidèle et manquer.

Nous pensons que ce n'est pas seulement au travail accompli dans le tissu cellulaire englobé avec les piliers par la suture, que nous sommes redevables de la constance et de la solidité de cet accolement. Nous le devons aussi à la puissante vitalité du jeune tissu fibreux des piliers.

C'est, en somme, une suture tendineuse sans avivement, mais avec l'intervention irritante du corps étranger aseptique, que représente l'anse du fil métallique de la suture profonde.

Sous l'influence de cette irritation, le tissu fibreux subit une involution embryonnaire et les cellules jeunes, proliférant à foison, reconstituent une muraille solide, formée par la fusion des éléments nouveaux et encadrée par les fibres, sur la limite desquelles l'évolution irritative a commencé.

Nous croyons que les choses se passent de la sorte, mais, au surplus, nous pouvons nous tromper.

Ce que nous savons, c'est que les craintes théoriques qui ont été exprimées au sujet de l'emploi des fils métalliques, ne se sont jamais réalisées sous nos yeux, et que nous n'avons jamais constaté chez les enfants, cette mortification, cette section lente et totale que l'on observe parfois à l'occasion des manœuvres faites sur les aponévroses ou sur les tendons des adultes, même dans les cas très rares où, un fâcheux concours de circonstances a infecté la plaie de l'enfant et l'a fait suppurer.

Toute la question était donc de trouver un moyen d'approche souple, puissant, aseptique et inaltérable, c'est-à-dire qui s'engage facilement, qui tienne ferme, qui tienne longtemps et ne joue jamais dans les tissus le rôle d'un corps étranger.

Le catgut est, comme on le sait, le type des liens résorbables. Le temps nécessaire à ce travail de résorption varie peut-être avec le calibre du fil employé, il est dans tous les cas très court.

En moins de huit jours, un catgut n° 1 de 15/10ᵐ de millimètre, employé dans une suture de la peau, est résorbé dans sa partie plongeante. Nous ne croyons pas qu'une ligature de catgut de 3 millimètres perdue dans les tissus dépasse ou même atteigne trois semaines, ainsi que nous nous en sommes assuré autrefois. Le nœud que nous avions intentionnellement triplé pour le rendre palpable, encore sensible à la palpation à travers la peau le huitième jour, ne représentait plus qu'une petite saillie mollasse le douzième jour et le vingtième jour ne révélait plus sa présence par rien.

Nous avons en effet employé le catgut dans nos premières opérations, et c'est à la disparition trop rapide de cet agent de rapprochement que nous avons attribué la récidive de huit hernies sur vingt-quatre, proportion véritablement inacceptable pour les hernies infantiles.

Nous sommes tellement convaincu que là est la cause principale des insuccès, que nous avons fait commencer cette nouvelle série de nos opérations radicales au jour où nous avons absolument renoncé au catgut pour la suture des piliers.

La soie ne présente certainement pas cet inconvénient ; c'est une substance aussi solide que quoi que ce soit et qui, stérilisée, peut rester indéfiniment dans les tissus, sans s'altérer, sans même perdre aucune de ses qualités mécaniques. Bassini, Czerny, Duplay, Le Dentu, Terrier, Berger, Richelot, Ch. Nélaton, tous les chirurgiens de la France et de l'étranger en font usage.

Au point de vue de la puissance, elle est parfaite ; parfaite surtout, grâce à sa souplesse, qui permet de la bien manier, de la tendre au degré voulu, de faire des nœuds accomplis, et de réaliser l'accolement intime des tissus, que le chirurgien met en présence. Toutefois, comme nous venons de le dire, en dépit du soin avec lequel elle est préparée, nous conservons des doutes sur sa stérilité. La soie plate présente des saillies et des anfractuosités de texture qui comportent, avec une multiplication des surfaces, trop de possibilités de retenue des germes, qui auraient échappé à la destruction dans les étuves ou qui s'y seraient déposés à l'occasion d'un contact infectant au cours de l'opération.

A quel chirurgien, partisan de ces liens, n'est-il jamais arrivé de voir quelques jours ou quelques semaines après une opération, des anses de soie s'éliminer dans la poussée de petits abcès ?

Pour la suture du trajet, cette expulsion, si elle est tardive, peut être, à la rigueur, sans conséquence, car il est possible que la fusion des parties accolées soit déjà accomplie. Mais si elle est précoce, tout cède, la baie fermée se rouvre et nous voici sous le coup des graves inconvénients qu'entraînait la résorption précoce du catgut, avec cette misère en plus de la suppuration, qui compromet toujours la solidité des réunions.

Aussi solide au moins que la soie peut l'être, parfaitement lisse, c'est-à-dire présentant une superficie *minima*, facile à nettoyer mécaniquement, le brillant clair étant la manifestation de la suppression de tout accident de sa surface, susceptible surtout d'être stérilisé rapidement et complètement par des températures extrêmes, que la soie ne peut pas supporter, le fil métallique nous a séduit tout d'abord et les avantages que nous avons retirés de son emploi nous ont déterminé à ne plus faire usage d'autre chose.

Avant de pratiquer sur les enfants le système de Mitchell Banks, nous avons fait dans le tissu cellulaire du poitrail et du ventre des animaux quelques essais avec le fil d'argent décapé et stérilisé.

Certains incidents nous ont frappé.

Le plus souvent, l'argent ne bougeait pas. On le retrouvait, après quinze jours, aussi blanc et aussi mat. Mais parfois il était noir, et c'était presque toujours quand on avait touché la plaie avec la solution de sublimé et d'iodoforme.

Or, comme nous ne pouvons pas renoncer aux services de ces deux substances, nous avons dû chercher un métal absolument inaltérable.

La suppuration provoquée le huitième jour dans le tissu cellulaire où un fil d'argent a été introduit, entraîne immédiatement une sulfuration du métal, qui devient rapidement noir et rugueux.

Or, avec la possibilité des infections, accident plus possible chez les enfants que chez les adultes, il nous était impossible de compter sur la stabilité de l'argent, étant donné le rôle capital que nous faisons jouer au fil métallique dans la suture des piliers.

C'est, comme nous l'avons dit, avec des fils d'or vierge de 2 et 3/10es de millimètre que nous pratiquons la suture du trajet inguinal. Avec le platine, dont nous avons commencé depuis quelques temps l'expérience, l'or est le métal que nous trouvons le meilleur, au point de vue de l'asepsie, de la tolérance et de la solidité. Sur un nombre de plus de cent opérations, nous n'avons constaté, nous le répétons, que deux cas d'élimination de nos fils métalliques et encore après dix-huit mois et deux ans et demi d'opération.

Dans ces cas, l'expulsion ne portait que sur un des trois fils, et nous avons cru voir chez un de nos petits opérés qu'elle avait été provoqué mécaniquement par la saillie du tortillon que nous avions oublié de recourber et d'aplatir et qui avait percé la peau de dedans en dehors. Ajoutons que, malgré cette élimination, la fermeture de la baie s'était solidement maintenue, la hernie ne laissant plus la moindre trace. Nous sommes obligé de revenir sur la pièce très instructive à cet égard, que M. le prosecteur Morestin a disséquée et que nous avons déposée au musée Dupuytren.

Un enfant de onze mois (obs. Blanchet) opéré pour une hernie volumineuse du côté gauche, avec suture dorée de ses piliers, guérit rapidement. Six mois après, rougeole et coqueluche. Le trajet suturé résiste à l'assaut des efforts de la toux, mais une hernie apparaît dans l'aine du côté opposé, grossit et devient énorme. Je vois l'enfant alors; il est tellement faible que j'ajourne l'opération, qu'on me demande. Quatre mois après, il mourait dans le service de mon collègue le Dr Comby, de tuberculose pulmonaire et intestinale.

Il y avait vingt-deux mois qu'il était opéré.

La pièce du musée Dupuytren montre une hernie radicalement guérie.

Péritoine sans entonnoir passant à plat devant l'orifice interne effacé; trajet inguinal serré; orifice externe strictement suffisant pour le passage des éléments du cordon.

Les fils d'or, malgré la décomposition cadavérique, aussi clairs que le jour où on les a placés, ne servent visiblement plus à rien, tant la coalescence des rubans tendineux de l'aponévrose du grand oblique est intime.

Mais en regardant de plus près les choses, on reconnaît qu'un des trois fils d'or de la suture, a coupé de quelques millimètres, sur le pilier interne. Il est facile de s'assurer, d'après la solidité de la fusion des tissus à côté, que cette section a eu lieu tardivement, probablement sous l'influence de cette tourmente d'efforts de toux qui, pendant la rougeole et la coqueluche, effondraient le trajet inguinal du côté opposé et produisaient la grosse hernie que nous avons refusé d'opérer, pendant que l'accollement des piliers du côté opéré n'était en rien compromis par la défaillance partielle du fil qui avait coupé.

*
* *

Une des conditions de la réussite avec la suture dorée, c'est que l'accolement des parties soit aussi intime que dans les sutures exécutées avec le catgut ou la soie.

Or, le métal, — or, argent ou platine, — se prête mal, si ductile qu'il soit, aux manœuvres que nécessite la rentrée et la ressortie du fil, dans l'embrochement des deux bords de la baie herniaire : il s'infléchit et le redressement laisse un coude, une *brisure*, comme on dit, au niveau duquel la solidité est suspecte.

Il faudrait donc, pour qu'il conserve ses qualités mécaniques, qu'on puisse, sans le plier et d'un seul trait, l'engager dans les parties qu'il doit traverser.

Il y a plus : employé seul, il ne permet pas un réglage parfait de la tension, l'accollement qu'il procure risquant d'être tantôt insuffisant et tantôt excessif.

Le serrage d'une anse de fil métallique se fait par torsion.

Les deux extrémités du fil sont croisées et tendues :
dès que les bords à réunir sont en bon contact, les
mains qui les tiennent, décrivent une demi-circonfé-
rence, et la torsion se continue par des changements
de main rapides et successifs.

La première torsion est le temps délicat : un
effort de toux, un cri, un mouvement brusque du
malade à ce moment, dérange la tension, agrandit
l'anse et ne nous laisse qu'une approche au lieu d'un
accolement. Si l'on détord, le fil métallique, si fort et

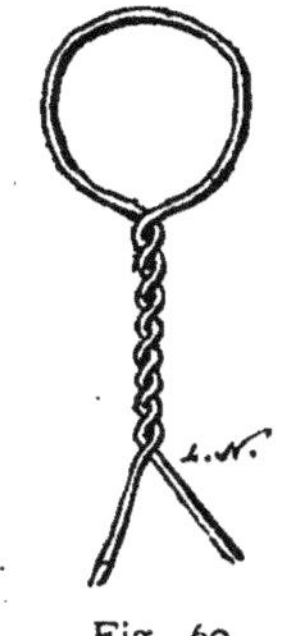

Fig. 60.
Tortillon correct.

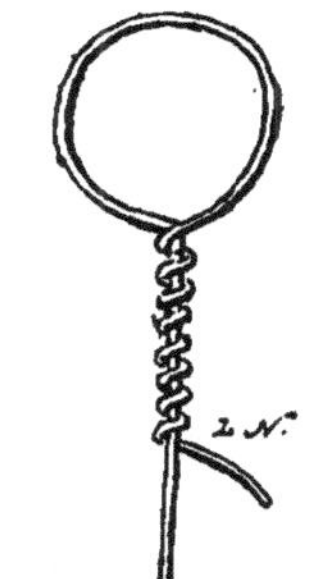

Fig. 61.
Tortillon défectueux.

si ductile qu'il soit, garde de la première torsion une
brisure sur laquelle il peut se rompre, soit immédiatement, soit plus tard. On pourrait sans doute à la
rigueur changer le fil, mais ce serait une nouvelle
piqûre et un nouveau travail : d'ailleurs, le risque
du même à-coup est toujours là.

Enfin, pour être vraiment solide, la torsion de deux
fils croisés doit être régulière : c'est autour d'un axe
idéal que les deux fils doivent dessiner deux hélices
identiques.

Les ouvriers treillagistes vous diront que quand
l'un des fils, au lieu de tourner de concert avec
l'autre (fig. 60), s'enroule autour de lui (fig. 61), la

maille est exposée à des ruptures. Or, pour que
les deux hélices soient identiques, il est nécessaire
que les deux mains exercent la même tension, à la
même distance, en hauteur et en écart, du centre de
torsion.

Il est souvent malaisé de réaliser ces conditions
au cours de l'opération, quand aux difficultés inhérentes à l'exiguïté du champ opératoire et surtout à
l'instable immobilité du petit patient s'ajoute l'obligation de maintenir l'accolement des parties affron-
tées.

Les instruments dits *tordeurs de fils* peuvent faire
des spires régulières, mais ils règlent mal la tension,
que doit exactement posséder l'anse pour un accolement irréprochable.

Pour obtenir cette régularité, sans courir le
risque de rompre notre fil métallique, et surtout
dans le but de fixer notre anse métallique avec un
degré de serrage, qui ne soit ni en deçà ni au delà de
la mesure convenable, nous avons eu recours à un
petit artifice, qui nous sert d'ailleurs chaque fois que
nous avons à faire usage de la suture métallique,
pour le bec de lièvre, par exemple, nous l'appelons le
procédé des fils couplés. Le voici :

Une forte aiguille courbe, dans le chas de laquelle
passent les deux extrémités d'un fil de soie, traverse, comme nous le verrons, en deux temps, les
deux lèvres de l'orifice externe du trajet (fig. 62).
Dans l'anse de la soie (*F*), ainsi qu'on faisait autrefois pour le passage des fils, en opérant les fistules
vésico-vaginales, on engage un fil de fort catgut (*c*)
accouplé avec le fil d'or ou de platine (*P*).

L'anse entraîne à sa suite (*P c*, 2 et 3), à travers
les piliers, le couple des deux fils, que l'on maintient
temporairement, pour éviter les confusions, au
moyen d'une pince à forcipressure. On passe de la

même façon deux ou trois autres couples de fil,
catgut et or.

Les anses de catgut sont successivement serrées
avec la tension qui convient et nouées de la manière
ordinaire.

Dans ce travail du rapprochement des piliers, les

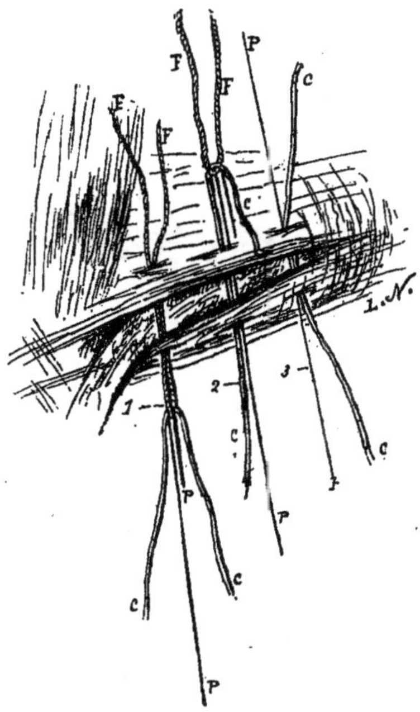

Fig. 62. — Passage des fils couplés métal et catgut, entraînés
par l'anse de soie *F*.

doigts, agissant au plus près du nœud ne règlent pas
seulement le serrage, mais assurent la régularité de
la manœuvre, en dépit des efforts ou des mouvements inattendus du malade.

Trois ligatures de catgut suffisent d'ordinaire pour
la fermeture parfaite d'un trajet herniaire d'enfant.

C'est sur des parties ainsi rapprochées, fixées et

maintenues immobiles par la suture bien nouée du catgut, que nous allons pouvoir maintenant tordre nos fils métalliques.

Cette torsion se fait sans force, car elle n'a pas à renchérir sur la tension avec laquelle le catgut a été définitivement arrêté. Elle se fait tranquillement, à main posée, car elle n'a pas à contribuer à un rapprochement, que la ligature du catgut a déjà accompli.

La figure 63 nous montre l'état des choses quand,

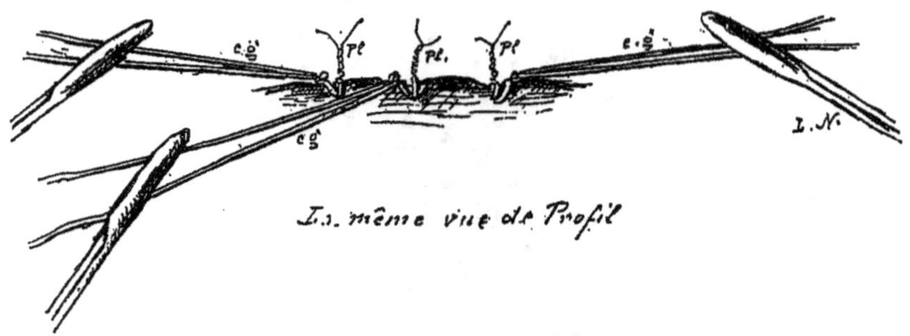

Fig. 63. — Suture terminée.
Les catguts *cg* sont noués, les fils métalliques *Pl* sont tordus.

après le rapprochement des bords de la baie herniaire par les fils du catgut, la torsion des fils métalliques a été opérée régulièrement et correctement.

Pour le moment, la torsion du fil métallique semble ne constituer qu'une formalité dans l'acte de la ligature. C'est plus tard seulement, que le rôle de la ligature dorée commence.

Au bout d'un nombre de jours qui n'est pas inférieur à huit et qui peut être de quinze ou exceptionnellement un peu davantage, le catgut est résorbé.

Mais avant ce temps, les tissus ont franchement, dans la tuméfaction produite par le traumatisme, qu'ils ont subi par le fait de l'opération, commencé à se joindre et à s'accoler, l'infundibulum péritonéal a disparu et ne peut plus ni inviter ni guider la protrusion des viscères au dehors.

Certes, le tissu fibreux des piliers n'a pas encore accompli son travail de coalescence, mais les parties destinées à fusionner plus tard, sont maintenues en contact, sans danger de tiraillement ou d'arrachement. C'est le catgut, avec lequel le fil d'or était couplé, qui a assuré la solidité de la jonction pendant les premiers jours. De concert, ils ont résisté tous les deux aux cris, aux efforts, aux vomissements post-opératoires.

Quand le catgut disparaît, vers la deuxième ou la troisième semaine, autant qu'on peut le conjecturer, son rôle est fini, celui du fil métallique est alors d'autant plus aisé que la nature a déjà commencé sur le tissu cellulaire voisin, ce travail de restauration que la palpation révèle, sous la forme de ce gros cylindre plastique qui semble, dans son immobilité, enclavé dans la paroi abdominale, au point même où la suture des piliers a été faite. C'est ce travail de prolifération limité d'abord au tissu cellulaire, qui plus tard se propagera au tissu aponévrotique.

En ce moment la plaie cutanée est guérie, l'enfant ne souffre pas, il n'est plus assujetti sur sa planchette : pas de contrainte, pas de cris, il est libre et rien ne fait supposer que le foyer de l'opération soit exposé dorénavant à l'assaut des grands efforts et des grandes révoltes.

En fait, c'est le catgut qui ferme le trajet, avec le degré de force qui convient ; l'anse métallique ne sert qu'à conserver intacts, pendant plus que le temps nécessaire, longtemps après que le catgut a cessé d'exister, le résultat acquis dès le premier jour.

Perdue au milieu de la prolifération des tissus, sans subir la moindre altération, faisant corps avec les piliers dans la masse des éléments jeunes et nouveaux du processus embryonnaire, que l'opération a provoqué, l'anse dorée résiste à toute tentative d'écartement et de disjonction, jusqu'au moment où, ainsi qu'on le voit sur notre pièce du musée Dupuytren, la coalescence étant parachevée et la solidité étant parfaite, elle ne joue plus, dans la région restaurée, que le rôle bénin d'un corps étranger aseptique et bien toléré.

*
* *

Quel que soit l'état anatomo-pathologique de l'orifice externe et du trajet, déformation ou malformation, la suture métallique des piliers demande toujours quelque attention.

Les précautions à prendre ont trait à la préservation du cordon et à la mise hors de cause du péritoine.

En ce qui concerne le cordon, il ne suffit pas d'avoir évité de le comprendre dans l'anse de serrage, ce qui serait une calamité, dont les conséquences équivaudraient à la suppression du testicule, il faut encore se garder de le piquer, de l'accoler au trajet, même de le comprimer à l'excès, car il doit, après la guérison, n'avoir pas perdu sa mobilité dans le canal inguinal. Aussi ne saurait-on trop recommander, au moment où l'on va procéder à la suture dorée, de faire tirer pas un aide le testicule aussi bas que possible, avec le scrotum, ainsi qu'on l'a fait au moment où on travaillait à la dissection du sac herniaire. Le cordon corrige ainsi le pelotonnement qu'il affecte dans cette région, que l'excision du sac a faite ample à l'excès : il s'allonge, il se tend, il s'aplatit sur la paroi postérieure du trajet, dont il dépasse alors à peine l'alignement.

C'est par le point inférieur que nous commençons.

L'index de la main gauche (fig. 64); porté dans le

trajet, sent le cordon, le comprime et le couvre, en même temps qu'il soulève, suivant que l'opération porte sur une hernie droite ou gauche, la lèvre externe ou la lèvre interne, dont l'aiguille doit traverser largement la base du dehors vers le dedans.

La pointe de l'aiguille rencontre la pulpe du doigt qui se laisse piquer et en guide la sortie, l'empêchant

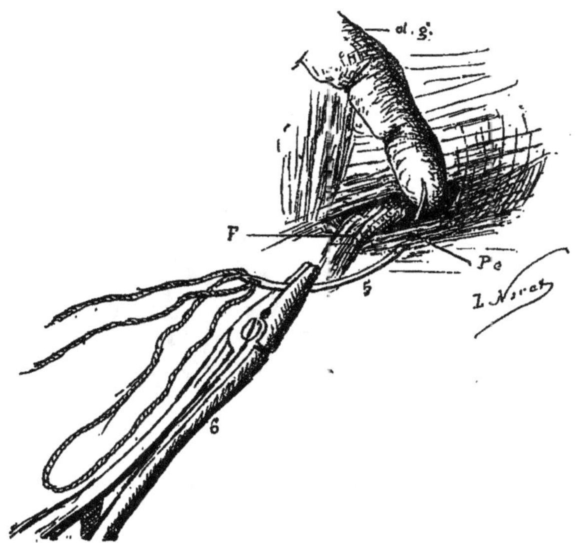

Fig. 64. — Passage de l'anse de soie de dehors en dedans
à travers le pilier externe.

ainsi de rencontrer ou de blesser quoi que ce soit.

Le doigt étant réengagé dans le trajet (fig. 65) et couvrant toujours le cordon, l'aiguille traverse de dedans en dehors la seconde lèvre, en rasant l'ongle.

Le fil double traverse ainsi la base des piliers, il passe forcément en avant du cordon ; on le tend, on s'assure qu'il glisse aisément : l'anse est alors prête à recevoir le fil couplé (fig. 66).

Le passage de l'anse la plus inférieure est le temps

le plus délicat de la suture des piliers, car c'est là, si l'on n'y prenait pas garde, qu'on pourrait soit blesser, soit englober le cordon, partiellement du moins.

D'autre part, le passage de l'anse métallique supérieure est le temps dans lequel on serait particulièrement exposé à blesser le péritoine.

Voici de quelle manière nous l'exécutons.

L'index gauche, engagé profondément dans le trajet, cherche la petite nodosité, moignon de la ligature du collet herniaire. Il la repousse douce-

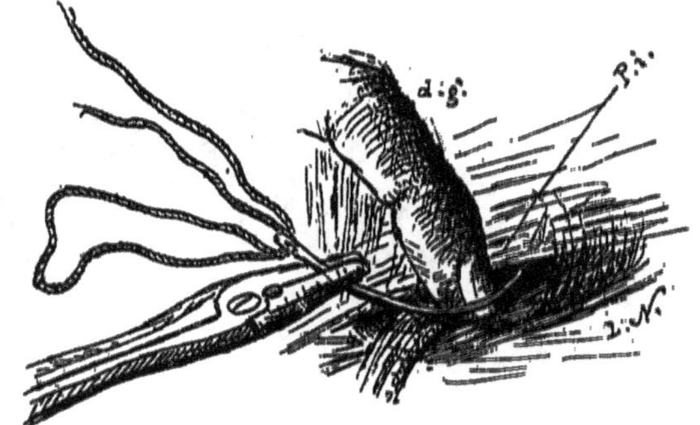

Fig. 65. — Passage de l'anse de soie de dedans en dehors
à travers le pilier interne.

ment et la quitte pour s'insinuer entre le péritoine et la lèvre, que le fil à anse de soie doit traverser la première.

On voit, pour le dire tout de suite, qu'il s'agit là, non pas d'une suture des piliers, comme en bas, mais d'une véritable suture du trajet.

C'est sur la pulpe de l'index que l'aiguille est franchement poussée et, comme tout à l'heure, c'est en suivant de près l'index qui se retire qu'elle émergera au dehors et apparaîtra dans le haut de l'ouverture de l'orifice externe.

Il s'agit alors de rentrer l'aiguille dans le trajet et

de lui faire traverser l'autre lèvre, de dedans en dehors. La pulpe de l'index gauche cherche encore et refoule la petite nodosité de la ligature du collet, pour protéger encore le péritoine. L'aiguille glisse sur notre ongle et gagne la partie postérieure de la lèvre qu'elle doit traverser, pour ressortir à un bon centimètre de son bord libre.

Toute cette manœuvre a sans doute eu lieu hors de la vue, mais le doigt n'a pas quitté les parties qu'il avait à protéger : c'est sur son contact que l'action s'est réglée, avec toute la sécurité d'une opération pratiquée au grand jour.

Le péritoine a de la sorte été protégé, dans le premier temps (*passage de dehors en dedans*), par le doigt qui s'est laissé piquer et a conduit la pointe de l'aiguille, et dans le second temps (*passage de dedans en dehors*), par le doigt qui l'a refoulé et soutenu, à l'abri d'une lésion quelconque.

Le fil couplé, que l'anse de soie entraîne et qui passe d'emblée dans le trajet, qui vient d'être traversé en deux temps, comprend donc un segment aussi épais et aussi profond que possible des bords de la baie inguinale, en avant du cordon, lequel n'a, en aucun moment, été menacé, ni même inquiété.

On commence par la ligature des catguts.

L'approche des bords à affronter est très facile, non seulement à réaliser, mais encore à bien régler. Pour prévenir tout échappement, il est bon de faire trois ou quatre nœuds superposés. Quand la ligature supérieure et la ligature inférieure du catgut sont ainsi arrêtés, nous les faisons tirer en avant par un aide, de manière à soulever la façade du trajet, qui se présente à nous sous la forme d'un prisme à arête antérieure, dont nous traversons d'un seul coup la base, avec l'aiguille courbe, dont l'anse de soie entraînera le fil couplé moyen, sans avoir, grâce à cette traction, fait courir le moindre risque soit au cordon, soit au péritoine.

Lorsque l'orifice est très petit et que la paroi abdominale est suffisante, deux fils couplés suffisent, pour produire une suture solide.

Quand, au contraire, la brèche est très longue et que trois sutures n'arrivent pas à en rapprocher parfaitement les bords, nous ne craignons pas d'augmenter le nombre des attaches. Chez un officier d'infanterie que nous avons opéré l'année dernière, nous avons dû passer six anses de fil d'or.

Assez souvent, enfin, quand, après la suture des piliers, nous nous apercevons que la paroi abdominale présente quelque faiblesse dans l'axe de la boutonnière fermée, nous imitons et nous reproduisons la disposition anatomique des fibres arciformes, en faisant un certain nombre de ligatures simples au catgut, qui auront pour objet de renforcer temporairement la paroi.

Après que les trois anses principales du catgut ont été nouées, il reste à assujettir les fils métalliques, que retiennent trois pinces à forcipressure.

On a remarqué avec quelle facilité le passage s'en est opéré, grâce à l'artifice ingénieux de l'anse conductrice, artifice emprunté à l'ancienne pratique des opérations vésico-vaginales.

Ce temps est véritablement très facile.

La tension de l'approche des piliers est assurée par la striction des fils souples. Le fil d'or n'a rien à serrer, c'est sans résistance qu'il se laisse tordre, qu'il s'ajuste simplement sur la ligature du catgut. Il couche, comme on dit, sur une position conquise, il ne court aucun danger de rupture, et c'est avec la plus grande aisance que l'opération se termine par une torsion régulière des deux chefs.

* *

Nous avons longuement décrit le procédé des fils couplés et les précautions qu'il y a lieu de prendre, pour que cette suture soit inoffensive et véritablement efficace.

Notre description visait surtout les cas dans lesquels la région, en dépit de la déformation du trajet et de ses orifices, est relativement normale.

Mais il arrive souvent, nous le savons, que l'un des piliers, parfois même les deux piliers fassent défaut.

C'est alors que la hernie, sans effort comme sans résistance, tombe par une baie anormale, dont l'arcade de Fallope représente un des côtés, malformation véritable, dont la pratique de la chirurgie des enfants nous a appris la fréquence, malformation contre laquelle le traitement par les bandages est impuissant et dont la guérison ne doit précisément être attendue que de l'intervention chirurgicale.

La suture du trajet présente alors souvent de réelles difficultés. Il ne s'agit pas en effet du rapprochement des parties écartées, mais similaires. Il s'agit de réaliser l'accollement de tissus éloignés et de caractère différent. C'est pour ces sortes de hernie que nous avons éprouvé le plus nettement les avantages de la ligature en deux temps, dans l'emploi des fils couplés pour la suture.

Pour ces hernies par malformation, nous n'avons pas besoin d'attendre l'ouverture de la région, pour être fixés sur l'état des choses. Nous avons longuement exposé comment la constatation clinique de cette conformation vicieuse, nous amène d'emblée à ne rien proposer en dehors de l'opération. Mais, il faut bien le dire, malgré l'examen le plus minutieux et le diagnostic le plus soigneusement fouillé, c'est seulement au cours de la manœuvre que nous pouvons estimer l'étendue de la malformation et faire l'épreuve des difficultés qu'il faut surmonter, pour que l'opération soit veritablement radicale.

Quand l'incision transversale a dépassé la couche graisseuse sous-cutanée et le fascia, on rencontre non plus un cylindre fibreux, mais une languette large, aplatie, qui repose parfois sur un des rudiments du pilier externe, parfois aussi directement sur l'arcade de Fallope. Le doigt ne rencontre plus cette boutonnière contractile des deux piliers, ce que nous avons appelé la *glotte inguinale*, qui le serre pendant l'effort brusque, il tombe dans une large baie, à travers laquelle l'intestin entre et sort à son gré, le sac communiquant avec la cavité péritonéale à pleine voie, et, pour ainsi dire, sans collet.

Pendant l'effort cependant, si le petit malade est pris de vomissements chloroformiques, *nous voyons* souvent le pilier interne qui s'abaisse et rétrécit l'ouverture, sans la combler toutefois.

Cette malformation de l'orifice ajoute quelquefois une difficulté sérieuse à la parfaite dissection du sac, et ensuite, quand le sac a été bien isolé et qu'on l'a lié, après avoir soigneusement mis à l'abri les éléments du cordon, la partie véritablement difficile et délicate de l'opération reste à accomplir.

Que le pilier externe manque tout à fait ou qu'il soit représenté par une petite languette rubanée, il n'y a pas lieu de faire état de cette lamelle rudimentaire. C'est sur un terrain plus solide qu'il convient de chercher un point d'appui, pour opérer l'occlusion de la baie herniaire, et ce point d'appui est forcément, car nous n'avons pas le choix, l'arcade de Fallope.

C'est donc à travers ce ligament que nous aurons à faire passer les fils couplés.

Mais la distance est grande souvent entre l'arcade et la partie interne de l'orifice inguinal externe. L'accolement se fait cependant, et nous n'avons pas encore été, jusqu'à présent, dans l'obligation de pratiquer, dans l'aponévrose abdominale, des incisions libératrices.

Il faut, pour réaliser le rapprochement, employer une grande force, et je ne crois pas que le fil métallique puisse, sans se rompre, ou plutôt sans déraper au moment de la torsion, se prêter, *s'il est seul*, à un pareil ouvrage.

On commence par la suture inférieure, celle qui doit laisser à l'orifice externe la dimension que l'on juge convenable. On fait usage d'un fort catgut, couplé d'un fil d'or de 4 ou 5/10es de millimètre, que l'on ne tordra que quand le catgut, énergiquement serré et solidement noué, aura opéré l'approche.

On traversera l'arcade de Fallope la première (fig. 66), on l'embrochera franchement par son travers, de façon à faire concourir les deux tiers au moins de son épaisseur à la suture.

L'index gauche, insinué entre le collet du sac et ce ligament, protège en bas les éléments du cordon, en arrière les gros vaisseaux et le péritoine. C'est sur lui que la pointe de l'aiguille se dirige, se fixe et opère. L'aiguille sort, rentre en avant du cordon et traverse, dans un second temps, de dedans en dehors, non seulement le pilier interne, mais encore souvent une bonne partie de l'aponévrose du bord externe du muscle droit.

On conçoit qu'une prise aussi importante de tissus soit nécessaire, en raison de la résistance que doit rencontrer l'accolement de la partie interne du trajet à l'arcade de Fallope et la suppression de la distance considérable qui les sépare.

Dès que l'application de ce premier point de suture

en bloc est faite, on est vraiment étonné (fig. 67) de voir comment cette grande baie, dont les dimensions étaient véritablement décourageantes, est ramenée à un effacement à peu près complet. Deux ou trois autres anses de fils couplés sont alors nécessaires, autant pour compléter la fermeture de la boutonnière qui reste, que pour *soulager* la première suture. Pour

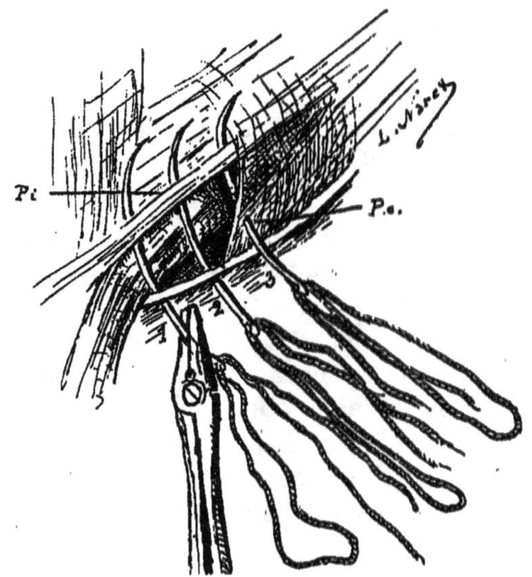

Fig. 66.
Les deux premières sutures traversent l'arcade de Fallope et le pilier interne. La troisième suture utilise un segment du pilier externe rudimentaire.

la confection de ces sutures, l'arcade de Fallope est aussi franchement attaquée que pour la première, et c'est encore une large prise de parties solides que l'on doit faire jusque sur le bord externe du muscle droit antérieur de l'abdomen. Les fils d'or sont, comme à l'ordinaire, tordus après la ligature bien serrée et solidement arrêtée des catguts.

On est souvent obligé, dans ces cas, de passer, au-dessus de l'ouverture fermée, des anses de catgut, en pleine paroi, dans le but de renforcer au plus loin la paroi abdominale et de jouer, pendant les jours qui suivent l'opération, le rôle de fibres arciformes.

*
* *

Les fils d'or sont coupés au-dessus du tortillon et

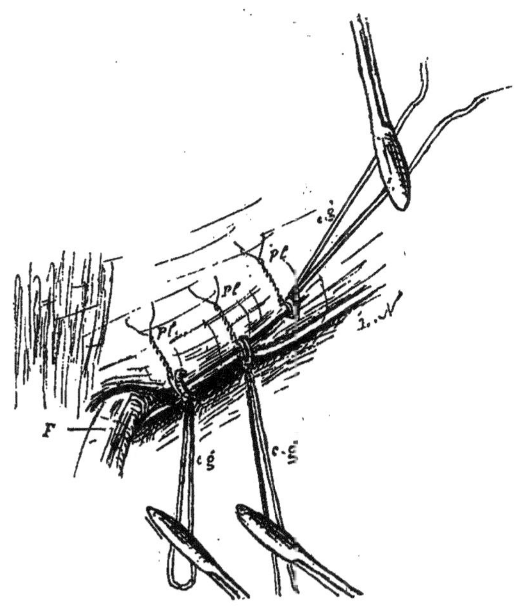

Fig. 67.

L'approche des bords de la baie herniaire est réalisé. Accolement du pilier interne et de l'arcade de Fallope, avec un espace suffisant pour le passage du cordon F.

rabattus à plat, de telle sorte que leur extrémité ne blesse ni le cordon, ni la peau.

C'est à l'oubli d'une de ces petites précautions que nous croyons devoir attribuer la saillie au dehors d'un de nos fils, dans un des trois cas où notre suture métallique a traversé la peau, longtemps après l'opération.

La plaie largement lavée avec la liqueur de Van Swieten, puis séchée, enfin massée à plat avec une éponge pour corriger définitivement la sailie des fils métalliques, il ne reste plus qu'à suturer la peau.

Nous n'avons pas cru devoir jusqu'ici renoncer au drainage chez les enfants.

Un petit tube de 5 millimètres de diamètre assure l'écoulement de la sérosité et ne demeure en place que quarante-huit heures, c'est-à-dire assez longtemps pour jouer un rôle évacuateur, pas assez longtemps pour entraver la fusion des parties profondes.

Quant à la suture de la peau, nous n'avons rien de particulier à en dire : le crin de Florence nous a toujours semblé préférable au catgut et même à la soie.

VIII

L'ECTOPIE TESTICULAIRE

ET L'OPÉRATION RADICALE

Quand la hernie se complique d'ectopie testiculaire, l'action chirurgicale est double.

Il ne suffit pas de lier le collet et de fermer l'anneau, — le collet n'existe pas d'ailleurs, à proprement parler, dans un bon nombre de cas, — il faut encore libérer le testicule, l'abaisser, le fixer et le maintenir à la place, qu'il doit occuper normalement.

Il nous sera permis de ne pas aborder ici, dans un paragraphe incident, la grosse question de l'orchidopexie, qui mérite d'être traitée à part.

Nous n'envisagerons l'ectopie testiculaire qu'au point de vue des indications qu'elle apporte et des difficultés quelle peut causer à l'opération radicale de la hernie.

Dans une hernie simple, telles que le sont la plupart des hernies de l'enfance, la ligature du collet et la suture des piliers étant les deux objectifs capitaux de l'opération, l'incision transversale, qui mène par le plus court au centre même de l'action, suffit.

Nous avons vu qu'elle ne convient pas à l'opération de l'étranglement, car l'objectif est autre. La préoccupation principale du chirurgien est alors l'état des viscères et l'examen n'en peut être utilement fait, qu'en les étalant franchement et largement en un grand jour, que seule l'incision longitudinale peut donner.

Il en est de même pour l'opération qui s'adresse à la hernie compliquée de l'ectopie du testicule. Derrière l'ectopie du testicule, il faut s'attendre à toutes les surprises, et le seul moyen d'y faire face, c'est de se donner un large champ.

D'une manière générale, on peut conseiller une longue incision oblique, partant du haut de l'orifice externe et dépassant le globe testiculaire pour s'arrêter sur la peau des bourses. Que l'ectopie soit inguinale, externe ou interstitielle, c'est toujours la longue incision oblique qui convient.

Quand on a lié, chemin faisant, les quatre ou cinq artérioles que cette incision divise, on tombe sur une coque cellulo-fibreuse qui enveloppe le testicule à la façon de la gaine fibreuse commune du cordon (fig. 68).

Il est sage de laisser temporairement la hernie au second plan et, marchant du connu à l'inconnu, de pousser la première attaque sur le testicule.

Il est là ; sa saillie constitue un point de repère utile. On ouvre son enveloppe fibro-séreuse, et les bords de cette incision marqués et écartés par trois pinces à forcipressure, on peut tout de suite décider dans quel sens l'attaque portera.

C'est ainsi qu'on peut voir, d'après la position franchement déclive, qu'il occupe par rapport au sac herniaire, si l'ectopie testiculaire est simplement un quasi-retard de la migration, que l'évolution de la hernie aurait pu corriger. D'autres fois, et ce sont les cas les moins favorables, on voit que la hernie a dépassé le testicule, lequel, resté en route et adhérent, semble incapable de quitter jamais la position vicieuse qu'il occupe.

Au point de vue de l'opération de la hernie, le

seul qui nous intéresse ici, nous avons vu, ainsi que
MM. Berger, Richelot et Lucas-Championnière
l'ont écrit, que toute ectopie testiculaire comporte
une communication avec la cavité péritonéale, communication qui impose l'obligation d'isoler, de
constituer au besoin un collet, pour y appliquer une
ligature : la sécurité des suites de l'opération est
à ce prix.

Quand le testicule est refoulé par la hernie, la

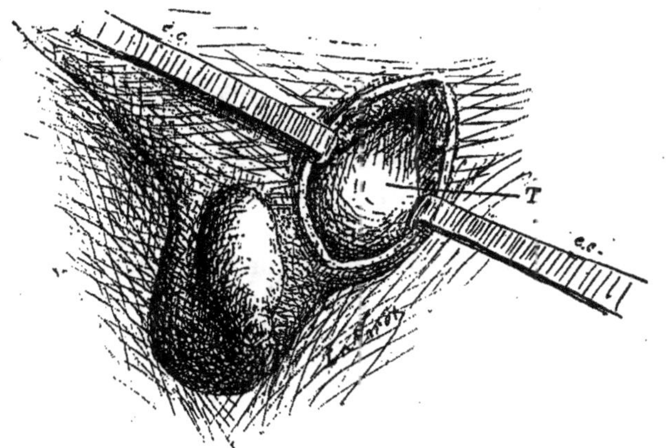

Fig. 68. — Ectopie testiculaire inguinale externe
compliquant une hernie.

dissection du collet est relativement facile. Mais
c'est quand il a été dépassé par la hernie, que le
travail rencontre des difficultés extrêmes parfois.

On a dû ouvrir le sac pour découvrir le testicule
et pour voir si une hernie développée dans ces
conditions insolites, ne s'accompagnait pas elle-
même de quelque anomalie.

C'est donc avec un sac ouvert d'emblée, incomplet et mal tendu, qu'on aura à décoller la séreuse
afin de mettre en sûreté le canal déférent et les vaisseaux d'un cordon généralement mal formé.

Car parfois, comme nous l'avons vu, le cordon est lui-même anormal, tantôt intimement accolé à la séreuse, tantôt rattaché au sac par un méso, dont il faut le dégager sans couper la séreuse.

Enfin, quand le testicule est arrêté dans le trajet même, le collet ne glisse pas, on l'abaisse mal, et comme il faut, pour guérir la hernie, porter le décollement très loin, on comprend quels dangers peut courir le testicule.

Chez les enfants, les opérations les plus audacieuses réussissent, pourvu qu'elles ne traînent pas. Aussi, dans des cas de ce genre, si la dissection devait exiger un temps considérable, pour peu que le testicule nous paraisse défectueux, nous n'hésiterions pas à en faire le sacrifice, facilitant le succès de l'opération, au prix de la suppression d'un organe inutile.

Nous nous sommes expliqué plus haut sur la valeur physiologique du testicule ectopié et nous avons émis l'opinion que l'infécondité du testicule tient, non pas à l'anomalie de la position qu'il occupe, mais à l'arrêt du développement, dont l'arrêt de la migration n'est que la conséquence.

Dans ces conditions, la castration ne devrait pas laisser le moindre regret au chirurgien, s'il a atteint le but qu'il visait : la guérison radicale d'une hernie compliquée.

Nous n'avions pas encore eu, pour notre part, l'occasion de pratiquer la castration, jusqu'au moment où nous allions achever ce travail. Le 23 septembre, nous opérions un enfant de cinq ans chez lequel, six jours auparavant, le testicule, ectopié dans le trajet, était brusquement sorti, avec l'accompagnement d'une grande douleur et d'accidents immédiats graves. L'opération nous fit voir un testicule atrophié, avec un épididyme à peu près normal. Mais le cordon était transformé en un cylindre hématique, dans lequel les vaisseaux et le canal déférent arrachés étaient perdus.

En présence des accidents que cet hématome mis au jour pouvait développer, et vu la gravité du cas, nous avons sacrifié le testicule, lié le collet auquel le cordon n'adhérait par aucun méso, et suturé les piliers. L'enfant guérit en quelques jours (obs. LXXXVI).

Quand le testicule est dégagé, ce n'est que quand on l'a abaissé aussi bas qu'il peut l'être, et qu'on l'a logé dans la bourse qu'on procède à la suture de l'anneau inguinal. Tant que le trajet est béant, il est possible souvent d'attirer en bas l'organe et de sectionner à mesure les brides fibreuses latérales dont M. Lucas-Championnière a signalé l'importance. D'autre part, la fermeture serrée de l'orifice externe contribue à empêcher l'élévation du testicule, tandis qu'en gonflant les veines, elle sert à l'alourdir, par l'action d'une sorte de varicocèle expérimental.

Quant aux divers moyens destinés à maintenir le testicule à sa place nouvelle, nous n'avons pas même à les mentionner, dans un travail consacré à la seule question des hernies.

IX

SOINS POST-OPÉRATOIRES

Le pansement sec, avec la poudre et la gaze iodoformée nous a, on peut dire, toujours procuré une réunion exacte et linéaire, même chez les enfants de quelques mois.

M. Lucas-Championnière n'a pas encore publié les faits sur lesquels il s'appuie apparemment, pour écrire les lignes suivantes : « Les petits enfants supportent mal la véritable chirurgie antiseptique, et la sécurité ni la régularité de la réparation ne sauraient être assurées chez de très jeunes enfants. »

En vérité, nous jouons de malheur avec cet auteur, et nous sommes obligé de lui dire non seulement qu'il se trompe, ce qui est le droit de chacun, mais qu'il a tort de trancher ainsi la question de l'intolérance à l'antisepsie, dans un âge auquel il n'a jamais encore pratiqué l'opération radicale.

Les enfants hernieux supportent, au contraire, très bien les antiseptiques employés avec mesure : c'est à peine si nous avons eu deux ou trois accidents, le plus souvent locaux et toujours légers. Chez eux, avec un peu de patience et de soins, « la régularité et la sécurité de la réparation » sont aussi bien assurés que chez l'adulte, et la seule différence qu'on puisse noter, c'est que la guérison est infiniment plus rapide. Il n'y a donc pas à tenir compte de cette nouvelle affirmation.

Nous expliquerons, ailleurs et prochainement, pourquoi nous ne croyons pas avoir pu remplacer, par autre chose, les antiseptiques dans la chirurgie des enfants en général.

Dans le cas particulier du pansement des hernies opérées, la méthode antiseptique est la méthode nécessaire et nous ne pensons pas qu'on puissse lui substituer les procédés de l'asepsie, laquelle chez les adultes, et spécialement dans la chirurgie de l'abdomen, fournit d'incontestables succès.

Les chirurgiens, après s'être ralliés, dans un accord unanime de la raison et de l'honnêteté, autour de la doctrine Listérienne, que l'évidence des résultats imposait à la pratique, se sont séparés dans le cours de ces dernières années, et discutent aujourd'hui sur la supériorité de ce qu'ils appellent la *Méthode de l'Asepsie*.

Ils pourront discuter longtemps, car ils ne semblent pas près de s'entendre; et ils ne sont pas près de s'entendre, car ils n'ont pas pris garde de bien définir, avant la discussion, les termes dont ils se servent.

L'état aseptique est caractérisé par l'absence absolue de germes, susceptibles d'entraver le travail des réparations de l'organisme. Mais, c'est précisément cet état de propreté, de stérilité, d'asepsie, que nous cherchons, tous tant que nous sommes, à réaliser. C'est à cet état, inconnu jusqu'à Lister, que la chirurgie est redevable de sa précision et de son innocuité, malgré ses plus grandes hardiesses.

Le chirurgien qui pratique la méthode antiseptique détruit les germes sur place et l'excédant des substances antiseptiques, que contient le pansement, a pour effet de protéger contre l'éventualité des contagions et des infections, le foyer opératoire assaini et laissé stérile.

En définitive, les antiseptiques sont des moyens,

l'asepsie est le but : comment peut-on, en bonne logique, opposer deux choses aussi dissemblables ?

Les antiseptiques ont surtout l'avantage d'assurer la continuation et la protection permanente de l'état aseptique qu'ils ont produit.

Les promoteurs de la prétendue méthode de l'asepsie annoncent, ce que nous savions déjà, que si l'on met en rapport des pièces de pansement stérilisées avec une plaie non infectée, la nature assurera d'elle-même la réparation.

Cette opinion est incontestable : elle est conforme à la vérité des faits, conforme surtout, pourrions-nous ajouter, à la logique du laboratoire.

La génération spontanée des germes est aujourd'hui chose jugée.

Il est bon cependant de descendre dans le terre-à-terre de la réalité courante et de se rappeler que la pratique, soit à la ville, soit dans le service hospitalier le mieux surveillé, ne nous montre pas toujours la réalisation d'une stérilité immaculée, tant sont nombreuses les causes et les occasions d'infection. Il faut compter avec elles, admettre qu'elles nous environnent et qu'alors même que nous ne les voyons pas, il est sage, à tout événement, de les supposer, de les craindre et de se garder d'elles.

Y a-t-il rien qui vaille, à cet effet, la muraille protectrice, que les pansements antiseptiques élèvent entre la plaie qui se répare et les contaminations du dehors ?

A regarder de près, y a-t-il même dans le programme des précautions que les chirurgiens aseptistes prennent, de quoi constituer un dogme, qu'on puisse opposer à l'admirable ensemble des stérilisations permanentes, qui constituent la méthode antiseptique ?

La destruction des germes que nous réalisons sur

place par l'antisepsie, les aseptistes la réalisent au préalable ; voilà toute la différence.

Ils prennent bien soin de nous faire savoir que ce n'est ni au phénol, ni au sublimé, ni au salol, ni à l'iodoforme qu'ils la demandent, comme si, pour nous, l'antisepsie ne consistait que dans les substances mises en usage et n'était, en un mot, qu'une question de pharmacie.

Mais la chaleur qui a stérilisé les instruments dans les autoclaves, qui a bouilli les compresses et les éponges dans des récipients, qui a séché les soies dans des étuves, cette chaleur, destructrice des germes, n'est-elle pas autre chose qu'un antiseptique ?

En réalité, le résultat visé et atteint est identique, et si les moyens employés diffèrent, ce n'est ni dans leur essence, ni dans leur mode d'action, mais dans leur genre et dans leur variété d'origine.

Les procédés de l'asepsie, quand ils réussissent, ont, nous devons le reconnaître, l'avantage d'avoir épargné souvent à la plaie de réelles incommodités, dont la principale est l'irritation, avantage important dans les opérations abdominales, à la suite desquelles les plus petits accidents peuvent devenir d'irréparables catastrophes.

Je veux bien admettre pour un moment, que les procédés de l'asepsie réussissent toujours, ce qui n'est pas la vérité. La plaie est parfaitement pure et le pansement est exempt de tout germe infectant. Mais si stérilisé que soit le pansement, ne serons-nous pas souvent inquiets, dans la pratique, en songeant combien il est sans défense, entre l'opération et la guérison, contre la contagion de contacts imprévus ou inaperçus?

N'est-ce pas à de telles surprises que l'on doit attribuer les accidents et même les cas de mort, que mentionnent les très honnêtes statistiques de tel hôpital parisien, où la religion de l'asepsie est l'objet d'un culte fervent et ostentatoire ?

C'est surtout dans la pratique de la chirurgie des enfants qu'on apprend à connaître le danger des contaminations post-opératoires, que causent, non seulement l'invasion accidentelle des excréments, mais les déplacements continuels, le contact des mains que le petit opéré insinue sous son pansement avec une infatigable ténacité.

Il ne suffit pas, en effet, à cet âge, d'avoir opéré proprement et d'avoir protégé la plaie et les sutures contre toute chance d'infection, il faut encore protéger l'enfant contre lui-même et rendre cette protection permanente, sous l'abri d'un pansement antiseptique, à peu près inamovible et nullement irritant.

Nous sommes demeurés fidèles à l'iodoforme dans le pansement des hernies opérées. Dans les cas, absolument exceptionnels, où cet antiseptique n'est pas toléré, soit qu'il provoque un commencement d'intoxication, soit que localement il occasionne de l'eczéma, nous avons recours au salol.

Un bandage ouaté, roulé en spica, bien assujetti et comprenant le bassin et les deux aines, peut sans inconvénient rester deux jours en place. Les couches d'ouate ne sont pas épaisses, mais elles sont nombreuses et alternent avec des tours de bande de tarlatane humide, de façon à former un revêtement continu, également serré sur tous les points de son épaisseur et régulièrement adhérent aux parties recouvertes. Tel est le bandage que nous appliquons à tous les enfants opérés, indistinctement.

A partir de l'âge de trois ans, on peut le plus souvent compter sur la docilité, sur la raison et sur la propreté du petit opéré : le bandage n'est jamais dérangé, soulevé ni souillé.

Chez les tout petits, la question de la mise à

l'abri des déjections peut paraître autrement difficile à résoudre.

Et d'abord on se tromperait, si l'on espérait obtenir quoi que ce soit de l'enveloppement total du pansement dans une toile imperméable. Tout a été tenté. En dépit des enveloppes et des enduits protecteurs, l'urine s'infiltre, s'élève par capillarité dans l'ouate qu'elle infecte, et atteint plus ou moins vite, mais à peu près fatalement, la plaie opératoire.

Dans l'impossibilité où nous sommes alors de

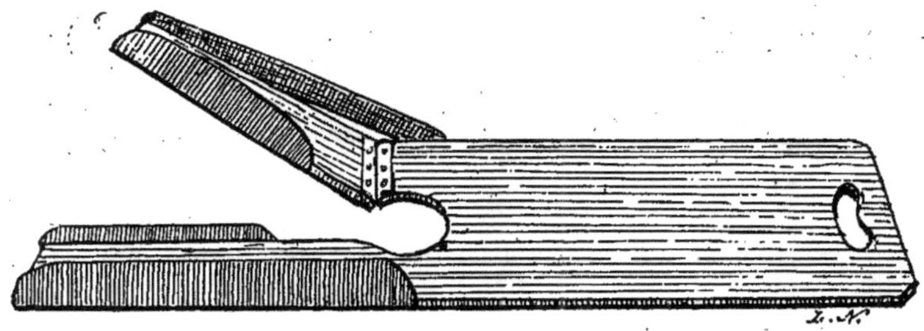

Fig. 69. — Planchette articulée pour l'élévation du membre du côté opéré.

barrer le cours de l'urine dans son invasion vers la plaie, nous éloignons cette plaie elle-même, en fixant le petit opéré, dans une attitude particulère.

Nous avons recours à une petite planchette articulée, analogue à celle dont nous nous servons pour l'extension dans le traitement des coxalgies (fig. 69).

Les figures 70 et 71, nous montrent le membre du côté opéré, fixé sur une valve qui élève la cuisse et la jambe suivant un angle de 45°, en même temps que le corps de la planchette est légèrement incliné vers le côté non opéré, pour laisser l'urine se déverser impunément dans la déclivité, soit sur une pièce de Mac-Intosh, soit sur le membre opposé, qu'il est toujours facile de laver et de sécher.

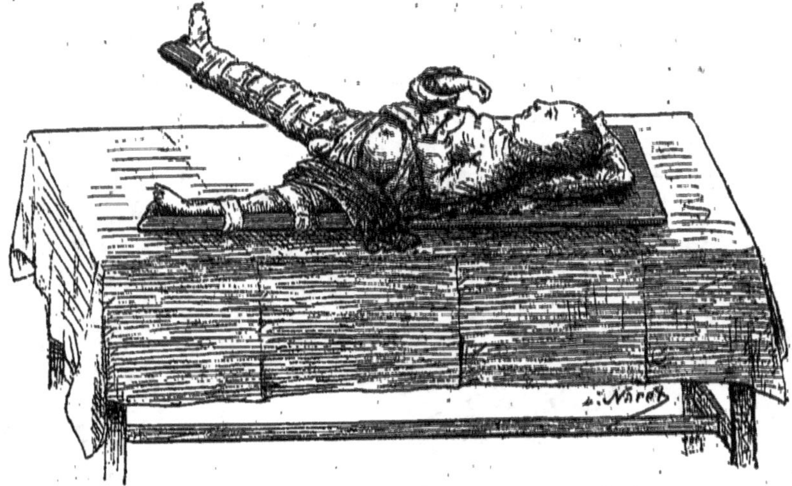

Fig. 70. — Enfant. opéré d'une hernie inguinale droite.
Le membre correspondant repose sur la pièce articulée élevée
de 45 degrés. La planchette est inclinée à gauche.

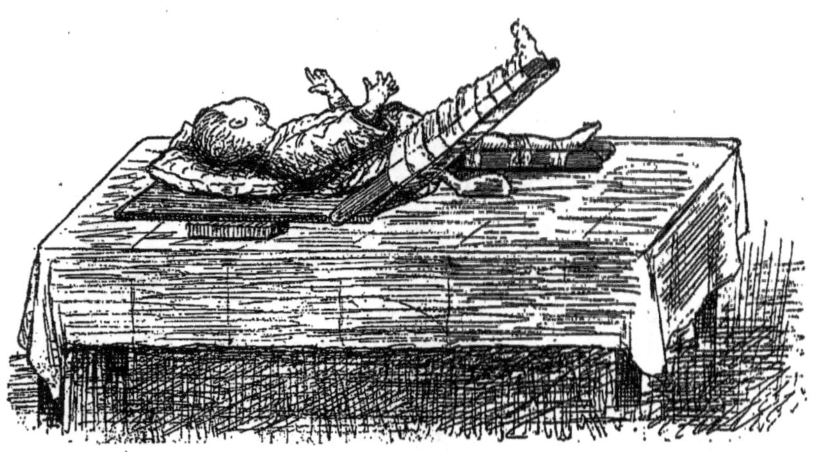

Fig. 71. — Le même enfant vu de l'autre côté.
Une cale supporte le bord droit de la planchette et la fait
incliner à gauche.

L'incision transversale que nous avons adoptée et qui porte non pas sur les bourses, mais sur l'abdomen, n'est pas seulement favorable au point de vue de la réunion primitive, en opposant des coupes de tissu consistant et vivace, mais aussi au point de vue de la propreté, puisque c'est la région inguino-scrotale qui est surtout le siège des débordements de l'urine.

Nous avons vu des enfants de huit et de dix mois, *guérir à sec* avec une suture linéaire, en une dizaine de jours, résultat que nous n'aurions certainement pas obtenu, si l'incision avait été faite plus bas, près du scrotum.

La fixation sur cette planchette, dans une attitude aussi insolite, est moins gênante qu'on pourrait le croire.

Nous avons l'habitude d'y installer l'enfant, avec un pansement sévère, un jour ou deux avant l'opération ; on s'assure ainsi de la facilité avec laquelle il se fait à cette contrainte, on l'habitue surtout aux soins de propreté qu'on lui imposera sur cet appareil.

Le pansement reste en place deux ou trois jours, date à laquelle nous enlevons le tube à drainage, sans même déranger la gaze iodoformée qui couvre la ligne des sutures.

Le pansement est aussitôt refait, aussi rigoureux et aussi complet que celui qui a suivi l'opération. C'est au bout de huit ou dix jours qu'on enlève les crins de Florence.

Pendant les quatre ou cinq jours qui suivent, le pansement consiste en une plaque d'ouate cardée *non hydrophile* saupoudrée de salicylate de bismuth mitigé[1], toujours protégé par un spica ouaté, d'autant plus complet qu'il s'agit d'un enfant plus jeune.

---

1.   Salicylate de bismuth . . . .   5 grammes
     Sous-nitrate de bismuth.   10   —
                Usage externe.

Nous devons mentionner ici un incident que nous avons l'occasion d'observer huit fois sur dix, à la suite de l'opération : c'est un œdème considérable des bourses, avec épanchement dans la cavité vaginale. Ce gonflement apparaît entre la douzième et la trente-sixième heure qui suit l'opération.

Si cette hydrocèle aiguë ne survenait que dans les hernies congénitales testiculaires, nous ne manquerions pas de l'attribuer à l'irritation due à nos manœuvres et à la traction exercée par l'aide sur le testicule, à la couture en surget de la vaginale, et surtout au badigeonnage iodé, que nous faisons généralement sur la séreuse, avant de la fermer.

Mais elle se montre également à la suite de l'opération des hernies, dans lesquelles le sac est absolument indépendant de la loge séreuse du testicule.

Nous l'observions déjà à l'époque où nous faisions l'incision longitudinale et où le scrotum était plus ou moins intéressé par notre incision. Nous la constatons encore maintenant que nous attaquons la hernie par une tranchée aussi éloignée que possible des bourses, l'incision transversale.

Comment expliquer cet accident qui est souvent la cause de douleurs réelles, et parfois l'occasion d'une certaine élévation de température?

Nous serions assez tenté de croire que la cause de ce gonflement réside dans la sévérité de la suture du trajet et dans la permanence de cette striction, qui, laissant à l'orifice externe juste l'ouverture nécessaire au passage du cordon, doit comprimer plus ou moins les veines spermatiques.

Quoi qu'il en soit, le gonflement du scrotum et l'épanchement dans la vaginale durent peu : entre le

dixième et le vingtième jour, il n'en reste généralement plus de traces.

* *

Pendant les jours qui suivent l'opération, la régularité du fonctionnement de l'appareil digestif doit
être soigneusement surveillée.

Les enfants ont le bénéfice d'une grâce d'état merveilleuse : ils sont opérés, on les reporte à leur lit, et
alors même que le chloroforme a provoqué chez eux
des vertiges, des nausées ou des vomissements, une
heure n'est pas écoulée qu'ils sont gais et naturels ;
ils s'amusent ; il faut qu'on les empêche de s'asseoir,
comme s'ils ne venaient pas de subir une opération,
que quelques chirurgiens rangent encore aujourd'hui
dans la catégorie des opérations redoutables.

Le soir même souvent, le lendemain matin au plus
tard, ils évacuent spontanément leur intestin.

Dans un tiers des cas à peine, l'intestin est paresseux. La constipation ne s'accompagne ni de douleurs, ni de coliques, ni de ballonnement du ventre.
Il n'y a pas même de malaise. L'enfant ne se plaint pas ;
tout au plus serait-il un peu moins gai qu'à l'ordinaire.
L'on relève alors une élévation de température variant
entre 38° et 38°,5. C'est d'ordinaire quarante-huit
heures après l'opération.

Sous l'influence d'un purgatif léger, en quelques
heures, cette température tombe à 37° et même
à 36°,5.

La question de purger les opérés de hernie a été
incidemment soulevée en 1892 à la Société de chirurgie : elle n'est pas indifférente, mais elle ne comporte
aucune solution systématique. Il faut logiquement
s'inspirer des circonstances, dans lesquelles le chirurgien a été amené à attaquer une hernie, et de l'état
de l'opéré.

Chez les adultes, à l'occasion des suites d'une opération qui a levé un étranglement, il faut tenir compte, avant tout, du degré des lésions qu'a pu présenter l'intestin. Il y a des cas où, loin de purger, il convient, conformément à la grande loi clinique du repos de l'organe blessé, de ralentir plutôt l'activité de l'intestin que de la stimuler.

En ce qui concerne l'opération radicale de la hernie chez les enfants, nous dirons que l'administration d'un purgatif est indiquée par la petite élévation de température du deuxième jour, dont nous venons de parler, mais nous ajouterons que nous n'attendons pas cette température pour purger l'enfant, le troisième jour, s'il n'a pas été à la selle.

Le plus souvent, les fonctions intestinales s'accomplissent, chez l'enfant, avec une régularité telle que nous n'avons pas à prescrire de purgatif : les petits opérés mangent dès le lendemain, parfois dès le soir, la nourriture commune du service, et si quelque chose les tracasse, c'est moins la constipation que l'obligation de se servir du bassin plat dans leur lit.

Nous devons cependant faire une exception chez les enfants de la classe aisée : chez eux, sous l'influence de l'alimentation succulente et riche en viandes de toute sorte, l'intestin est souvent paresseux. Le purgatif administré la veille et le séjour au lit contribuent d'ordinaire à retarder la première garde-robe.

*
* *

Quand l'opération est finie et que l'enfant est remis au lit, il n'y a vraiment pas de soins particuliers à prescrire ; le seul malaise provient des suites de la chloroformisation, et ce malaise ne dure pas.

C'est même en vain, qu'à l'hôpital, on prescrirait

le repos, le calme et le silence, qu'il est d'usage de recommander à la suite des grandes opérations ; l'opération radicale de la hernie n'est, dans ses suites, ni une grande opération, ni une opération dangereuse.

Un service de chirurgie infantile ne répond guère à la mélancolie de la légende du séjour à l'hôpital.

En dépit des rappels à l'ordre des surveillantes, les éclats de rire, les chansons, les disputes, les bavardages, tout cela répand dans la salle une impression d'agitation, de vie, d'insouciance et de gaîté dont le monde s'étonnerait.

C'est au milieu du brouhaha de cette ménagerie tumultueuse que le petit opéré, ramené à son lit, se réveille et ne tarde pas à prendre sa part au tapage général.

Il n'est pas rare même que le veilleur soit obligé, le soir, de ramener à leur lit des enfants opérés dans la matinée, qui s'étaient levés pour aller au bout de la salle converser ou se battre avec les amis. C'est à cette épreuve qu'on peut juger de la nécessité d'un bandage solidement fait.

A dire vrai, cette animation, cette insouciance et cette joie bruyante des voisins ont du bon. Elles relèvent le moral du petit patient, elles le remontent d'autant mieux, qu'il ne souffre pour ainsi dire pas.

Dans la clientèle de la ville, au contraire, entouré des soins les plus minutieux, le petit opéré, enfant de riches, se présente à nous avec une physionomie bien différente.

Dans le regard attendri des personnes qui l'entourent, il devine, avec le soulagement de l'épreuve accomplie, la tristesse de l'heure présente et l'inquiétude de la nuit qui va venir.

Au milieu du silence et de la demi-obscurité de sa chambre, il se voit l'objet d'une sollicitude, dont l'obsession le trouble et l'effraie ; il se sent un malade digne d'intérêt et son insouciance enfantine ne résiste pas à la contagion des mélancolies qui l'environnent.

Chez les enfants de quelques mois, le calme ou l'agitation des jours qui suivent dépend le plus souvent de la raison et de la docilité de la mère.

Il y a des femmes absolument déraisonnables et dont la sottise constitue une contre-indication formelle à l'opération de leur enfant.

Par contre, il m'est arrivé plusieurs fois de consentir à opérer de très jeunes enfants, quand je voyais une mère résolue, raisonnable, docile et propre. Quand une femme ne réunit pas ces conditions, je demande qu'elle soit impitoyablement éloignée pendant les premiers jours. Un bon nombre de mes petits opérés ont été soignés, dans mon service de crèche, par des étrangères, dévouées et soigneuses.

Si petit qu'il soit, un enfant qu'on plaint, avec lequel on se lamente et aux caprices duquel on obéit, cet enfant s'agite, ne dort pas, s'alimente mal et pâtit certainement.

En dehors de ces conditions de phychologie infantile, sur lesquelles je ne veux pas insister ici, ce qui tracasse le plus le petit enfant après l'opération, malgré la préparation à laquelle on l'a soumis, c'est la contrainte de la planchette articulée, sur laquelle il est assujetti, avec élévation de la jambe. Mais il n'y a pas de cris qui ne cessent, comme par miracle, au silence calme de la garde et aussi à la présentation régulière du sein ou du biberon.

En fait, il n'y a pas, dans toute la chirurgie infantile, une opération qui donne moins lieu au *shock* que l'opération radicale de la hernie.

Grâce à la merveilleuse facilité avec laquelle le petit être s'endort par l'action d'une dose minime de chloroforme (on voit souvent une opération se faire entièrement avec 8 grammes), nous en avons vite fini avec les nausées et les malaises qui, chez les adultes, rendent particulièrement pénible la journée et même la nuit, qui suivent l'opération.

Au point de vue de la douleur consécutive, au point de vue de la fièvre, l'histoire des suites de l'opération est d'une insignifiance parfaite. A part une différence due à l'élévation de température du deuxième jour (hyperthermie *ab intestino*) et à la fièvre passagère causée quelquefois par la vaginalite, nos tracés thermométriques se ressemblent pour ainsi dire tous.

*
**

Si les suites de l'opération sont toujours heureuses, nous n'oserions pas prétendre toutefois que la marche régulièrement favorable des choses n'ait jamais présenté d'exception.

Nous avons eu, plusieurs fois, comme on le verra dans les observations, une infection du foyer opératoire avec suppuration.

Nous avons vu quatre fois, à la suite de l'invasion de l'urine, nos sutures cutanées manquer, sur toute la ligne, la réunion immédiate; enfin, une fois, nous avons observé des abcès du scrotum. Avec ces contre-temps, la guérison a pu être retardée de quelques jours, elle n'a jamais été ni moins complète, ni moins solide.

Mais ce qu'il faut savoir, et nous devons y insister, c'est que ces à-coups, accidents toujours possibles, malgré l'antisepsie la plus attentive, surviennent silencieusement, sans être annoncés toujours soit par des douleurs notables, soit par des élévations de température.

Là comme ailleurs, l'enfant peut suppurer sans que sa température s'élève d'un degré. Aussi ne doit-on pas attacher aux renseignements du thermomètre, l'importance qui leur appartient chez les adultes.

Un de nos derniers opérés (l'enfant Stein, âgé de dix-neuf mois, obs. ix) était dans un état parfait au dixième jour de son opération. En découvrant le pansement pour enlever les crins de la suture de la peau, nous voyons sortir par l'orifice qu'avait occupé le tube environ 5 grammes de pus phlegmoneux. C'était une infection locale que ni la fièvre, ni la douleur, ni l'inappétence, ni un malaise quelconque ne nous avait annoncée.

L'infection de la plaie n'avait même pas exercé une action de voisinage immédiat sur les sutures, qui étaient parfaitement accolées et qui nous ont laissé une cicatrice linéaire.

Nous ne croyons pas qu'un adulte ait pu produire une quantité relativement égale de pus, sans avoir la fièvre, sans être pris de frissons ou du moins sans éprouver un malaise, qui eût appelé l'attention du chirurgien sur l'état de sa plaie.

X

TRAITEMENT CONSÉCUTIF

La durée du traitement qui suit l'opération, telle que nous l'avons décrite, est en vérité très courte : en moins d'un mois, un enfant est en état de rentrer dans les habitudes de la vie ordinaire, sans restrictions et sans bandage.

Nos pancartes hospitalières témoignent d'un séjour moyen de vingt à vingt-cinq jours, sauf, bien entendu, quelques cas dans lesquels nous avons dû, soit préparer les petits malades à une opération qu'ils étaient trop faibles pour subir dès leur admission, soit leur faire attendre leur tour, car nous avons eu des semaines pendant lesquelles cinq opérations de hernie ont été pratiquées dans le service.

Enfin, pour les hernies doubles, nous n'agissons jamais en une seule séance et nous laissons généralement, chez les garçons du moins, un intervalle de quinze ou vingt jours entre les deux interventions.

Nous avons vu plus haut que nous enlevons le tube à drainage à la fin du deuxième jour, sans même lever la gaze antiseptique appliquée sur la ligne des sutures.

Le dixième jour au plus tard, nous enlevons les crins de Florence et nous maintenons pendant quelques jours un pansement sec au bismuth, aussi régulier et aussi rigoureux que celui qui suit l'opération.

En agissant ainsi, nous avons en vue, surtout de

protéger la cicatrice cutanée contre le frottement des vêtements et contre le contact de ces petits doigts, qui ne manqueraient pas d'aller gratter une région, sur laquelle l'application prolongée du bandage a eu pour effet de provoquer des démangeaisons.

Vers le quinzième jour, l'enfant s'habille et circule. Vers la troisième semaine, un grand bain marque la fin du traitement, et nous rendons au petit patient son entière liberté.

Les médecins qui ont pris la peine de lire notre premier travail verront que notre pratique s'est singulièrement modifiée.

Les chirurgiens de notre époque attribuent au traitement consécutif à l'opération une durée beaucoup plus longue que celle dont nous venons de parler.

C'est généralement vers le premier mois qu'ils autorisent le malade à quitter le lit, mais seulement pour s'asseoir, et si je m'en rapporte à ce que je sais de la pratique de mes collègues, il ne faut pas compter moins de huit semaines avant qu'ils osent permettre à leur opéré de reprendre ses occupations, pourvu encore que ces occupations ne soient pas trop fatigantes et que la guérison n'ait pas été entravée par quelqu'une de ces petites misères, qu'occasionne l'élimination de quelques fils de soie.

Il ne me semblerait certes pas équitable de comparer les soins sommaires et courts, qui me paraissent suffisants dans la pratique infantile, aux précautions consécutives d'extrême prudence, que l'on recommande d'ordinaire aux hommes.

J'ai affaire à des hernies récentes, à des sujets jeunes, à des tissus vivaces, conditions particulièrement favorables à la réparation et qui manquent dans un grand nombre de hernies d'adultes.

Mais il me sera permis de penser que la suture métallique que j'emploie, donne à l'occlusion de la baie herniaire des avantages de solidité et de permanence, qui me permettent d'abréger notablement la durée de la convalescence. Les adultes sur lesquels j'ai appliqué le procédé dont je fais usage chez les enfants, ont été rendus à la liberté en moins de vingt-cinq jours. Ils sont repartis sans porter de bandage, et j'ai pu m'assurer longtemps après, que la guérison était parfaitement radicale.

« Nos opérés, disions-nous il y a trois ans, gardent le lit vingt jours au moins. Barker et Mac Ewen parlent de quatre ou six semaines, et rien ne serait meilleur si on peut obtenir ce sacrifice. »

« ... Chez les enfants, le repos prolongé est peut-être plus indiqué que chez les adultes, en raison de la vivacité et de la brusquerie de leurs mouvements. »

Et après avoir minutieusement exposé les règles d'une hygiène, prévoyante jusqu'à la méticulosité, nous ajoutions :

« On comprendra l'importance de ces menues précautions, en se rappelant, comme nous l'avons dit, qu'alors même que la plaie est fermée, que le gonflement des tissus a disparu, que la hernie ne donne plus la sensation de la moindre impulsion, tout n'est pas terminé.

« Loin de là : le travail curateur commence à peine et c'est la nature qui l'accomplit ; le travail du chirurgien n'a fait que le préparer.

« C'est effectivement à l'abri de tout effort que doit se faire l'organisation des tissus de remplissage, leur adhérence aux parois du trajet, le resserrement de ce trajet, l'accolement définitif et un *septum* plan du péritoine serré dans la ligature, le retour, en un mot, des choses à l'état normal. »

Quel que soit le procédé opératoire auquel on ait recours, ce travail réparateur existe et doit exister, pour que la guérison soit complète. Il est nécessaire, mais il dépend de nous qu'il s'accomplisse avec autant de sécurité et plus de rapidité, si nous arrivons à le mettre à l'abri des efforts et des pressions susceptibles de le contrarier, si nous lui fournissons le point d'appui d'un plan résistant en supprimant absolument et d'emblée le point faible, qui avait été la cause de la production de l'infirmité, comme il serait la cause de sa récidive. Or, c'est à la suture des piliers que nous serons redevables de la stabilité et de la sécurité de ce travail.

La suture métallique est préférable, croyons-nous, à toute autre, en ce qu'elle procure, longtemps après que l'opération a eu lieu et que le malade est rendu à la liberté, un accolement qui ne varie pas.

L'accolement ne varie pas, parce que les agents de la fixation sont inaltérables et n'ont pas coupé les tissus : ce sont des *agrafes* immuables et puissantes, autour desquelles les tissus de réparation prolifèrent, s'organisent et durcissent. Avant même que le métal ne serve plus à rien et que le rapprochement qu'il a opéré soit en état de persister par lui-même, les anses dorées représentent le *bâti* de la guérison, elles la constituent même au point de vue mécanique, jusqu'au jour où, devenues inutiles, elles resteront perdues et inoffensives, au milieu de la cicatrice fibreuse, dont elles auront préparé la formation.

**
* **

Nous n'avons que peu de choses à dire sur l'emploi du bandage à la suite de l'intervention radicale.

Chez les enfants, avec la suture métallique des piliers, le bandage est absolument inutile : nous renvoyons nos petits patients au bout de vingt jours en moyenne; livrés à eux-mêmes, ils retournent à l'asile, à l'école ou à l'atelier, libres de jouer, de courir, de travailler, de reprendre sans contrainte l'apprentissage interrompu.

Nous les revoyons six mois, deux ans, trois ans après : la suture n'a pas bougé, la guérison est irréprochable, sans que nous leur ayons imposé l'ennui de porter un appareil, quel qu'il soit.

Pour les adultes, il est souvent nécessaire de faire porter un bandage, surtout si l'on a mal tenté et si l'on n'a pas réussi la suture du trajet inguinal.

Nous avons cité plus haut (p. 229) la description que fit, en 1726, Sermesius, d'Amsterdam, d'un procédé d'opération radicale des hernies, dans lequel la dissection minutieuse du sac séreux est décrite avec une intéressante précision.

Nous retrouvons, comme nous l'avons fait voir, la règle rationnelle de l'isolement parfait du sac herniaire, et c'est un fait curieux de voir Laurent Heister apporter l'appui de son autorité à une technique qui était en usage il y a près de deux siècles, et que M. Lucas-Championnière préconise aujourd'hui, comme une des bases de ce qu'il appelle sa méthode.

Mais ce n'est pas seulement le détail de l'opération, c'est encore l'incertitude des suites qui rapproche la pratique décrite par Sermesius de celle de notre distingué collègue.

En dépit d'une dissection aussi délicate qu'on peut la souhaiter, d'un isolement parfait du sac *sans donner atteinte au testicule et aux vaisseaux spermatiques* (Heister), en dépit d'une ligature portée aussi haut que possible, puisque le chirurgien *tiroit un peu fortement le sac hors de la plaie et le lioit aussi près que possible des muscles du bas-ventre* (Heister), malgré toutes ces précautions qui visaient l'isolement du sac et le désintéressement du trajet inguinal, la persistance de la guérison ne semblait pas parfaitement assurée à l'illustre chirurgien, puisqu'il parlait alors déjà de la nécessité d'un soutien.

« La récidive (*loc. cit.*, p. 202) est très à craindre, dit Heister, surtout l'hernie étant fort ancienne et d'un volume considérable, les anneaux se trouvent extrêmement dilatés et affoiblis. Je ne voudrois être garant à personne que les parties ne retomberont pas, malgré la ligature du sac et je crois, par conséquent, qu'il serait très avantageux de faire porter, au moins pendant quelques mois, un bandage convenable à ceux qu'on a traités par cette méthode. »

La plupart des chirurgiens conseillent aussi après l'opération, alors même qu'ils ont pratiqué la suture des piliers, l'usage d'un bandage destiné à soutenir la région, sans comprimer, ni affaiblir la cicatrice.

M. Lucas-Championnière qui ne connaissait ni Sermesius, ni Laurent Heister, se défend de faire porter le moindre bandage. Il fait, il est vrai, porter une ceinture avec une pelote montée sur un ressort, dont l'action s'exerce au-dessus de la cicatrice sur le ventre, de façon à amortir, paraît-il, les efforts de la toux ou de l'éternuement.

Qu'on appelle cette chose « une ceinture » ou « un bandage », peu nous importe. Que cet appareil diffère d'un « bandage de contention », cela va de soi puisque la hernie, si elle est guérie, n'a pas besoin d'être contenue. Que la pelote porte plus ou moins haut sur le ventre, il s'agit toujours d'un bandage, c'est-à-dire d'un appareil de pression qui gêne le malade et le fait douter, avec nous tous, de la réalité de sa guérison.

En réalité, ne vaut-il pas mieux convenir que l'opération de la hernie, quand on ne suture pas le trajet, ou quand on le suture avec des liens qui ne dureront pas, est forcément, après un certain âge, sinón tou-

exposée à des récidives et que c'est pour prévenir ces récidives, qu'il convient de soutenir la région avec un bandage ?

Ne vaut-il pas mieux avouer simplement que la guérison rencontre chez l'adulte des difficultés telles qu'elle est souvent incomplète, et déclarer franchement que c'est déjà un résultat utile que d'avoir transformé une hernie douloureuse, dangereuse et incoercible, en une pointe de hernie qu'un bandage à large pelote contiendra sur son point |faible, au grand soulagement dn malade et empêchera de se développer ?

Nous connaissons la difficulté de la guérison des hernies des adultes, et nous ne vous demandons pas de réaliser l'impossible, mais, si vous osez prétendre que vous le réalisez, nous avons le droit de vous dire que vous vous trompez, et c'est vous-même qui, tout à l'heure, allez nous fournir la preuve de votre erreur et de vos illusions.

Chez les enfants, après l'opération, rien de pareil : pas de bandages, pas même de ceintures de soutien : il ne faut rien, car nous sommes en présence de la cure radicale, dans l'acception juste d'un résultat immédiat et définitif.

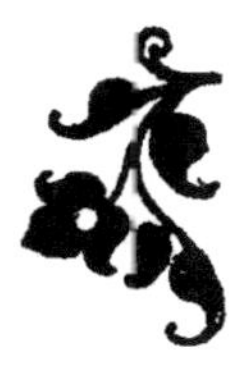

XI

TRAITEMENT DES ACCIDENTS

DES HERNIES

Le traitement des accidents, qui occupe une place considérable dans l'histoire clinique des hernies des adultes, n'a qu'une importance secondaire dans le jeune âge.

Nous avons vu combien les complications aiguës sont rares. Les maîtres de la chirurgie infantile, Holmes, Lannelongue, de Saint-Germain, n'ont observé l'irréductibilité que sous une forme peu inquiétante, méritant à peine le nom d'étranglement et ne comportant généralement pas l'indication d'une intervention sanglante.

Moins heureux ou moins habile que ces maîtres, nous avons eu plusieurs fois l'occasion, — et nous ne sommes pas le seul, — de demander à la kélotomie de conjurer un danger, que le taxis ne faisait pas disparaître.

Nous avons donc agi, mais nous avons gardé de l'observation directe des lésions que l'opération nous exposait sous les yeux, la conviction que les altérations produites sur les tuniques intestinales et sur les viscères en général, sont loin d'acquérir, dans les mêmes conditions de temps, le degré de profondeur et de gravité que nous avons eu maintes fois l'occasion de constater, au cours des nombreuses kélotomies que nous avons pratiquées chez l'adulte.

C'est certainement l'étranglement qui est l'accident principal des hernies de l'enfance, mais, à dire vrai, cet étranglement, s'il produit une interruption absolue dans le cours des matières, n'occasionne, même à la longue, que des lésions atténuées dans la structure de l'intestin.

Il n'y a rien d'absolu, ni dans la nature, ni dans la maladie : les espèces cliniques que nous créons ne sont que des modalités subjectives de l'idée que nous nous faisons des choses, et nous ne serions pas éloigné d'admettre que le vieux trouble de l'*Engouement* de Goursaud s'associe chez les enfants, dans une certaine mesure, aux accidents de l'étranglement proprement dit.

Dans la hernie inguinale des enfants, d'ailleurs, la conformation du collet ne présente pas cette rigidité ni ces arêtes qui sont capables de serrer, de couper ou de modifier les tuniques intestinales.

Quant à l'action des anneaux, nous ne voyons guère que l'orifice interne, boutonnière quasi musculaire, qui puisse modifier le calibre du canal de l'intestin, sans en menacer immédiatement l'intégrité de la paroi. N'est-ce pas là ce qui explique pourquoi les complications mortelles de l'étranglement chez les enfants sont si rares, pourquoi aussi la réduction des anses herniées se fait soit spontanément, à l'improviste, soit par la seule action des moyens de douceur, dans la grande majorité des cas ?

Le plus souvent, le taxis modéré pratiqué avec douceur et fermeté suffit à faire rentrer les choses dans l'ordre. Nous verrons tout à l'heure quelles sont les règles de cette délicate manœuvre.

Disons tout de suite que la médication interne ne nous semble rien moins que recommandable : la belladone, la teinture de noix vomique et encore moins le calomel n'ont rien à faire ici, que du mal.

La glace même, qui, chez l'adulte, rend parfois les plus grands services, est un agent physique d'une application dangereuse, chez l'enfant. Nous avons vu, en 1891, un enfant qui portait les cicatrices d'une mortification étendue de l'hypogastre et du scrotum, à la suite de l'application d'un sachet de glace.

La minceur de la paroi abdominale et la facilité de la propagation du froid aux viscères sont des raisons qui nous interdisent également l'emploi des basses températures sur le ventre.

C'est dire que nous repoussons les pulvérisations d'éther, que quelques chirurgiens anglais, John Barclay et Steele, de Liverpool, auraient employé avec succès dans le traitement de l'étranglement herniaire chez les adultes.

Les applications fraîches de 5 à 10 degrés, le repos couché, le calme et deux ou trois heures de patience, telles sont les simples précautions à conseiller, avant tout.

Quand ces moyens n'ont pas abouti, c'est le taxis méthodique prolongé, avec ou sans chloroforme, qui convient, et, en cas d'insuccès, l'opération, si les troubles fonctionnels prennent un caractère de réelle gravité, et si l'impression d'un danger pour la vie du petit malade nous force la main.

Mais, en présence d'une irréductibilité inquiétante et douloureuse, avant de discuter les indications de tel ou tel mode de traitement, le chirurgien doit être absolument fixé sur ce point : avant l'accident la hernie rentrait-elle en totalité ?

Nous avons vu ce qu'il est indiqué de faire aux hernies partiellement réductibles : que l'irréductibilité dépende d'une malformation du cæcum, d'une ectopie testiculaire, ou d'une épiploïte ancienne avec adhérences, le taxis, dans ces conditions, n'est pas seulement difficile ou inefficace, il peut être dangereux.

C'est à l'intervention au grand jour qu'il appartient de détourner le péril de l'heure présente et de conjurer une fois pour toutes, d'une manière décisive, le retour des accidents dans l'avenir.

Généralement, les hernies inguinales de l'enfance sont simples et susceptibles d'une réduction intégrale.

C'est ce qui fait que le taxis peut être généralement pratiqué avec confiance.

Que le chirurgien agisse avec ou sans le secours du chloroforme, la résistance et les difficultés peuvent différer, mais la technique est la même.

La pratique du taxis est aussi ancienne que l'histoire des hernies, mais le mode d'exécution en a varié suivant les idées que l'on se faisait de la nature, de la cause et de la pathogénie de l'accident.

Le taxis, ainsi qu'il arrive aux actes que l'œil ne contrôle pas, a donné lieu à un nombre considérable de préceptes, souvent contradictoires. Les théories se sont produites, comme on pouvait s'y attendre. Aussi sur le simple énoncé des règles formulées par Ledran, Goursaud, Richter, Roser, O' Beirne, etc., il est aisé de savoir à quelle théorie le chirurgien rattache la production de l'accident herniaire.

Malgaigne, à la suite d'une critique lumineuse des manœuvres empiriques ou théoriques de ses devanciers, nous semble avoir exposé la technique la plus rationnelle du taxis : effiler le collet, tendre et déplisser l'intestin que ce collet étreint, l'alléger en partie et profiter de la détente due à cette évacuation, pour refouler enfin les anses intestinales, tels sont les temps essentiels, à l'exécution méthodique desquels on doit généralement la réduction.

Je dis généralement, car il y a des cas dans lesquels la réduction s'opère sans qu'on puisse dire, en toute sincérité, de quelle façon.

J'en appelle à ceux qui ont manié beaucoup de

hernies chez des adultes et chez des enfants : appelé pour un étranglement, le chrurgien exécute tout d'abord correctement la théorie ; il recommence plusieurs fois ses tentatives, puis sa patience mollit, la fatigue survient, et souvent c'est au cours de manœuvres assez irrégulières, qu'un gargouillement inopiné survient, amenant la rentrée d'un premier segment et facilitant la réintégration du reste de l'intestin.

Et d'autre part, à qui n'est-il pas arrivé pendant le cours d'une opération de kélotomie, quand le sac, ouvert largement et très haut, vous montre franchement l'intestin tendu mais en bon état, le pédicule mollement étreint au point de permettre l'introduction d'une sonde cannelée entre l'intestin et le collet jusque dans l'abdomen, à qui n'est-il pas arrivé de tenter en vain la réduction ?

Cependant les anses herniées sont là, sous nos yeux ; la portion étranglée est sous nos doigts, la perméabilité relative du collet se constate, et voici que, dans de telles conditions, le taxis le plus direct échoue, quand il semble que rien ne devrait être plus facile que d'y réussir !

Quand on se heurte à de telles difficultés, on se demande en vérité, comment il est possible à travers l'épaisseur des enveloppes de la hernie, et en agissant sur des organes qu'on ne voit pas et dont la disposition dans le sac est toujours plus ou moins problématique, d'oser espérer et de réussir souvent la réintégration de l'intestin.

Chez l'adulte, la structure acquise par le collet peut, à la rigueur expliquer souvent la résistance, puisque le débridement la fait aisément disparaître, mais les conditions sont-elles les mêmes chez l'enfant ?

Le relâchement du sac ouvert et la formation des plis valvulaires tranversaux, nous ont semblé devoir jouer un rôle important, puisque, pendant les kélo-

tomies, la tension régulière du sac et par conséquent
le déplissement de la séreuse est une manœuvre qui
a pu nous dispenser parfois de faire usage du bistouri
de Cooper, pour obtenir la réduction de l'intestin.

Nous verrons les conséquences de ce fait, au point
de vue de la pratique du taxis.

Dans tous les cas, Malgaigne a certainement raison, quand il donne le conseil « d'effiler d'une main
la partie qui avoisine l'anneau », manœuvre qui déplisse le sac et masse le pédicule intestinal.

Mais ce pédicule comprend le bout inférieur et le
bout supérieur de l'intestin. Or, il serait de la plus
grande importance de connaître quelle est la position
exacte de ce dernier, dans l'isthme herniaire, car
c'est sur lui que devrait porter l'action principale,
puisque c'est de lui que vient le principal effort de la
tension.

Durant notre long stage au Bureau Central, nous
avons été très souvent appelé dans les divers hôpitaux
de la ville pour des accidents d'étranglement, et nous
avons eu l'occasion de pratiquer plus de 120 kélotomies. L'opération nous a donc mis, un grand nombre
de fois, sous les yeux l'intestin en état d'étranglement, et après avoir analysé les choses de notre
mieux, voici ce que nous croyons avoir vu le plus
souvent :

1° Une anse intestinale étranglée subit dans le sac
une rotation telle que les deux anses intestinales se
superposent verticalement, dans les hernies inguinales.

2° Le bout *supérieur* est *en bas* et le bout *inférieur*
est *en haut* (fig. 72).

3° C'est soit en pressant, soit en débridant contre
le bout supérieur (le plus bas situé dans le sac herniaire) que la réduction de l'anse intestinale s'opère
avec le plus de facilité.

Quoi qu'il en soit, il arrive fréquemment qu'une des principales causes de la difficulté du taxis chez les adultes dépend du volume considérable de la hernie, que la main englobe malaisément, et dans

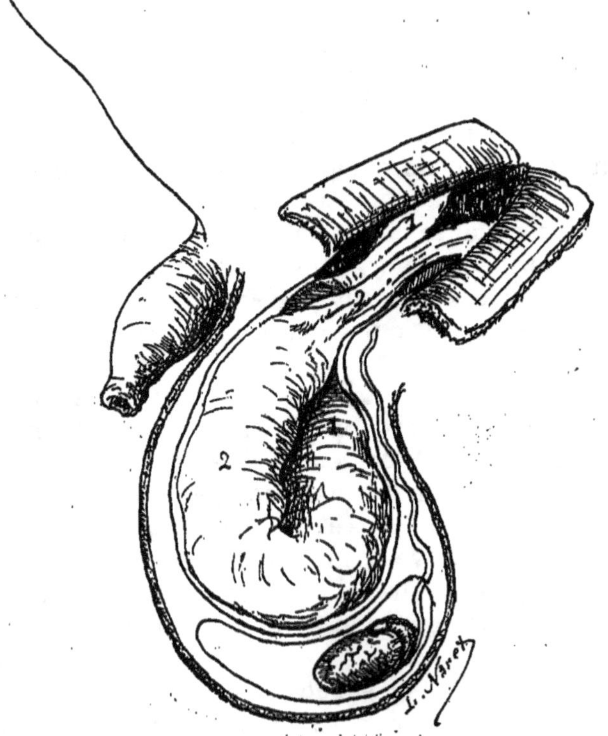

Fig. 72. — Hernie inguinale étranglée.
Le bout supérieur 1 est en bas; le bout inférieur 2 est en haut, dans l'isthme de l'étranglement.

l'épaisseur des tissus qui empêchent les doigts d'agir sur tel ou tel point du sac, avec la précision que l'on pourrait souhaiter.

La tâche est autrement facile chez les enfants : la plus grosse de leurs hernies tient dans la main et, quelle qu'en soit la tension, se révèle souvent dans la plupart des détails de sa constitution.

Quel que soit le côté de la hernie, le chirurgien placé à la droite du petit malade, saisit avec les doigts de la main gauche le pédicule de la hernie (fig. 73) tandis que les quatre doigts de la main droite

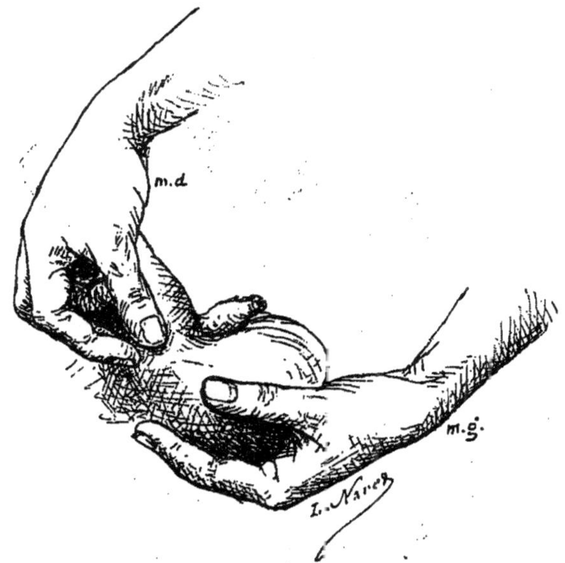

Fig. 73. — Hernie inguinale infantile étranglée.
Position des mains cherchant à opérer la réduction.

glissant sous le scrotum, longeant le périnée et remontant derrière le globe herniaire, arrivent à toucher la partie inférieure de l'orifice inguinal externe.

Cette manœuvre a déjà pour effet de redresser l'inflexion du collet du sac herniaire, que nous avons mentionnée au chapitre de l'anatomie pathologique et de mettre aussi l'axe du globe herniaire dans l'axe du trajet inguinal, que l'intestin doit franchir.

La hernie, ainsi relevée, repose tout entière dans

le creux de la main droite, par sa surface postérieure. Le pouce droit, fixé sur sa partie antérieure, concourt à la fixer assez pour qu'il soit possible de l'attirer en bas dans sa totalité.

Pendant ce temps, la main gauche qui effile le pédicule, ainsi que l'a recommandé Malgaigne, résiste à la traction en bas que la main droite exerce avec fermeté. Il semble probable que l'action antagoniste des deux mains doive tendre et déplisser la séreuse sacculaire et fournir à l'intestin une voie lisse, régulière et directement continuée dans l'axe du trajet inguinal.

Les doigts de la main droite pressent doucement d'*arrière en avant* sous le pédicule et souvent cette pression exercée sur le bout supérieur de l'anse herniaire étranglée, bout qui se trouverait, autant que nous pouvons le croire, à la partie inférieure du collet, vide le segment intestinal et provoque ainsi ce premier bruit de gargouillement, qui annonce et précède la réduction totale.

Si cet heureux effet ne se manifeste pas d'emblée, l'abaissement énergique de toute la masse amène un déplissement de la séreuse si flexible du sac et corrige la saillie des replis valvulaires, qui ont pu se former.

Pendant ce temps la malaxation du collet en avant par le pouce de la main gauche, dont l'action se combine avec la pression des quatre doigts de la main droite en arrière, amène une détente et une déplétion au niveau et au-dessous de la partie étranglée : il est rare que, dans ces conditions, l'intestin ne réintègre pas la cavité abdominale.

Ce n'est, à vrai dire, ni un taxis forcé, puisque l'effort est peu considérable, — ni un taxis prolongé puisque souvent en quelques minutes il donne le succès, c'est un taxis patient, mais surtout un taxis approprié aux conditions anatomiques et physiolo-

giques, qui produisent la persistance de l'étranglement herniaire.

Or, chez l'enfant, nous l'avons vu, ces conditions
sont simples : le collet du sac est lisse, sans épaississement et sans arêtes. Ce n'est certainement pas lui
qui constitue l'agent de l'étranglement.

Les causes de la rétention de la hernie au dehors
sont probablement multiples : l'inflexion et la rotation
de l'intestin, l'occlusion valvulaire due à la laxité
même de la séreuse, la compression réciproque des
deux bouts de l'intestin sont sans doute à mentionner,
mais c'est surtout la striction exercée par l'anneau
interne, qui représenterait la cause principale de l'accident.

Nous savons que chez l'enfant la masse d'une hernie inguinale étranglée n'est pas une tumeur à peu
exclusivement scrotale comme chez l'adulte, dont les
hernies ont pour agent ordinaire de l'étranglement le
collet. C'est le plus souvent sans doute une masse
qui occupe le scrotum, mais qui semble plonger profondément dans l'abdomen. La hernie émerge, peu
mobile, fixée et comme enclavée dans la paroi abdominale, qu'elle soulève et qu'elle paraît même parfois
dédoubler. Le pédicule est très haut et très loin dans
le ventre même; les doigts l'atteignent sans doute,
mais ne le dépassent pas.

Il est impossible de le refouler, mais grâce à son
petit volume qui en rend la prise facile, grâce surtout
aux qualités physiques de son collet, on l'attire sensiblement en bas.

En fait, l'obstacle à la réduction est très haut, contre
l'orifice interne du trajet inguinal. Et l'obstacle, c'est
non pas, comme chez l'homme, une coarctation *stà-
tique*, mais un resserrement, dans la production duquel
une action *dynamique* intervient souvent.

Les preuves en sont nombreuses : je ne parle pas

de la réduction spontanée, qu'il est possible d'inter-
préter de différentes manières, je veux seulement
signaler les résultats du taxis patient, qui, non par sa
vigueur, mais par sa persistance, fatigue plus ou
moins vite la contraction musculaire, — les effets
d'une impression vive qui la surprend, — enfin l'efficacité de l'anesthésie chloroformique.

En ce qui concerne le chloroforme, nous inclinons
à croire que son mode d'action diffère de celui qui
s'exerce chez l'adulte.

Chez ce dernier, le succès dépendrait principalement de l'anesthésie, grâce à laquelle les résistances
réflexes ne contrecarreraient pas les tentatives du
taxis. Il y a sans doute de cela chez l'enfant, mais
nous avons eu souvent l'occasion de constater que
chez lui la réduction de la hernie se produit avant
même la narcose.

Cette réduction coïncidait si nettement avec la stu-
peur immédiate de l'application de la compresse
chloroformée sur le visage, que nous croyons pouvoir l'attribuer à une défaillance musculaire réflexe,
telle que la suppression de la contracture de l'anneau
inguinal interne.

Une dernière preuve nous est fournie par l'effet si
fréquent du premier coup de bistouri, quand, de
guerre lasse, on renonce au taxis pour pratiquer la
kélotomie : c'est sur un sac évacué que l'opération se
poursuit, si on ne s'arrête pas en présence de cet
incident et si, après les difficultés que l'étranglement
vient de susciter, on ne saisit pas l'occasion de
l'anesthésie qui est produite et des préparatifs qui
sont faits, par en finir une bonne fois avec la cause de
ces dangereuses alertes, et pour pratiquer l'opération
radicale.

Quoi qu'il en soit, la coopération de ces éléments
dynamiques dans la production et la permanence de

l'étranglement, a, au point de vue de la technique du taxis, une valeur qui n'est pas indifférente : je veux parler du parti qu'il est possible de tirer du rythme des mouvements respiratoires, pour obtenir la réduction de la hernie.

Pendant l'effort des cris, la paroi abdominale se tend, dans la révolte d'une expiration violente, à laquelle succède une longue inspiration, marquée par un relâchement musculaire, durant un temps plus ou moins court et dont il faut profiter.

Ce relâchement inspiratoire de la paroi abdominale est d'autant plus accentué et d'une durée d'autant plus longue, que le cri a été plus brutal et plus prolongé. A ce titre, les résistances du petit malade nous secondent parfois plus que sa docilité. Chez l'enfant docile, la paroi se défend mal, mais elle se défend avec une continuité, qui ne laisse pas de place aux intermittences du relâchement musculaire, dont nous avons si souvent l'occasion de nous aider.

Pendant le cri, les mains fixent passivement, pour ainsi dire, la gauche le collet, la droite le globe de la hernie ; tout au plus cette dernière exerce-t-elle une traction douce et soutenue, pour allonger le pédicule, mais sans faire la moindre pression, ni la moindre tentative de taxis : elles se préparent.

Le cri cesse, et après un silence, une inspiration profonde commence.

C'est le moment.

Les doigts de la main droite pressent alors le pédicule en arrière, pendant que la main entière en se fermant comprime le corps de la hernie sur la contre-pression du pouce, la main gauche continuant à masser et à effiler le pédicule.

Le cri reprend ; on s'arrête sans se retirer, pour recommencer l'action, dès que la grande inspiration prochaine recommencera.

C'est en faisant coïncider les manœuvres du taxis avec les mouvements inspiratoires, c'est-à-dire en développant les forces de la main, au moment précis où la résistance de la paroi mollit, que le taxis se pratique avec les plus sérieuses chances de succès.

Quand, malgré le repos, les applications fraîches, les bains, le taxis patient et surtout méthodique, avec ou sans chloroforme, l'irréductibilité de la hernie persiste, nous pensons qu'il n'y a pas lieu d'attendre l'explosion des accidents généraux, pour prendre le grand parti de l'intervention libératrice, à l'occasion de laquelle on pratiquera l'opération radicale, garantie de la guérison définitive.

XII

RÉSULTATS DÉFINITIFS DE L'OPÉRATION
RADICALE

« Les récidives, dit M. P. Berger[1], quand elles doivent se produire, surviennent dans les six mois (Lucas-Championnière), moins d'un an (Socin, Mitchell Banks) après l'opération. Le chiffre de celles-ci qui ont été constatées (8 ou 9 sur 120 opérations pour Lucas-Championnière, 7 sur 251 opérations pour Bassini) est certainement bien au-dessous de leur proportion réelle, estimée à 50 p. 100 par Anderssen (de Zurich), à 39 p. 100 par Socin, à 25.9 p. 100 par Walter, à 21 p. 100 par Erdmann et Swensson. La plupart des résultats ne sont pas suivis pendant un temps suffisant pour qu'on puisse se prononcer sur le caractère définitif de la guérison.

« Pourtant Socin a observé un résultat durable sur 83 des 133 opérés qu'il a pu revoir plus d'un an après la cure; Swensson et Erdmann, dans les mêmes conditions, ont relevé 38 guérisons sur 48 sujets. Sur 58 opérés de Scheede, Volter a noté 41 succès définitifs. Bassini, sur 251 cas, accuse 108 guérisons observées plus d'un an; 33, plus de 6 mois après l'opération. »

Nous aurions ainsi, au point de vue de la cure radicale, les proportions suivantes :

1. BERGER, *Traité de chirurgie*, t. VI, p. 659.

Socin. . . . .   62.4 o/o
Swensson et Erdmann.   79   o/o
Scheede. . . . .   70.7 o/o
Bassini . . . .   56.3 o/o

Quoique les trois premières statistiques se rapportent à une somme d'opérations, dans lesquelles les adultes représentent la grande majorité de l'appoint, les résultats que nous a donnés l'opération radicale chez les enfants, telle que nous venons de la décrire, sont tellement différents de ceux que ces chiffres accusent, en dépit de leurs écarts, que j'ai voulu, pour mon instruction personnelle, aller au fond des choses et rechercher la part qui revient à l'âge des malades, à la nature de la hernie, au procédé opératoire employé et aux circonstances de l'opération, dans la production des résultats dissemblables, que la puérile statistique réunit ainsi.

Je ne suis pas un savant: je n'avais ni le temps, ni le désir, ni, dois-je ajouter? le pouvoir de faire aussi loin des recherches, dont l'utilité est contestable d'ailleurs au point de vue de la chirurgie spéciale auquel je me suis placé.

Mais j'avais là, sur ma table, le gros volume que M. Lucas-Championnière a publié l'an dernier et j'ai pensé qu'il serait suffisant pour éclairer ma religion.

Je n'avais pas le choix d'ailleurs et si je n'ai cité que ce livre, tantôt pour l'approuver, tantôt pour le critiquer, ce n'est pas qu'il soit ni le meilleur, ni le pire dans la bibliographie des hernies inguinales, c'est qu'il est le seul : telle est l'unique raison d'une préférence, qu'on aurait mauvaise grâce à me reprocher.

On trouve d'ordinaire, à la fin d'un ouvrage une partie qu'on ne lit généralement pas: ce sont les observations et les documents statistiques.

J'ai lu les tableaux dans lesquels M. Lucas-Championnière a résumé les 275 opérations de hernie qu'il a pratiquées, en retenant seulement les 235 hernies inguinales, les 40 autres, proportion relativement infime d'ailleurs, ne touchant pas à mon sujet.

Pour M. Lucas-Championnière, ce serait donc dans les six mois que les récidives, quand elles doivent survenir, se montreraient.

Certainement, il y a des récidives dont l'apparition ne traîne pas, mais il en est aussi qui, après une durée plus longue de l'apparente guérison, se déclarent. On aurait grand tort pour celles-là, le semestre opératoire achevé, de se hâter de proclamer le succès.

C'est qu'en réalité, la question du temps écoulé n'est pas tout.

L'état anatomo-pathologique des choses, le procédé opératoire mis en usage, l'âge, le sexe, la santé générale, la profession du malade, etc., sont autant de conditions portant avec elles les causes d'une récidive, qui tantôt peut se manifester d'emblée, tantôt attend une occasion, à la faveur de laquelle une hernie mal guérie réapparaîtra.

A tout prendre, chaque fois que le manuel opératoire ne garantit pas matériellement la persistance de la guérison, le temps est un réactif de la plus haute importance, car c'est à son épreuve qu'en dépit des craintes ou des présomptions théoriques, s'affirment les guérisons définitives. Il est donc absolument nécessaire de revoir les opérés à des intervalles les plus éloignés que l'on pourra.

M. Lucas-Championnière a revu ses malades. Mais il s'en faut qu'il les ait revus tous, ce qui est une faute capitale au point de vue de la valeur que nous devrons attacher à ses affirmations.

Sous le titre de : *Opérés Revus*, notre collègue consacre une petite page, non numérotée, perdue entre la fin des statistiques et la table des matières, et qui nous avait échappé tout d'abord.

Nous savons ainsi que sur ses 275 opérés, il n'en a revu que 112, c'est-à-dire moins que la moitié, 40 p. 100.

Il y a donc, sur 275 opérés, 163 malades sur le sort desquels il faut nous résigner à n'être pas fixés.

Assurément, si fervente que soit la foi de l'auteur en l'excellence de sa pratique, nous n'aurions pas osé lui faire l'injure de supposer que l'idée lui soit jamais venue de ranger ces 163 cas non revus dans la colonne des guérisons.

Cette idée, il l'a eue pourtant, et le passage doit être cité intégralement; le voici (*loc. cit.*, page 26) :

« Bien que la récidive ait été constatée, la proportion dans laquelle elle a été comptée est certainement bien plus élevé que la proportion dans laquelle elle se rencontrerait si l'on pouvait obtenir des nouvelles de la totalité des cas. En effet, la majorité de ceux qui avaient à se plaindre sont venus se plaindre suivant la coutume, et *c'est l'infime minorité qui est venue nous faire constater le succès.* »

Ainsi, 163 opérés n'ont pas été revus, parce qu'ils ne sont pas venus se montrer, et ils ne sont pas venus, parce qu'ils n'avaient rien à demander de plus au chirurgien, qui leur avait donné la guérison radicale !

Si cet invraisemblable argument ne démontre pas la réalité de la guérison, chez ces 163 opérés, qui poussent à l'extrême la discrétion et la crainte de déranger leur bienfaiteur, nous devons reconnaître d'autre part, pour rester dans la logique, qu'il n'existe, dans l'incertitude où l'absence de tout renseignement nous laisse, aucune raison qui nous autorise à ranger, par contre, ces 163 cas dans la colonne des insuccès ou des récidives.

Ce sont donc logiquement des *valeurs perdues*, au

point de vue de la connaissance exacte des résultats définitifs, perte particulièrement sensible pour un volume qui s'intitule : La *Cure Radicale des hernies*.

Par ce fait, M. Lucas-Championnière n'est plus, quoiqu'il en dise, le chirurgien de 275 interventions radicales ; il est l'opérateur de 112 hernies, car, au point de vue de la cure radicale, celles-là seules comptent qu'il a revues, et c'est sur une revision tardive qu'il est logiquement permis de juger l'efficacité de ce qu'il a appelé sa méthode.

Ce n'est pas tout : du groupe de ces 112 hernies revues nous avons le devoir d'éliminer les hernies crurales, ombilicales, épigastriques, en un mot celles qui sortent de notre sujet. Nous ne retenons que 96 hernies inguinales, qui ont été revues ou dont on a simplement reçu « des nouvelles ».

De ces hernies revues, les plus anciennes remontent à neuf ans : il y en a *deux*. Les plus récentes datent de moins de six mois : il y en a *vingt-cinq*.

Si je m'avisais de récuser celles-là, je suis persuadé que la plupart des chirurgiens m'approuveraient, car il tombe sous le sens, que, si précaires que soient contre la récidive, les garanties que donne la cicatrice des tissus de remplissage et la suture si temporaire des piliers au moyen du catgut résorbable, il tombe sous le sens, dis-je, que le repos de plusieurs semaines gardé au lit par le malade, la compression méthodique de la région, la suppression des efforts, etc., tout cela concourt à dispenser la cicatrice nouvelle de faire la preuve des qualités de résistance qu'elle doit posséder dans les conditions ordinaires de la vie et répond mal à la définition de la cure radicale : *une hernie qui a disparu et qui ne peut plus revenir.*

Mais si nous récusions ces résultats, vraiment trop récents, il ne nous resterait que le chiffre modeste de 71 opérés revus.

Nous semblerions attacher aux arguments des chiffres de la statistique, une valeur que nous leur dénions : c'est avec les faits seuls que nous avons commencé et que nous prétendons continuer le débat.

Nous acceptons donc, dût-on nous accuser de complaisance, tous les faits des opérés qui ont été revus, depuis le 25ᵉ jour jusqu'à la 9ᵉ année après l'opération.

Sur la somme des 112 opérations revues, portant soit sur des hernies inguinales, soit sur d'autres, l'auteur annonce 14 récidives.

Il aurait donc obtenu 98 guérisons radicales, soit la proportion magnifique de 87.5 p. 100, laissant très loin en arrière, dans l'arène, Bassini avec ses 56.3 p. 100, — Socin avec ses 62.4 p. 100, — Scheede avec ses 70.7 p. 100, et même Erdmann et Swensson avec leurs 79 succès p. 100.

L'analyse des faits va nous permettre de tirer des conclusions quelque peu différentes et que l'auteur ne pourra pas repousser, puisque c'est des éléments fournis par lui-même que nous les tirerons.

Voyons d'abord ce qui a trait aux hernies infantiles.

Sur les 96 hernies inguinales qui nous restent, M. Lucas-Championnière en relève 18, pratiquées chez des enfants.

5 chez des enfants âgés de	15	ans.		
2	—	—	14	—
2	—	—	13	—
1	—	—	12	—
2	—	—	10	—
2	—	—	8	—
3	—	—	7	—
1	—	—	6	— 1/2.

Chez tous ces opérés la guérison est-elle définitive ? Suivant les renseignements très sommaires qui nous sont fournis, les choses se sont passées avec une extrême simplicité chez tous, à part chez un, qui laissa, dans l'aventure, son testicule frappé de gangrène.

Le plus jeune opéré de la série avait six ans et demie, qui est, coïncidence heureuse! exactement l'âge au-dessous duquel on ne fait, selon M. Lucas-Championnière, que des opérations sans valeur et sans sécurité.

M. Lucas-Championnière, nous le savons, n'a pas opéré de sujets appartenant à la première enfance.

Moins que personne, nous ne pouvons pas nous étonner des succès qu'il a obtenus après l'âge de six ans et demi. Mais, dans l'espèce, il nous est bien difficile de juger, en connaissance de cause, la valeur réelle de la technique mise en usage, car notre collègue ne nous fait connaître ni les particularités héréditaires, ni les maladies antérieures, ni l'état de santé actuel, ni l'anatomie du trajet, ni la conformation des anneaux de ses opérés. Nous sommes donc obligé d'enregistrer les résultats *en bloc*, sans pouvoir analyser les conditions cliniques, dans lesquelles le succès a été obtenu.

Or, ces succès, dont les conditions ne nous sont pas expliquées, sera-t-il indiscret de les étudier avec les simples éléments d'information que les tableaux statistiques nous fournissent?

Un des enfants (obs. 31) est ainsi noté : « *Sort au bout de 6 semaines dans l'état le plus satisfaisant.* » On ne l'a pas revu.

Un autre (obs. 107), non revu, reçoit cette mention : « *Sort en bon état. Ceinture Raynal.* »

Un autre (obs. 148), « *suites irréprochables*, sort au bout d'un mois *avec paroi irréprochable* ».

Un autre (obs. 162) « *sort en bon état, cicatrice solide* au bout d'un mois ».

Un autre (obs. 190), « *suites très simples, l'enfant*

sort au bout d'un mois. *Région solide, douleurs disparues* ».

On n'a pas revu, pas plus que ceux qui précèdent, l'enfant de l'observation 204 portant cette mention : « *à la sortie la hernie est bien guérie* ».

L'enfant de l'observation 260 : hernie avec ectopie testiculaire, « *à la sortie, le testicule a un peu remonté* ».

Pas un mot d'ailleurs de l'état de la hernie.

Voilà donc, sur 18 observations de jeunes sujets, 7 cas pour lesquels l'enfant n'a été ni recherché ni suivi, après sa sortie de l'hôpital.

Nous savons que l'opération a été faite, mais qui nous dit que la cure radicale ait été obtenue ?

Si notre collègue avait revu ses opérés, même au sixième mois et s'il nous affirmait qu'il n'a constaté, en les examinant lui-même, ni impulsion, ni saillie, ni baie inguinale inquiétante, nous ne manquerions pas de le croire sur parole.

Mais, en vérité, quelle idée se ferait-on de notre complaisance ou de notre simplicité, si nous acceptions comme guéris des enfants, qui avaient peut-être une de ces fréquentes malformations inguinales complexes, qu'on a opérés de la manière insuffisante que vous savez, dont on a renvoyés *trois* au bout d'un mois, *un* au bout de six semaines, *trois* sans mention et qui, l'*exeat* signé, ont été complètement perdus de vue ?

Non, vraiment, jusqu'au jour où M. Lucas-Championnière aura recherché ces enfants et nous les aura fait voir, il nous est impossible, en conscience, de ranger ces opérés dans la catégorie des guérisons radicales.

Et pourtant de la meilleure foi du monde, notre excellent collègue les considère comme des cas de guérison, puisque c'est seulement à ses opérés adultes que se rapportent les 14 récidives qu'il confesse sur les 112 opérés qu'il a revus, à des époques plus ou moins éloignées de l'opération.

A dire vrai, nous sera-t-il permis de l'avouer? ce chiffre de 14 récidives nous avait quelque peu surpris.

Après avoir lu attentivement la description que M. Lucas-Championnière nous donne de son manuel opératoire, sans partager, comme on l'a vu, les illusions qu'il se fait sur la valeur de cette « cicatrice puissante *constituée* par des sutures profondes », comme il dit, à voir le dédain qu'il affecte de la suture des piliers, en même temps que l'application exclusive qu'il fait néanmoins des catguts à la suture du trajet, nous avions eu comme l'idée que les guérisons qu'il obtenait avec sa méthode devaient être spécieuses et sans durée, dans un nombre beaucoup plus considérable de cas, que celui des insuccès qu'il reconnaît.

Et pourtant, ne sommes-nous pas sollicités à croire à des guérisons solides et définitives, quand nous lisons cette brillante déclaration (*loc. cit.*, p. 508) : « On voit que je ne conseille pas uniformément le bandage après l'opération. Mais je fais plus : en principe, *je défends d'en porter.* »

Puis, quand notre collègue ajoutait que la ceinture spéciale de protection inventée par lui, appareil qui n'est pas, paraît-il, un bandage herniaire, quoique sortant de l'atelier d'un bandagiste et appliqué à un hernieux, les malades peuvent ne pas être obligés de le porter indéfiniment, n'étions-nous pas invités à penser que la réussite était tellement complète, tellement éclatante, que les précautions recommandées d'ordinaire contre les récidives étaient dorénavant superflues.

Nous nous sommes demandé si nous n'avions pas mal jugé cette pratique et si, en dépit de toute vraisemblance, la méthode de M. Lucas-Championnière ne procurait pas, par des moyens dont l'action efficace nous avait échappé, la cure radicale, c'est-à-dire la guérison des hernies, avec l'impossibilité absolue de leur reproduction.

Il appartenait aux tableaux d'observations imprimés à la fin du volume que nous citons, de nous éclairer.

Aux 14 récidives que M. Lucas-Championnière mentionne et qui représentent une proportion de 12.5 insuccès sur 100, il ne serait peut-être pas injuste d'ajouter les 8 cas dans lesquels notre collègue prescrit « le bandage à ressort ordinaire », bandage dont la prescription ne semble pas précisément répondre la certitude d'une cure définitive.

Je sais bien que M. Lucas-Championnière, en même temps qu'il se défend de prescrire un bandage à ses opérés, prescrit soit un appareil à ressort d'acier à large pelote, soit une ceinture spéciale qui « a pour but d'éviter à la région opérée les gros chocs et de permettre aux cicatrices qui défendent la région herniaire d'achever en paix leur consolidation ».

Elles achèvent en paix leur consolidation, ces cicatrices, et rien apparemment ne les presse !

Nous voyons en effet les deux premiers opérés (obs. 1 et 2 des tableaux) porter encore des bandages *neuf ans après l'opération !*

Que porteraient donc ces malades, s'ils n'avaient pas eu la bonne fortune de subir la « cure radicale de leur hernie? ».

Voilà déjà la proportion de 12.5 échecs p. 100 dépassée et portée, si nous comptons bien à 20.5 p. 100.

Maintenant, n'ajouterons-nous pas les sujets des observations 51 et 110, jeunes opérés, âgés l'un de vingt-trois ans, l'autre de vingt-quatre ans, chez qui la récidive commencée, pour l'un *au bout de deux mois*, pour l'autre *au bout de plusieurs (?) mois*, est annoncée par des euphénismes ingénieux :

Chez le premier, « le choc intestinal est moins haut que pour d'autres opérés » ; ce qui signifie, à ce qu'il semble, l'apparition d'une pointe de hernie en bas.

Pour le second, « impulsion très élevée » ; ce qui paraît annoncer, après deux mois, que la réparation de l'orifice externe commence à craquer.

Tous les deux portent d'ailleurs, l'un « une ceinture à pelote », l'autre « un bandage double à ressort ».

Ces deux récidives commençantes, ajoutées aux huit guérisons incomplètes que le « bandage à ressort ordinaire » doit soutenir, renforcent le nombre des 14 récidives annoncées et portent, à bien compter, le total des insuccès, récidives flagrantes et récidives commençantes, à 24, sur les 96 opérés de hernie inguinale, qui ont été revus : proportion des insuccès = 25 p. 100.

Il n'y a pas en effet de beau langage qui tienne : les récidives, une fois qu'elles apparaissent s'accentuent et sont forcément progressives.

Une hernie est guérie ou elle ne l'est pas : vous ne pouvez pas sortir de ce dilemme, une fois que vous nous avez annoncé que la cure est radicale.

Notre collègue le sait bien d'ailleurs et quand il prescrit à un de ses opérés « un bandage à ressort ordinaire », nous lisons dans cette prescription l'aveu qu'il ne considère pas l'infirmité comme guérie, et tout ce qu'il pourra nous dire ne sera qu'un thème subtil de suppositions ingénieuses ou d'illusions.

*
* *

Passons maintenant aux guérisons proclamées.

En étudiant avec attention les tableaux statistiques

de M. Lucas-Championnière, nous n'en comptons plus en réalité que 49.

La proportion des guérisons serait donc, d'après ces tableaux statistiques, de 51 p. 100.

Nous acceptons ce chiffre, bien que, à serrer la discussion de près, il ne serait certainement pas difficile de découvrir sur ces 49 guérisons, quelques-unes, dont on pourrait considérer la proclamation comme prématurée ou téméraire, car il ne s'est pas toujours écoulé, entre l'opération et le dernier examen, un laps de temps suffisant pour affirmer que la hernie ne reviendra pas.

Quant aux malades désignés avec cette mention : « *Sort au bout d'un mois en parfait état* » ; — « *Sort guéri* », — ainsi que ceux qui, *opérés en août*, sont marqués *revus en novembre*, — *opérés en mai*, sont *revus en juillet*, peut-on, en vérité, nous demander de les considérer comme radicalement guéris ? D'autant mieux que nous savons que la fermeture de la baie herniaire, déjà difficile et aléatoire chez l'adulte, n'est tentée dans le procédé de M. Lucas-Championnière que par des procédés de déligation d'une solidité toute passagère.

Le temps, qui consolide souvent le résultat des opérations portant sur le trajet, ne peut avoir pour action que d'amener des récidives à la faveur de la conservation de ce point faible, que l'on s'est systématiquement refusé soit à soutenir sérieusement, soit à supprimer.

C'est une des raisons qui nous font croire que, parmi les 49 faits que nous avons acceptés comme des guérisons, il y en a bien quelques-uns que M. Lucas-Championnière, quand il les verra dans neuf ans, aura certainement à signaler, comme ses deux premiers opérés (obs. 1 et 2), avec cette mention : « Porte un bandage à ressort ordinaire. »

*
* *

Enfin entre les 49 succès et les 24 échecs relevés
sur les 96 opérés revus par notre collègue, il y a
23 opérations, dont les résultats ne peuvent véritablement pas être considérés comme des cures radicales.

C'est au temps, nous ne saurions trop le répéter,
qu'il appartiendra de faire une sélection et d'apporter
des preuves.

La mention « *Nouvelles excellentes* » d'un malade
qu'on n'a pas revu, arrivant au bout de deux, quatre
ou six mois, une telle mention ne comporte ni la
précision clinique qui convient à la désignation d'une
infirmité aussi portée aux récidives que la hernie, ni
la durée nécessaire, pour qu'on puisse affirmer que le
travail de réparation a fait ses preuves de résistance
et que le succès est définitivement acquis.

En réalité, si la proportion des succès n'est pas
plus brillante dans le traitement opératoire des hernies
des adultes, la faute en est, sans doute, ainsi que nous
l'avons vu, aux propriétés physiologiques des tissus,
que l'âge a rendus moins vivaces et par conséquent
moins aptes à la réparation d'une région déformée ou
malformée.

Tout cela fait partie d'un ensemble de difficultés
communes pour tous les chirurgiens.

Mais, quand dans la série des récidives annoncées
par M. Lucas-Championnière lui-même, nous voyons
des hernies reparues chez des sujets âgés de 16 ans
(obs. 120) — de 17 ans (obs. 227) — de 24 ans (obs. 110)
— de 27 ans (obs. 196) — de 31 ans (obs. 186),
c'est-à-dire à l'âge où les tissus possèdent encore une
puissance de vitalité presque comparable à celle qui
appartient à l'enfance, n'avons-nous pas le droit de
nous demander si le procédé employé n'est pas pour

quelque chose dans ces mécomptes et si le malade ne subit pas la peine de l'opérateur, qui ne s'est pas assez attaché à cet acte essentiel de la guérison radicale d'une hernie, la réfection solide de la région?

Cette réfection solide n'est pas notre œuvre, à nous : elle est l'œuvre de la nature et tout le mérite du chirurgien consiste à préparer les choses et surtout à prévenir les accidents, qui pourraient troubler le travail de cette réparation délicate.

Pas plus que le plâtre ne fait le cal des fractures, la suture des piliers ne fait pas la fusion des tissus fibreux : elle fait l'immobilité, à l'abri de laquelle cette fusion s'opère, et cette immobilité doit être parfaite et durable, étant donnée la nature des tissus qui doivent se transformer et se fondre, pour substituer au point faible une surface d'une résistance à toute épreuve.

Or, ce n'est pas en quelques jours que la nature achève son ouvrage et quand nous renvoyons nos jeunes opérés à leur école et à leur atelier, vingt jours après leur opération, la guérison, nous ne l'ignorons pas, est à peine commencée et demandera encore, pour s'accomplir, un temps, dont nous ne saurions pas préciser la durée.

Ce que nous savons, c'est que nos agrafes sont solides, c'est que l'appareil de fixation que nous avons installé tiendra bon, c'est que, protégée par cette immobilité, la réparation s'accomplira.

Que cette bienfaisante inamovibilité disparaisse prématurément, c'est le cas des sutures faites avec le catgut, et voici le succès mis en question.

Sans doute avec des soins, des précautions, du repos, un bandage spécial, si le sujet est jeune surtout, il n'est pas impossible absolument que le travail de la réparation continue, à la façon d'une fracture dont le cal peut s'achever, alors même que la gouttière plâtrée est enlevée prématurément; mais qui voudrait s'y fier et répondre de la réussite ?

Le procédé opératoire de M. Lucas-Championnière ne tient pas compte de la physiologie pathologique de la guérison des hernies et nous nous étonnons, à vrai dire, que le chiffre de ses récidives ne soit pas supérieur à celui qu'un examen impartial de ces faits mêmes nous a fait relever.

Ce n'est certainement pas une opinion à nous personnelle que nous exprimons : car il n'y a pas un de nos collègues, croyons-nous, qui emploie actuellement dans les hôpitaux de Paris le procédé de M. Lucas-Championnière.

Les observations anatomo-pathologiques, que nous avons eu l'occasion de faire au cours de nos opérations, en nous révélant qu'un grand nombre de hernies inguinales sont dues à une malformation de la région, nous démontrent positivement l'essentielle nécessité de la suture solide et permanente des piliers, dans le traitement opératoire et nous serions tenté de croire que, si beaucoup d'insuccès tiennent à l'âge des malades opérés, il y a beaucoup de récidives qui dépendent de la réapparition de la hernie à travers le point faible d'une malformation, que l'on n'a pas travaillé à guérir de la façon qui convenait.

Aussi, chez les enfants eux-mêmes, en dépit de la puissance réparatrice des tissus, les récidives seront-elles fréquentes, si à l'extirpation intégrale et très haute du sac herniaire, on n'ajoute pas la suture du trajet et la restauration des piliers malformés.

Nous croyons cependant que pour les hernies infantiles, indépendantes d'un vice de conformation, le procédé imparfait de M. Lucas-Championnière est, à la rigueur, susceptible de réussir, mais nous le mettons au défi, de pouvoir, même chez un enfant beaucoup plus jeune que ceux qu'il a opérés, guérir

radicalement une hernie, marquée par la malformation du trajet inguinal et l'absence d'un des piliers.

Il appartient à tous de se tromper ; mais on excuse
difficilement l'erreur de ceux qui n'ont rien fait pour
s'éclairer.

Le fait est que M. Lucas-Championnière n'est
jamais troublé par le désir de savoir ce que font les
autres, qu'il dédaigne ou dont il feint d'ignorer les
travaux. Il ne considère que lui et c'est à croire
en vérité qu'il a fini par se persuader que l'opération
radicale des hernies est sa découverte, que son
œuvre a naturellement atteint entre ses mains la perfection et qu'en dehors de « ma méthode », il n'y a
point de salut !

Que d'autres raillent l'innocent plaisir d'une
illusion qui, en définitive, ne trompe que lui seul.
Quant à nous, qui ne partageons pas ses idées et qui
avons lu avec soin son gros volume, nous lui savons
gré, pour notre part, d'avoir publié ces tableaux statistiques, grâce auxquels nous avons pu porter un
jugement, avec ses propres documents, sur la valeur
réelle de sa pratique et comprendre pourquoi cette
pratique ne peut pas donner et ne donne pas, en réalité, une somme de résultats heureux suffisante pour
justifier la satisfaction qu'elle lui cause.

Avant d'apprécier ainsi le procédé de M. Lucas-
Championnière, nous avons longuement causé avec
la plupart de nos collègues, et nous avons appris
qu'aucun d'eux ne pratiquait plus les errements qu'il
préconise.

Par indifférence ou par camaraderie, ils n'en ont
rien dit et leur réserve a sans doute entretenu dans
ses illusions, ce chirurgien consciencieux et appliqué.

Il était bon que la critique en fût faite par un de
nous, afin que les chirurgiens de l'étranger, interpré-
tant mal notre silence devant le seul ouvrage publié

chez nous sur le traitement opératoire des hernies, ne nous accusent pas de complaisance ou de naïveté et ne soient pas les premiers à nous dire que, dans le procédé de notre compatriote, ce qui est bon — la dissection du sac — n'est pas de lui et ce qui est de lui — la suture en U faite au catgut — n'est décidément pas très bon.

*\
* *

Nous n'avons pas grand'chose à dire des effets définitifs et des résultats éloignés de l'opération radicale chez nos enfants.

Aux 51 enfants âgés de 6 ans et demi et *au-dessous* que nous avons mentionnés plus haut, nous ajouterons 52 opérés moins jeunes, dont on trouvera l'observation résumée ci-après.

En voici la liste par ordre d'âge :

Enfants de	7 ans	opérés	. . . .	6
—	7 —	et demi	—	. . . . . .	3
—	8 —		—	. . . . . .	5
—	9 —		—	. . . . . .	1
—	9 —	—	—	. . . . . .	2
—	10 —		—	. . . . . .	5
—	10 —	—	—	. . . . . .	1
—	11 —		—	. . . . . .	2
—	11 —	—	—	. . . . . .	1
—	12 —		—	. . . . . .	4
—	12 —	—	—	. . . . . .	2
—	13 —		—	. . . . . .	7
—	13 —	—	—	. . . . . .	3
—	14 —		—	. . . . . .	3
—	14 —	—	—	. . . . . .	1
—	15 —		—	. . . . . .	6
				Total. . .	52

Nos opérés ne portent pas de bandages, ni de pelotes, ni de ceintures.

Un bon nombre d'entre eux ont subi, quelques

semaines ou quelques mois après l'opération, l'épreuve de la coqueluche, de la rougeole et des maladies à toux, et nous les avons examinés, à la suite, avec la plus grande attention.

A part deux cas, les enfants René Grandin et Hausset, dont on verra l'histoire aux observations, la guérison ne s'est pas démentie.

Plusieurs fois, nous avons vu la coqueluche ou la rougeole, survenant plus tard, provoquer l'apparition et le développement rapide d'une hernie du côté non opéré, sans que la réparation du côté opéré ait été compromise ou même ait molli, en quoi que ce soit.

Nous avons recherché et revu nos enfants, opérés par le procédé que nous avons décrit : les plus anciens remontent à trois et à quatre ans.

Nous avons toujours observé une guérison solide et permanente.

Les fils métalliques sont restés chez tous, à part deux (obs. CI et CII), plongés dans les tissus, sans y provoquer ni inflammation, ni douleur.

Nous n'avons donc pas à établir des catégories suivant les degrés de la solidité de la région réparée.

Les onze dernières observations, que vous lirez à la fin de ce travail, représentent la *tache noire* de notre pratique.

Nous pouvons les diviser en trois classes :

1° Opérations malheureuses ;

2° Opérations frustes ;

3° Opérations suivies d'incidents.

La première classe comprend :

1° Le fait XCIV : *mort ;*

2° Le fait XCV : *phlegmon diffus, mortification des piliers, récidive sur la cicatrice de la hernie,* résultant d'une grande perte de substance ;

3° L'observation cv : *insuccès de l'orchidopexie,* avec guérison de la hernie.

A ces faits on ajoutera l'observation civ, dont les suites sont véritablement mauvaises, en ce sens que la blessure d'une veinule du cordon a nécessité l'application prolongée de topiques, dont l'effet a été une rétraction du cordon, et une élévation du testicule contre l'orifice externe. La hernie est guérie, sans doute, mais il y a lieu d'attendre pour voir ce que le temps fera de l'ectopie testiculaire cicatricielle, suite de notre intervention. Cette observation porte un enseignement utile et nous montre quelles conséquences peut entraîner une blessure insignifiante du cordon spermatique et comment on ne saurait trop multiplier les précautions, pour le mettre à l'abri des traumatismes.

Dans tous les cas, la guérison radicale de la hernie elle-même a été obtenue et nous n'hésitons pas à attribuer ce résultat à la sévérité et à la solidité du procédé qui assure la fermeture du trajet inguinal et qui n'a manqué son effet qu'une fois (obs. xcv), dans la catastrophe locale d'un phlegmon diffus.

Parmi les opérations *frustes*, nous voyons trois opérations (xcvi, xcvii, xcix) dans lesquelles, malechance ou maladresse, nous n'avons pas pu trouver le sac herniaire. Les enfants ont subi la suture des piliers, qui a guéri leur malformation. Dans cette classe nous rangeons le fait c, dans lequel le sac a été excisé, mais l'opération n'a pas été complétée par la suture des piliers, en raison de difficultés anatomiques à peu près insurmontables.

Parmi les observations *à incidents*, nous rangeons les observations ci et cii, qui nous montrent l'élimination tardive des fils d'or, sans toutefois que la fermeture de la baie herniaire ait été compromise, en quoi que ce soit.

L'observation CIII a trait à une épiplocèle que nous n'avons pas détachée et que nous avons eu le tort de lier avec le sac. Opération mauvaise et qui peut entraîner dans l'avenir le danger d'un étranglement par bride épiploïque.

L'observation CIV a trait à une *hernie singulière*, hernie sans sac.

L'opération n'a pas été suivie de la suture des piliers et l'enfant a été guéri; de quoi ? Nous l'ignorons.

Enfin l'observation CVI se rapporte à un jeune enfant de 21 mois qui, opéré le 25 avril 1893, sortit, guéri sans incident le 5 mai, et rentra à l'hôpital pour mourir de diphtérie, dans le service de notre collègue le Dr Cuffer, le 22 mai, c'est-à-dire moins d'un mois après son opération.

L'enfant était d'une constitution parfaite; la malformation du trajet avait été régulièrement corrigée; l'opération avait marché à souhait ; la guérison s'était produite rapidement et à sec : nous avions, dans notre idée, un beau succès à relever.

La maladie qu'il contracta, en rentrant chez lui, ne nous a pas permis de voir se justifier nos espérances. C'est ainsi que nous rangeons l'enfant dans la section des *cas non probants*.

Nous exigeons de nous-même ce que nous demandons aux autres : l'épreuve d'un temps prolongé, pour affirmer la réalité de la cure radicale.

Nous avons cependant joint à nos observations les faits d'enfants opérés *depuis moins de six mois*. C'est surtout au point de vue de l'anatomie pathologique et de l'action opératoire, que nous avons relaté ces observations.

Au point de vue du résultat définitif, ces *opérations radicales* ne sont pas encore, malgré ce que nous en pouvons penser, des *guérisons radicales;* nous

les suivrons avec soin et vous remarquerez que
chaque relation de ces faits est suivie de cette
mention : *Sera revu.*

Nous avons d'ailleurs pris le parti de publier, en
tête des observations, les noms et les adresses de
nos petits malades, sans croire avoir trop manqué à
la discrétion.

Il n'y aura donc ainsi pas d'erreur : d'une part, il
sera facile à qui voudra bien en prendre la peine, de
retrouver mes opérés ; — d'autre part, si jamais l'un
d'eux, frappé, contre mon attente, de récidive, venait
demander le secours d'un de mes collègues, celui-là
pourrait trouver ici des renseignements précis, publier
l'observation de l'heureuse ré-opération d'un de mes
cas de récidive et m'épargner la naïve prétention,
dont je ferais preuve en continuant à considérer
comme guéri un opéré « non revu » qui, n'ayant plus
confiance en moi, aurait eu l'idée de s'adresser à un
autre.

Pour ces raisons, cette manière de faire m'a semblé
plus instructive pour le lecteur et plus commode pour
moi, que le simple énoncé, dans un tableau statistique, du sexe et de l'âge, sans description clinique,
sans adresse et sans nom.

OBSERVATIONS

PREMIÈRE SECTION

HERNIES INGUINALES SIMPLES

Obs. I. — Alexandre Michon, 5 SEMAINES; 8, rue d'Aubervilliers, à Pantin, *présenté le 4 septembre 1881, à l'hôpital de Lariboisière*, service de M. Duplay, suppléé par M. Félizet.

HERNIE INGUINALE ÉTRANGLÉE A DROITE.

Enfant chétif. Le sixième de la famille. Père : deux hernies inguinales. Etranglement depuis quarante-huit heures. Etat grave, vomissements, refroidissement. Kélotomie sans chloroforme. Le débridement se fait avec le couteau de Weber, de la boîte d'oculistique. Sac plein de sérosité; intestin violacé; pas de lésions profondes des tuniques. La hernie est funiculaire, autant que je m'en souviens. Torsion du sac minutieusement disséqué, ligature et fixation avec du catgut au cadre fibreux de l'orifice inguinal. Guérison en huit jours. Observation perdue.

Le patient est retrouvé, par hasard, en décembre 1892 (onze ans après), à l'occasion d'une fracture de l'avant-bras, survenue à l'un de ses frères. Guérison absolue. Pas trace de hernie. Cicatrice opératoire visible, mais très petite.

Obs. II. — Pierre Meriot, 7 MOIS; 7, rue du Maroc, *entre, le 12 avril 1893, salle Boyer, 1, sort le 27 avril.*

GROSSE HERNIE INGUINALE DROITE PROGRESSIVE FUNICULAIRE.

Enfant très vigoureux. Pas de coqueluche ni de rougeole. Aucune hérédité herniaire. Apparition de la hernie au premier mois. Impossibilité de la maintenir par les bandages. Opération, le 14 avril. Incision transversale. Vaisseaux en avant et en dehors. Canal déférent en arrière. Sac très mince; ligature du meunier. *Le pilier externe manque en grande partie.* Pilier interne très fort. Deux sutures de fil d'or couplé suffisent. Cavité vaginale indépendante. Le 27 avril, l'enfant sort guéri. Le 1er mai, il revient, son foyer opératoire infecté. Un gros abcès a fait céder toutes les sutures de la peau. Aucune élimination des fils d'or, qu'on ne voit pas. Guérison à la fin de juin. En juillet, abcès parotidiens bi-latéraux ; incision. La guérison persiste malgré ces incidents, qui ont affaibli considérablement l'enfant. Revu le 10 septembre. État parfait.

Obs. III.— Henri Mortereau, 11 MOIS ; 134, Grande Rue, à Nogent-sur-Marne, *entre, le 3 décembre* 1892, *salle Boyer*, 4.

HERNIE INGUINALE DROITE FUNICULAIRE.

Enfant malingre, mais résistant. Grand-père maternel hernieux. Pas de maladie antérieure. Début à l'âge de trois mois. Coliques fréquentes, vomissement, dépérissement. Réduction difficile. Petite pointe de hernie à gauche. Opération, le 7 décembre. Incision transversale. Eléments du cordon groupés en dehors. *Bons piliers.* Ligature du sac avec le nœud du meunier. Suture des piliers avec trois fils d'or couplés. Suites simples : guérison à sec. Le 19 décembre, l'enfant sort guéri.

Revu en février, en avril et en octoble 1892. Etat parfait. L'enfant a repris des forces et est méconnaissable.

Obs. IV. — Henri François, 11 MOIS ; 3, rue du Ruisseau (Bagnolet), *entre, le 27 juillet* 1893, *salle Boyer*, 1.

GROSSE HERNIE INGUINALE GAUCHE TESTICU-LAIRE.

Pas d'hérédité ; pas de maladie antérieure ; la hernie est reconnue le deuxième jour de la vie. Accidents fréquents ; coliques et engouement. Anneau serré en boutonnière. *Bon pilier externe.* La mère : carie tertiaire des os du nez. Opération, le 28 juillet. Incision transversale. Vaisseaux en dehors. Canal déférent en arrière. Sac très mince. Ligature du meunier. En disséquant le bas du sac, on coupe le canal déférent ; l'accident est vérifié par l'examen microscopique d'un petit segment. Suture des piliers à trois fils d'or couplés ; suites très simples. Gonflement des bourses modéré. L'enfant sort le 31 juillet. Revu le 10 novembre. Etat parfait.

Obs. V. — Marcel Baudet, 15 MOIS ; 12, rue des Roses, *entre, le 13 novembre* 1890, *salle Boyer*, 2.

HERNIE INGUINALE TESTICULAIRE DROITE ÉTRANGLÉE.

Enfant assez fort, mais pâle. Pas d'hérédité herniaire. Apparition de la hernie, il y a deux mois, à la suite d'une coqueluche. Depuis cinq jours, trois crises d'étranglement. Réduction par le taxis. Le 13 novembre, le taxis est impuissant. Accidents graves.

Opération le soir; incision longitudinale. Vaisseaux en avant. Canal déférent en dehors. Sac mince. Débridement en haut. Réduction, dissection du sac. Ligature du collet, avec une chaîne croisée de catgut. Surjet de la vaginale. Suture des piliers avec trois fils d'or. Suites simples. Selle abondante dans l'heure qui suit ; sort sans pansement le 24 novembre. Revu en janvier 1891 ; février 1892, avril 1893. Guérison parfaite. Pas trace de la hernie.

Obs. VI. — Jules Blanchet, 15 MOIS ; 88, rue Haxo, *entre, le 25 février* 1892, *salle Boyer*, 1.

HERNIE INGUINALE DROITE VOLUMINEUSE TESTI-CULAIRE.

Enfant malingre. Hérédité : père et grand-père hernieux. Début à l'âge de un mois : hernie du volume d'un marron. Congestion pulmonaire à trois mois, la hernie s'accentue ; l'enfant tousse toujours depuis. Anneau énorme : piliers faibles. La hernie mesure 12 centimètres de largeur et 24 centimètres de hauteur, dans son état de moyenne dilatation. L'opération est retardée à cause de la bronchite de l'enfant.
Opération le 10 mars. Incision longitudinale. Vaisseaux et canal déférent en arrière et en dehors. Sac très mince. Ligature du collet au nœud du meunier. Excision d'une collerette. Réfection de la vaginale par une ligature lâche. Guérison à sec en 15 jours.
Vingt-cinq mois après, apparition d'une hernie à gauche à la suite d'une rougeole grave, suivie de coqueluche ; la hernie opérée tient bon : pas la moindre menace de récidive.
Mort de tuberculose, le 22 mars. Autopsie.
Pièces déposés au musée Dupuytren. Guérison parfaite.

Obs. VII. — Alfred Hall, 16 MOIS ; 90, rue de l'Église à Grenelle, *entre, le 24 mars* 1891, *salle Boyer*, 3.
HERNIE INGUINALE DOUBLE VOLUMINEUSE.
HERNIE INGUINALE DROITE FUNICULAIRE.
HERNIE INGUINALE GAUCHE TESTICULAIRE.
MALFORMATION DU TRAJET.

Enfant robuste. Pesant 7 kil. 700 grammes. Père hernieux. Frère mort à quatre ans de rougeole, avec hernie inguinale. Frère de treize ans, a eu dès la naissance une hernie inguinale double, qui serait actuellement guérie. Les deux hernies existaient à la naissance. Pas de coliques, ni de diarrhée : développement progressif. Les hernies sont toujours sorties. La réduction incommode l'enfant, ce qui nous décide à opérer avec un intervalle de temps prolongé. Anneaux très larges. Piliers rudimentaires. Opération de la hernie droite le 8 avril 1891. Incision longitudinale. Vaisseaux et canal déférent en avant et en dehors. Sac très mince. Ligature du collet avec un nœud simple sans transfixion, hernie funiculaire. Suture du trajet avec deux fils d'or et deux catgut intérmédiaires, *en empruntant l'arcade de Fallope.* Malgré l'inondation par l'urine, qui rougit la peau, les sutures tiennent bien. Cicatrisation complète le 23 avril. Exeat le 26.

Le 10 juin, 1893, l'enfant rentre (salle A. Paré, 5) pour subir l'opération à gauche. Opération le 15 juin 1891. Incision longitudinale. Vaisseaux et canal déférent étalés en avant et en dehors. Sac très mince. Hernie testiculaire. Ligature simple du collet au catgut. Incision d'une collerette. Pas de réfection de la vaginale.' Suture des piliers avec trois fils d'or. *Le pilier interne manque.* L'anse supérieure se rompt, deux anses restent. Suites simples. Impossible d'empêcher l'enfant d'inonder d'urine son pansement. Cependant les sutures tiennent. 28 juin, sort sans pansement. Revu le 2 juillet 1892. Guérison parfaite.

Obs. VIII. — Charles Hergaland, 18 MOIS; 11, rue Henri Chevreau, *entre, le 2 octobre* 1892, *salle Boyer*, 3.

HERNIE INGUINALE GAUCHE FUNICULAIRE.

Enfant né à huit mois. Grands-pères paternel et maternel hernieux. Apparition de la hernie à l'âge de un mois. Accidents multiples d'irréductibilité, avec coliques, vomissements. Douze fois on a dû appeler le médecin pour faire le taxis. On a fait usage des bandages de caoutchouc et des bandages à ressort d'acier. Le 2 octobre, l'enfant entre pour un étranglement herniaire. La hernie rentre dans un bain, et la mère reste pour que l'on opère son enfant.

Opération, le 5 octobre. Incision transversale. Vaisseaux et canal déférent en arrière. Suture des piliers avec trois fils d'or couplés. *Le pilier externe est remplacé par une crête membraneuse ;* on emprunte l'arcade de Fallope. Sac mince. Ligature du meunier. Suites des plus simples. L'enfant sort guéri le 20 octobre. Revu un an après : état parfait.

Obs. IX. — Octave Stein, 19 MOIS; 42, rue Saint-Bernard, *entre, le 13 septembre* 1893, *salle Boyer*, 2.

HERNIE INGUINALE DROITE TESTICULAIRE.

Enfant malingre, paraissant avoir dix mois au plus. Pas d'hérédité; pas de maladies à toux. Hernie visible à la naissance. Rapidement devenue énorme. Pilier externe très faible. Orifice très large. A gauche : orifice large. Pas d'impulsion herniaire. Opération, le 15 septembre. Incision transversale. Vaisseaux en dehors et en arrière. Canal déférent en arrière et distant. Sac très mince. Nœud du meunier sur le collet. Surjet de la vaginale. Suture des piliers avec trois fils de platine couplés. *On emprunte l'arcade de Fallope pour les deux plus inférieurs.* Suites simples les premiers jours. Gonflement considérable des bourses. Abcès sous-cutané. Le 24 septembre, injection iodée. Sort sec en bon état le 2 octobre. Revu le 22 décembre. Etat parfait. Sera suivi.

Obs. X. — Edmond Bonvalot, 20 MOIS; 85, route d'Aubervilliers, *entre, le 3 novembre* 1893, *salle Boyer*, 1.

HERNIE INGUINALE TESTICULAIRE DROITE ÉNORME.

Enfant assez grand, pâle et chétif. Facies méningitique. Troubles fonctionnels, dyspepsie et vomissements fréquents. Hernie reconnue à trois mois. Pas d'hérédité.

Opération, le 4 novembre. Incision transversale. Pas de ligature. *Pilier externe rudimentaire.* Anneau énorme. Vaisseaux en arrière. Canal déférent en dehors. Le cordon fait saillie dans la cavité du sac. Dissection minutieuse. Nœud du meunier. Surjet de la vaginale. Suture de l'arcade au pilier interne, au moyen de trois fils de platine couplés. Suites simples. Sort le 14 novembre en très bon état. Sera suivi.

Obs. XI. — Marcel Lefloch, 20 MOIS; 64, rue Vieille-du-Temple, *entre, le* 19 *juin* 1893, *salle Boyer*, 1.

HERNIE INGUINALE GAUCHE ÉNORME FUNICU-LAIRE DESCENDANT A LA HAUTEUR DU GENOU.

Pas d'hérédité. Pas de hernie *constatée* à la naissance. Apparition à l'âge de dix mois, pendant la coqueluche. Anneau énorme, pas de pilier externe. La hernie est toujours sortie. On a vainement essayé tous les bandages. Pas de troubles généraux, santé parfaite.

Le 28 juin, opération : incision transversale. Vaisseaux en avant et en dehors. Canal déférent en arrière. Sac épais, très vasculaire, ligature du meunier. On *emprunte l'arcade de Fallope* pour la suture des piliers, trois fils d'or couplés. Suites simples. L'enfant sort le 8 juillet. Le 15 juillet, la cicatrice cutanée a été infectée et s'est ouverte. Guérison parfaite le 30 juillet. Revu le 9 novembre, état parfait.

Obs. XII. — Frédéric Conrad, 21 MOIS; 8, rue de Bagnolet, *entre, le 29 mai* 1893, *salle Dolbeau*, 15.

HERNIE TESTICULAIRE DROITE AVEC DIAPHRAGME.

Enfant assez robuste et assez avancé pour que nous puissions le recevoir dans le grand service. Pas d'hérédité, pas de maladie antérieure. Grosse hernie, existant à la naissance. Anneau large, en boutonnière, pas de pilier externe.

Opération le 1er juin. Incision transversale. Vaisseaux et canal déférent en arrière et en dedans. Sac mince, ligature du meunier. En disséquant le bas, on trouve un diaphragme faisant communiquer la cavité vaginale avec le sac par un orifice central, admettant le petit doigt. Dissection poussée en bas, de façon à laisser assez de séreuse pour refaire une vaginale au moyen d'un surjet. Suture des piliers avec trois fils d'or couplés. Suites simples d'abord. Infection superficielle de la plaie réunie le quinzième jour : teinrure d'iode. Guérison le vingt et unième jour. L'enfant sort le 24 juin. Revu en octobre, état parfait. Reviendra dans deux mois. Revu le 15 décembre, état parfait.

Obs. XIII. — Henri Thiercelin, 21 MOIS ; 14, rue Poissonnière, *entre, le* 9 *mai* 1893, *salle Boyer,* 3.

HERNIE INGUINALE DROITE FUNICULAIRE.

Enfant assez fort. Pas d'hérédité. Pas de coqueluche ni rougeole. La hernie est reconnue à six mois. Anneau énorme, *bons piliers.* Coliques et vomissements fréquents.

Opération le 13 mai. Incision transversale. Vaisseaux en dehors. Canal déférent en arrière, très adhérent au sac, qui est très mince. Ligature du collet, nœud du meunier. Suture des piliers avec trois fils d'or couplés. Suites très simples. 20 mars, l'enfant sort guéri. Revu le 10 juin, état parfait. Revu le 9 octobre, état parfait. Revu le 5 décembre, état parfait. Sera suivi.

Obs. XIV. — Paul Bertrand, 2 ANS ET DEMI, de Cerneux (Seine-et-Marne), *entre, le* 4 *mai* 1891, *salle Dolbeau,* 7.

HERNIE INGUINALE GAUCHE TESTICULAIRE.

Enfant vigoureux et violent. Hernie énorme. Coqueluche à quinze mois, rougeole à deux ans, bronchite tenace. Pas d'hérédité. Anneau énorme. *Pas de pilier externe. Pilier interne grêle.* Opération, le 6 mars 1891. Incision longitudinale. Vaisseaux et canal déférent en arrière, très adhérents au sac, qui est mince et fait saillie dans la cavité. On les isole assez peu haut, on les refoulera avec la ligature du collet derrière la suture des piliers. Ligature du sac sur un surjet au catgut. Suture des piliers avec deux fils d'or couplés, *empruntant l'arcade de Fallope.* Enfant indocile et malpropre. Nous ne faisions pas usage alors de la planchette. Malgré le bain d'urine et le pansement souvent changé, la guérison se fait normalement. La vaginale n'a pas été surjettée, on l'a traitée par la teinture d'iode. Sort, sans pansement, le 26 mars. Pas revu. Une lettre du 5 octobre 1892 nous apprend qu'il est très bien et qu'il « ne porte plus trace de sa descente ».

Obs. XV. — Louis Germain, 2 ANS ET DEMI ; 33, rue de la Mare, *entre, le* 3 *octobre* 1892, *salle Dolbeau,* 7.

HERNIE INGUINALE DROITE TESTICULAIRE.

Enfant assez fort. Coqueluche à douze mois. Début. Hérédité hernieuse : père et grand-père paternel. Baie large. *Pilier externe très faible.* Opération, le 10 octobre 1892. Incision transversale. Vaisseaux en dehors. Sac très mince, ligature du meun.er. Suture des piliers avec trois fils d'or, en *empruntant l'arcade de Fallope*. Suites très simples. Guérison à sec. Sort sans pansement le 6 novembre 1892. Revu le 20 décembre 1892. Revu le 12 juin 1893, état parfait, pas trace de hernie.

Obs. XVI. — Albert Lyoret, 3 ANS ; 22, Passage des Vignolles, *entre, le* 11 *juin* 1893, *salle Dolbeau*, 25.

HERNIE INGUINALE GAUCHE FUNICULAIRE.

Enfant petit et bien portant, pas d'hérédité. Coqueluche à dix-huit mois, début à deux ans. Bandage dont l'emploi le fait souffrir. Hernie petite. Piliers bons en apparence. Doutes sur la totalité de la réduction.

Opération le 30 juin 1893. Incision transversale. Le collet du sac est entouré d'une épaisse couche adipeuse. Découverte difficile des vaisseaux : vaisseaux très en dehors, canal déférent tout à fait en arrière. La présence de ce revêtement adipeux, véritable couche adventice appliquée sur le collet et sur le quart supérieur de la séreuse sacculaire explique comment le taxis laissait à la main l'impression d'une réduction imparfaite et masquait la *défectuosité réelle des piliers*. Ligature du sac, après une ablation minutieuse de toute la couche graisseuse, au nœud du meunier. Suture des piliers avec trois fils d'or couplés, sans emprunter l'arcade de Fallope. Gonflement considérable des bourses. Menace de phlegmon. Pas de fièvre ni de douleur. Cette complication retient l'enfant à l'hôpital, après la guérison de son opération. Sort le 3 août, sans pansement. Revu le 15 novembre. Testicule encore gros. Pas trace de hernie. Epaississement fibreux, pré-inguinal. Sera revu.

Obs. XVII. — Eugène Gat, 3 ANS ET DEMI ; 11, rue des Panoyaux, *entre, le* 23 *novembre* 1893, *salle Dolbeau*, 17.

GROS KYSTE PÉRITONÉO-VAGINAL A DROITE AVEC POINTE DE HERNIE.

Enfant petit et vigoureux, pas de maladies antérieures, pas d'hérédité. La bourse droite est distendue par une énorme tumeur transparente irréductible qui plonge dans le trajet et écarte les piliers, qui semblent bons.

Opération, le 25 novembre 1893. Incision longitudinale. Vaisseaux tout à fait en dedans. Canal déférent en arrière. Dissection facile. On trouve le gros kyste plein de sérosité (20 grammes) envahi par la vaginale hydrocélique (20 grammes), ne communiquant pas avec la cavité péritonéale. Ouverture de la vaginale et surjet. En disséquant le collet du kyste, on rencontre un prolongement péritonéal intéressé contre la partie postérieure du kyste. Ligature de ce prolongement, nœud du meunier, excision du kyste. Les piliers sont absolument rapprochés et il n'est pas nécessaire de faire la suture métallique. A suivre.

Obs. XVIII. — Edouard Sigot, 3 ANS ET DEMI; 91, rue Etienne-Marcel, à Montreuil (Seine), *entre le 11 novembre 1893, salle Dolbeau, 14.*

HERNIE INGUINALE DROITE DIAPHRAGMATIQUE.

Enfant vigoureux. Grand-père hernieux. Porte sa hernie depuis le tout jeune âge. Tumeur du volume d'une grosse noix, réductible. Testicule bien descendu et indépendant. Ruban séreux intermédiaire, avec ressaut masquant le fond du sac. Diagnostic, hernie funiculaire. Bandage depuis un an: gêne considérable. Anneau large et arrondi: bon pilier interne. *Pilier externe manquant dans sa moitié inférieure.*

Opération, le 15 novembre 1893. Incision transversale. Vaisseaux en dehors et en arrière. Sac épais, facile à isoler. Nœud du meunier. En disséquant, pour l'extirper, la partie inférieure, on voit qu'elle communique avec la vaginale, par un pertuis oblique en haut, en avant et en dedans, de 4 millimètres. Ce pertuis n'est pas central, il est ouvert près de la paroi interne. Réfection de la vaginale avec un surjet, après badigeonnage iodé de la séreuse. Suites simples. Sort le 6 décembre. Sera suivi.

Obs. XIX. — Marcel Raffard, 4 ANS ET DEMI; 210, faubourg Saint-Martin, *entre, le 2 février 1891, salle Dolbeau, 8.*

HERNIE INGUINALE FUNICULAIRE GAUCHE VOLUMINEUSE.

Enfant malingre. Pas d'hérédité herniaire. Scrofulides par tout le corps : kérato-conjonctivite double avec adénopathie cervicale. Du 19 novembre au 14 janvier : traitement général, injections de gaïacol iodoformé. L'enfant reprend des forces. Le 14 janvier, il est pris de rougeole et est envoyé à l'hôpital Trousseau. Le 2 février 1892, il entre dans le service pour être opéré. On reprend le traitement général et le 2 mars on pratique la circoncision, l'enfant urinant sans cesse et involontairement par le fait de son phimosis. La hernie s'est développée, elle sort à l'occasion des cris. L'anneau est énorme, il admet trois doigts. Pas de pilier externe. *Pilier interne rudimentaire.* Le testicule peut être refoulé dans l'abdomen, mais il en ressort aussitôt.

Opération, le 24 mars. 1891. Incision longitudinale. Vaisseaux en arrière et en dehors. Sac mince, indépendant de la vaginale. Dissection facile : ligature très haut avec le catgut. Excision de la poche, dont le fond se détache aisément avec les ongles et quelques coups de bistouri. *Quatre points de suture au fil d'or couplés, empruntant l'arcade de Fallope,* et fermant l'orifice externe. Suites très simples. Guérison à sec. Exeat le 23 avril, sans pansement.

Revu le jour anniversaire de son opération, le 24 mars 1893 : état parfait. Pas trace de hernie.

Obs. XX. — Gaston Rouché, 5 ANS ; 18, Villa des Lyanes (XX° arrondissement), *entre, le* 11 *octobre* 1893, *salle Dolbeau*, 30.

HERNIE INGUINALE DROITE FUNICULAIRE.

Enfant assez faible, peu soigneux. Pas de maladie antérieure. Pas d'hérédité. Hernie reconnue dans les premiers mois de la vie. Hernie incoercible au bandage et toujours sortie. Accidents intestinaux, défaillances subites. Anneau très large, arrondi. *Pilier externe incomplet*. Opération, le 24 octobre. Incision transversale. Vaisseaux en avant, canal déférent en arrière. Sac mince, indépendant de la vaginale, qui lui est contiguë. Ligature du meunier. *Trois fils de platine couplés, en empruntant l'arcade de Fallope*. Suites opératoires simples pendant trois jours. Le quatrième jour, l'enfant a infecté d'urine le pansement. Suppuration par le drain, injection iodée. Le phlegmon intérieur se limite. La plaie guérit par granulation. L'enfant pourra sortir le 25. Les fils métalliques et la suture des piliers n'ont pas bougé, solidité de la région pendant les efforts. L'enfant a été revu le 20 décembre. Pas trace de hernie, malgré la disparition presque complète du cylindre plastique, pré-inguinal. A suivre.

Obs. XXI. — Léopold Delforge, 5 ANS ; 33, cité des Bleuets, *entre, le* 19 *juin* 1889, *salle Dolbeau*, 18.

HERNIE INGUINALE GAUCHE AVEC PHIMOSIS.

Enfant chétif. Pas d'hérédité précise. Rougeole et coqueluche à trois ans. Hernie depuis. Anneau large. *Pas de piliers externes*. N'a jamais porté de bandage. Circoncision le 25 juin 1889.

Opération de la hernie le 8 juillet. Incision longitudinale. Vaisseaux et canal déférent en dehors. Sac très mince. Ligature du collet. Suture des piliers avec 3 fils d'or. Infection et suppuration de la plaie, par l'urine ; guérit par bourgeonnement. Sort sans pansement le 13 août 1889. Ne revient plus. Nous le revoyons le 5 juillet 1893, amené à la consultation pour une fracture de l'avant-bras. Guérison parfaite.

Obs. XXII. — Georges Josseau, 5 ANS ; 27, rue des Ecoles, *entre, le* 19 *juin* 1893, *salle Dolbeau*, 21.

HERNIE INGUINALE DROITE FUNICULAIRE.

Enfant bien portant. Hérédité : grands-pères paternel et maternel hernieux. Début à la naissance. La hernie n'a jamais pu être contenue par le bandage ; elle rentre facilement et sort dès que l'enfant est debout. Anneau énorme. *Pas de piliers*. Opération le 27 juin. Incision transversale. Vaisseaux en avant et en dehors. Canal déférent en arrière. Sac épais : dissection assez difficile ; isolement et ligature très haute. *Suture* de la baie avec trois fils d'or couplés que *rapprochent le bord externe du muscle droit et le rudiment du pilier interne de l'arcade de Fallope*.

Suites simples. Guérison à sec en douze jours. L'enfant sort, sans pansement le 12 juillet. Est revenu en octobre. Etat parfait. Revu le 20 décembre. Pas de traces de la large baie herniaire; aucune impulsion. Sera revu.

Obs. XXIII. — Victor Briard, 5 ANS; 1, rue des Prairies, *entre, le* 14 *août* 1893, *salle Dolbeau,* 24.

HERNIE INGUINALE GAUCHE ÉTRANGLÉE.

C'est un enfant scrofuleux. Son père a deux hernies. Nausées, pâleur, vomissements, dépression, hernie inguinale récente, saillante et très douloureuse. Tous les signes de l'étranglement sont réunis. M. Harou, notre interne, reconnaît, pour les raisons que nous exposons plus haut au Diagnostic, qu'il ne s'agit pas d'un accident herniaire, mais de l'inflammation d'un ganglion anormal pré-inguinal, inflammation due à la présence d'une ulcération infectée du gland. Le traitement : repos, émollients fait disparaître les accidents. La detente de l'adénite permet de bien reconnaître la nature de la grosseur. Cette observation est surtout intéressante au point de vue du diagnostic.

Obs. XXIV. — Lucien Arrensdorff, 5 ANS ET DEMI; 2, rue du Liban, *entre, le* 2 *décembre* 1892, *salle Dolbeau,* 26.

HERNIE INGUINALE GAUCHE FUNICULAIRE.

Le père a une hernie double depuis sa naissance. Apparition à seize mois, à la suite de la coqueluche. Rougeole à vingt et un mois. Enfant pâle, malingre, peu intelligent, malpropre. Anneau large admettant le doigt. Pilier externe rudimentaire.
Opération le 6 décembre. Incision transversale. Vaisseanx et canal déférent en arrière et en dehors. Sac très mince. Ligature du meunier très haute. Excision facile du fond du sac, qui n'a aucune connexion avec la cavité vaginale. *Suture des piliers avec deux fils d'or couplés en empruntant l'arcade de Fallope.* Suites simples. Guérison à sec en dix jours. L'enfant sort sans pansement le 22 décembre 1892. Revu en juillet 1893; pas trace de hernie. Etat parfait. Développement physique notable.
Revu le 12 novembre 1893. Etat parfait.

Obs. XXV. — Paul Trouville, 6 ANS; 2, villa de l'Ermitage à Montreuil, *entre, le* 10 *février* 1893, *salle Dolbeau* 21.

HERNIE INGUINALE GAUCHE.

Opération, sans exciser ni lier le sac. Pas d'hérédité. Rougeole il y a deux ans. Hernie apparue alors. Petits accidents d'étranglement. Orifice petit. *Bons piliers.* Opération le 12 février 1893. Incision transversale. L'enfant supporte mal le chloroforme. Mes aides ne sont pas encore tout à fait au courant. L'obligation de terminer vite me décide à ne pas poursuivre la recherche du sac. Suture serrée des piliers avec trois fils d'or couplés. Suites très simples. Gonflement considérable des bourses. L'enfant sort guéri à sec le 2 mars. Revu en juin et en septembre 1893, l'anneau est tout à fait fermé. Pas trace de hernie.

Je considère ma conduite comme défectueuse et ne devant pas être imitée. Il est certain en effet que l'occlusion du collet n'est pas assurée d'une manière absolue et que, si la suture du trajet n'avait pas réussi, l'enfant était exposé à l'éventualité d'une récidive.

Revu le 15 décembre. Pas trace de hernie. Sera surveillé.

Obs. XXVI. — Auguste Barbier, 6 ANS; 20, rue Tourtille, *entre, le 23 mars* 1891, *salle Dolbeau*, 5.

HERNIE INGUINALE DROITE FUNICULAIRE.

Pas d'hérédité. Enfant assez bien portant. Coqueluche et rougeole à deux ans. Fluxion de poitrine à cinq ans. Au moment de cette maladie apparition de la hernie. Aucune amélioration par le bandage (un an). Coliques fréquentes et dépérissement depuis six mois.

Opération le 30 mars, en présence de notre collègue M. Jules Bœckel, chirurgien de l'hôpital de Strasbourg. Incision longitudinale. Orifice large, admettant le pouce : pilier externe fort, *pilier interne rudimentaire*. Cordon en dedans et très adhérent. Isolement facile du sac, qui est mince et assez transparent pour laisser voir la rentrée de l'intestin et l'absence d'un contenu quelconque. Ligature très haut du sac, *sans l'ouvrir*, ce qui est une faute. Le collet lié disparaît dans l'abdomen. Décortication du fond du sac, indépendant de la vaginale. Suture des piliers avec trois fils d'or. Guérison à sec en quatorze jours. Exeat le 16 avril. Revu en juillet 1893. Pas trace de hernie.

Obs. XXVII. — Emile Chardenal, 6 ANS; 13, rue d'Hautpoul, *entre, le 31 octobre* 1893, *salle Dolbeau*, 10.

HERNIE INGUNALE DROITE FUNICULAIRE.

Enfant bien portant. Pas d'hérédité. Rougeole bénigne à trois ans. Hernie découverte il y a six mois. Coliques. Malaises et amaigrissement. Anneau allongé et large. *Piliers bons.*

Opération le 8 novembre 1893. Incision transversale. Vaisseaux en arrière et en dehors. Canal déférent en avant et en dehors. Sac presque indépendant en avant et en dedans. Sac très mince, transparent. Ligature très haut, nœud du meunier. Suture des piliers avec trois fils de platine couplés. Suites simples. Guérison à sec. Sort le 22 novembre sans pansement : reviendra. Revu le 5 janvier 1894. Pas trace de hernie. A suivre.

Obs. XXVIII. — Georges Ollivier, 6 ANS ET DEMI ; 146, rue Oberkampf, *entre*, *le 10 septembre* 1890, *salle Dolbeau,* 28.

HERNIE INGUINALE DROITE TESTICULAIRE.

Enfant maigre et petit. Hérédité grand'mère paternelle : deux hernies. Rougeole en nourrice; c'est à son retour que l'on constate l'existence d'une hernie à droite, hernie incoercible et douloureuse, pour laquelle on essaye vainement tous les bandages. Hernie énorme (poing d'adulte) descendant à 10 centimètres contre la cuisse. Totalement réductible avec facilité.

Opération le 17 septembre. Incision longitudinale. Isolement du sac sur la poire de caoutchouc. Vaisseaux en arrière et en dehors. Vaste baie externe. *Pas de pilier externe.* Quatre fils d'or couplés pour la suture et trois sutures intermédiaires au catgut. Surjet pour faire une vaginale. Vaginale suppurée. Elimination de débris de la séreuse. Attouchement avec la teinture d'iode. Cette complication n'eut pas de suites : la suture des piliers tient bon, et reste en dehors du foyer infecté. Sort guéri le 16 novembre.

Revu le 4 janvier 1891 et le 16 novembre 1893. Etat parfait. Pas trace de hernie.

Obs. XXIX. — Henri Timbert, 7 ANS ; 151, rue Saint-Martin, *entre*, *le 24 juillet 1893, salle Dolbeau,* 27, *puis* 39.

HERNIE INGUINALE GAUCHE FUNICULAIRE.

Enfant bien portant. Pas d'hérédité. Pas de maladie antérieure. Début il y a six ans. Accidents herniaires répétés. Anneau étroit, allongé en forme de boutonnière. *Bons piliers.*

Opération le 27 juillet. Incision transversale. Sac très mince et très fragile. Le sac se rompt au moment où l'on en veut isoler les vaisseaux et le canal déférent qui sont en dehors et en avant. Reprise du collet au moyen du bleu de méthyle; isolement très haut. Ligature du meunier. Le fond du sac est distant de la vaginale, dont il est indépendant. On y remarque deux petits nodules fibreux, qui semblent être les vestiges de l'oblitération du trajet péritonéo-vaginal. Piliers très bons. Suture avec trois fils d'or couplés. Suites très simples. Guérison à sec. Sort le 5 août. Revu le 15 novembre. Etat parfait. Sera suivi.

Obs. XXX. — Edmond Legeindre, 7 ANS ; 145, rue de Ménilmontant, *entre*, *le 9 octobre* 1893, *salle Dolbeau, 33.*

HERNIE INGUINALE DROITE TESTICULAIRE.

Enfant bien portant. Aucun renseignement positif sur l'hérédité. Début incertain. Souvent malaises subits et coliques.

Anneau assez large, rond et arrêté. *Pas de pilier externe.* Pilier interne épais.

Opération le 13 octobre 1893. Incision transversale. Opération facile. Le sac est isolé et visible en avant et en dedans, dès qu'on ouvre la gaine fibreuse. Vaisseaux en dehors. Canal déférent en arrière. Ligature du sac au catgut : nœud du meunier. Suture de l'orifice avec trois fils de platine couplés, en empruntant l'arcade de Fallope. Surjet au catgut pour faire une vaginale. Suites bonnes. Le 17 octobre (quatrième jour de l'opération) la rougeole se déclare. Passage dans le service de notre collègue le Dr Comby. Cette éruption n'influence pas la guérison. Le 25 octobre la guérison à sec est constatée. Exeat le 28 octobre. Sera revu.

Obs. XXXI. — Gaston Leroy, 7 ANS; 216, rue des Pyrénées, *entre, le 2 octobre* 1893, *salle Dolbeau,* 23.

HERNIE INGUINALE DROITE TESTICULAIRE.

Hérédité grand-paternelle : hernie double. Coqueluche et rougeole à trois ans. Début constaté à la suite. Anneau ova laire et arrêté : fermeture impossible. *Bons piliers, externe et interne.* Coliques fréquentes et malaises subits.

Opération le 10 octobre 1893. Incision transversale. Les vaisseaux entourent le sac. Le canal déférent est en dehors. Suture du collet au nœud du meunier. Sac très mince et transparent. Surjet pour la cavité vaginale. Suture des piliers avec trois fils de platine couplés. Suites simples. Guérison à sec en quatorze jours. Sort le 30 octobre en parfait état. Revu le 25 novembre : pas trace de hernie. Reviendra.

Obs. XXXII. — Emile Couetty, 7 ANS ET DEMI; 30, rue des Panoyaux, *entre, le* 10 *septembre* 1893, *salle Dolbeau,* 30.

HERNIE INGUINALE DROITE FUNICULAIRE.

Hérédité paternelle. A six mois l'enfant avait une hernie, qui grossit à dix mois, à l'occasion d'une coqueluche légère. Circoncis il y a un an, sans amélioration. Usage du bandage sans succès et sans régularité surtout. Coliques, fatigue facile, amaigrissement. Anneau rond, admettant le doigt et laissant refouler le testicule dans l'abdomen. *Pilier externe rudimentaire.*

Opération le 16 septembre 1893. Incision transversale. Vaisseaux en arrière et en dehors. Canal déférent en arrière e dehors. Sac mince, ligature avec le nœud du meunier. Trois fils de platine couplés : le plus interne emprunte l'arcade de Fallope. Suites simples. Guérison à sec en dix jours. L'enfant sort le 26 septembre. Revu le 6 novembre. Etat localement parfait. A suivre.

Obs. XXXIII. — Alphonse Stiel, 9 ANS; 45, rue Secrétan, *entre, le* 11 *juin* 1893, *salle Dolbeau,* 23.

FRACTURE DE JAMBE (HERNIE INGUINALE FUNICULAIRE GAUCHE).

Son père est hernieux et il nous demande de guérir son garçon qui ne peut pas supporter le bandage et que d'ailleurs « il ne veut pas laisser infirme ». Hernie petite, réductible, trajet étroit et douloureux à l'exploration. *Bons piliers.* La hernie ne sort pas pendant l'effort brusque.

Opération le 21 juillet. Incision transversale. Vaisseaux et canal déférent en dehors et en avant. Sac mince, sans communication avec la vaginale. Suture des piliers avec trois fils d'or couplés. Suites simples. Cependant, le quatrième jour; on trouve, en levant le pansement, que le tube laisse échapper de la sérosité claire. Teinture d'iode. Maintien du drain. Diminution de l'écoulement. Sort guéri, sans pansement, le 30 juillet. Revu le 4 novembre et le 20 décembre. Etat parfait. Sera revu.

Obs. XXXIV. — Louis Bernier, 9 ANS ET DEMI; 17, rue de Ménilmontant, *entre, le* 18 *septembre* 1893, *salle Dolbeau* 18.

HERNIE INGUINALE DROITE FUNICULAIRE VOLUMINEUSE.

Pas de renseignements précis sur l'hérédité. Apparition à l'âge de deux ans, sans maladie. A porté, l'année dernière, un bandage, qu'il n'a pas pu supporter. Hernie du volume d'un poing d'adulte. Sortant pendant la toux ou l'effort soutenu, indifféremment. Anneau très large. Pas de pilier externe.

Opération le 20 septembre. Incision transversale. Tunique fibreuse très épaisse et très adhéreute au sac, lequel est épais et vasculaire. Cavité vaginale iudépendante. Le sac se dissèque en haut très loin, mais par décolletage. Vaisseaux et canal déférent en arrière. Ligature du collet par un surjet, renforcé d'un nœud du meunier : refoulement du moignon derrière l'orifice interne. Suture des piliers avec deux fils de platine couplés, *en empruntant l'arcade de Fallope.* Suites très simples. Guérison à sec le 30 septembre. Revu l'enfant le 10 novembre. Etat parfait. Sera suivi.

Obs. XXXV. — Alphonse Royer, 10 ANS; 11, passage Dallery, *entre, le* 10 *novembre* 1891, *salle Dolbeau,* 9 bis.

HERNIE INGUINALE GAUCHE FUNICULAIRE.

Enfant petit, chétif, maigreur extrême. Rougeole et bronchite à cinq ans. Pas d'hérédité. On n'a vu la hernie qu'il y a

deux ans. Coliques et malaises subits, avec douleur et syncope.
Anneau très large. Piliers « atrophiés ».

Opération le 17 novembre. Incision longitudinable très haute.
Sac mince. Dissection aisée. Ligature du collet très haut. Excision du sac, lequel est indépendant et distant de la vaginale.
Suture des piliers avec trois fils d'or et quatre fils de catgut
intermédiaires. Guérison à sec en huit jours. Sort sans pansement le 7 décembre. Revu en janvier 1893. Pas trace de hernie.

Obs. XXXVI. — Eugène Gibault, 10 ANS, 4, passage
des Mûriers, *entre, le* 1ᵉʳ *juin* 1893, *salle Dolbeau,* 9.

HERNIE INGUINALE DROITE FUNICULAIRE.

Enfant assez bien portant. Pas d'hérédité révélée. Pas de
maladie antérieure (?). Début indéterminé. Volume d'une petite
poire. Ne sort pas pendant les efforts brusques, réductible facilement. Orifice allongé en boutonnière. *Piliers très bons.* Troubles fonctionnels nuls. Cet enfant, mal surveillé, ne portera
certainement jamais de bandage.

Opération le 6 juin 1893. Incision transversale. Eléments du
cordon en dehors. Isolement du sac facile. Nœud du meunier.
Trois fils d'or couplés sur les piliers. Suites simples. Mais le
16 juin, eczéma iodoformé, étendu à la paroi abdominale et aux
cuisses. La réunion de la peau n'en souffre pas. L'eczéma ne *disparaît* que le vingt-quatrième jour. Revu l'enfant en décembre.
Etat local parfait. Sera suivi.

Obs XXXVII. — Albert Million, 10 ANS; 12, rue Julien-Lacroix, *entre, le* 30 *juin* 1893, *salle Dolbeau,* 32.

HERNIE INGUINALE GAUCHE TESTICULAIBE, CANA-
LICULAIRE.

Opéré d'une hernie à droite au mois d'avril. La hernie du côté
gauche était alors toute petite : en trois mois elle a acquis le
volume d'un gros œuf. On s'apprêtait à l'opérer à son entrée,
quand survint, pour la quatrième fois, une crise d'appendicite
aiguë, que nous faisons examiner par notre collègue, le Dᵣ Jalla-
guier, au point de vue d'une intervention. Guérison de la crise.
Opération le 22 juillet. Incision transversale. Vaisseaux et canal
déférent en arrière et en dehors. Sac mince, communiquant
avec la vaginale du testicule bien descendu, au moyen d'un
canalicule de 2 cent. 1/2 de longueur. (Nous avions diagnostiqué : *Hernie funiculaire.*) Isolement de la vaginale par une
ligature simple. Ligature du collet avec le nœud du meunier.
*Piliers normaux. Pilier externe un peu faible. Aussi emprun-
tons-nous,* pour le point le plus interne, *l'arcade de Fallope.*
Suites simples. Sort guéri le 5 août. Revu le 15 novembre. Pas
trace de hernie, ni à droite, ni à gauche.

Obs. XXXVIII. — Georges Bernard, 10 ANS ET DEMI ;
36, rue Pixérécourt, *entre, le* 10 *février* 1891, *salle
Dolbeau*, 14.

HERNIE INGUINALE GAUCHE TESTICULAIRE.

Pas d'hérédité. Pas de maladie antérieure. Début de la hernie
à la naissance, a toujours porté un bandage : les derniers en
acier et violents. Incontinence diurne d'urine : pantalon mouillé
constamment. Hernie, du volume du poing, toujours sortie.
Coulant sous le bandage, réductible complètement.

Opération, le 4 mars 1893. Incision longitudinale. Vaisseaux
et canal déférent en dehors. Sac épais. Collet épaissi, dur , et
gardant son calibre, très adhérent au trajet (collet d'adulte).
Abaissement du collet après dissection, et ligature au catgut sur
de la séreuse souple. Ligature croisée. *Piliers bons :* suture avec
trois fils d'or et trois fils de catgut intercalés. Excision d'une
collerette séreuse. Pas de surjet pour faire la vaginale. Teinture
d'iode. Suites simples. Guérison à sec. Sort sans pansement le
le 19 mars. Revu en janvier 1892 et en octobre 1893. Etat
parfait. Pas trace de hernie.

Obs. XXXIX. — Albert Schoner, 11 ANS ; 58, rue Quin-
campoix, *entre, le* 6 *novembre* 1890, *salle Dolbeau*, 22.

GROSSE HERNIE INGUINALE GAUCHE FUNICU-
LAIRE.

Enfant fort. Pas d'hérédité herniaire. Anneau rond et arrêté.
Impossibilité de faire tenir les bandages. Hernie incoercible.
Opération le 24 novembre 1890. Incision longitudinale. Dissection facile du sac sur la poire de caoutchouc. Ligature du collet
au catgut. Suture des piliers avec deux fils d'or et trois fils de
catgut intermédiaires. Guérison en quinze jours. Sort le 15 décembre sans bandage. Revu le 15 janvier 1892. Garçon très
vigoureux, employé aux Halles. Pas trace de la baie inguinale.
Testicule un peu inférieur de volume par comparaison avec le
droit et légère varicocèle.

Obs. XL. — Victor Vaudran, 11 ANS ; 90, rue Saint-
Blaise, *entre, le* 30 *juillet* 1893, *salle Dolbeau*, 30.

HERNIE INGUINALE GAUCHE TESTICULAIRE.

Circoncision en juin de cette année. Enfant vigoureux et
fort. Pas de maladie antérieure. Pas d'hérédité. Apparition à
l'âge de trois ans. Bandage irrégulier. Anneau petit, allongé
en boutonnière. *Piliers très bons.*

Opération le 25 juillet. Incision transversale. Vaisseaux en
dehors, canal déférent en dehors et en arrière. Sac très mince.
Nœud du meunier au collet. Excision d'une collerette de 3 cen-

timètres. Surjet au catgut pour refaire la vaginale. Sutures des piliers avec trois fils d'or couplés. Suites simples. Guérison à sec en dix jours. Sort le 5 août en parfait état. Revu le 2 janvier. Etat local excellent. Pas trace de hernie.

Obs. XLI. — Charles Bouquet, 13 ANS; 13, rue du Cambodge, *entre le* 16 *octobre* 1890, *salle Dolbeau*, 12.

HERNIE INGUINALE DROITE TESTICULAIRE.

Enfant mal portant et maigre. Pas d'hérédité herniaire. Début à l'âge de deux ans pendant la coqueluche. Bandages multiples sans contention complète. Anneau très large et rond. (Pas de détails autres).

Opération le 28 octobre. Incision verticale, au-dessus de la racine des bourses. Dissection du sac sur le ballon de caoutchouc. Ligature du collet au catgut. Sutures des piliers avec quatre fils d'or. Suites très simples. Sort le 15 novembre sans pansement. Revu, radicalement guéri, le 10 décembre 1892.

Obs. XLII. — Ferdinand Oudin, 13 ANS; 8, rue Laurence-Savard, *entre, le* 15 *septembre* 1893, *salle Dolbeau*, 7.

POINTE DE HERNIE INGUINALE DROITE ACCIDENTELLE. OPÉRATION PRÉVENTIVE.

Enfant vigoureux et maigre. Pas de maladie antérieure. Père et deux frères hernieux. Exempt jusqu'alors. Le 20 août, en soulevant un fardeau, panier plein de fonte, il éprouva une douleur vive avec craquement dans l'aine droite. Demi-syncope. La douleur persiste à chaque effort. Anneau moyen, admettant le doigt, exploration très douloureuse. Petit choc intestinal profond. A gauche, anneau normal. La douleur et l'hérédité flagrante nous décident à proposer l'opération.

Opération le 21 septembre. Incision tranversale. Ouverture de la gaine fibreuse commune. Cordon petit, que l'on ne dissocie pas. *Pas de sac.* Sutures des piliers avec deux fils de platine couplés. Suites normale. Disparition absolue de toute douleur. Sort le 5 octobre. Revu le 10 décembre. A repris son travail de force. Etat localement parfait. Sera suivi.

Obs. XLIII. — Jean Stadler, 14 ANS; 56, avenue des Ternes, *entre, le* 20 *mai* 1893, *salle Dolbeau*, 28.

HERNIE INGUINALE GAUCHE TESTICULAIRE.

Rien de précis au sujet de l'hérédité. Début à l'âge de cinq ans pendant une course. *Bons piliers.* Orifice en boutonnière allongée. Orifice inguinal droit normal. Volume d'une petite poire. Douleurs et malaises modérés : jamais de bandage. On demande l'opération, en prévision de l'entrée du garçon en apprentissage.

Opération le 27 mai 1893. Incision transversale. Vaisseaux et canal déférent en arrière et en dehors. Sac mince. Nœud du meunier au collet. Excision de 3 centimètres de collerette séreuse. Surjet au catgut pour faire la cavité vaginale. Suture des piliers avec trois fils d'or couplés. Suites simples. Guéri à sec le 10 juin. Sort le 15 juin. Revu le 15 décembre. Etat parfait. Fait sans fatigue son apprentissage dans une fonderie de cuivre.

Obs. XLIV. — Charles Jacob, 14 ANS ET DEMI, 33, rue d'Alsace, *entré le 2 janvier, sorti le 5 février* 1893.

HERNIE INGUINALE DROITE FUNICULAIRE.

Enfant assez fort, peu développé pour son âge. Hérédité : pas de renseignements. Début à l'âge de cinq ans, au cours d'une rougeole. Bandage intermittent et mal supporté. Troubles gastriques et accidents légers d'étranglement. On demande l'opération, en vue de son entrée en apprentissage.

Opération le 4 janvier 1893. Incision transversale. Pas de ligature d'artère. Vaisseaux en avant et en dedans. Canal déférent en avant. Pas d'inversion testiculaire. Sac très mince. Entérocèle simple. Suture du collet avec le nœud du meunier. *Piliers médiocres.* On emprunte pour la suture la plus inférieure l'arcade de Fallope : trois fils d'or couplés. Suites simples. Guérison le douzième jour. L'enfant ne sort que le 5 février par la mauvaise volonté de la mère. Revu en juillet et en octobre 1893. Guérison parfaite.

DEUXIÈME SECTION

HERNIES INGUINALES ÉPIPLOIQUES

Obs. XLV. — Lucien Tournier, 17 MOIS ET DEMI ; 81, faubourg Saint-Denis, *entre, le 21 avril* 1893, *salle Boyer, 1, sort le* 6 *mai* 1893.

HERNIE INGUINALE DROITE, IRRÉDUCTIBLE, FUNICULAIRE : ENTÉRO-ÉPIPLOCÈLE.

Enfant bien portant. Hérédité paternelle : père, une hernie survenue à seize ans, sans grand effort. Rien du côté maternel. Pas de coqueluche ni de rougeole. Apparition, il y a quatre jours, au cours d'un rhume rebelle. Le 21 avril, la hernie durcit, paraît douloureuse. L'enfant commence à vomir. Taxis sans succès par un médecin de la ville. A l'hôpital, l'enfant est placé dans un bain. Réduction spontanée, au bout de vingt minutes. Soulagement immédiat. *Les piliers sont bons.* La plaie est large. La ré-

duction est totale et se maintient. Le 22 avril, nouvel étranglement, qui cède au taxis patient pratiqué dans le bain.

Le 23, nouvel étranglement, opération dans la soirée. Incision
dans l'axe. Huit ligatures artérielles. Au moment où l'on arrive
sur le sac, on voit l'intestin se réduire ; la transparence permet
de reconnaître l'épiploon, qui reste dans la poche. Les vaisseaux
sont en dehors, le canal déférent en arrière. Ouverture du sac.
Excision de 3 centimètres d'épiploon. Ligature simple au catgut.
Réduction facile du moignon. Ligature du sac : nœud du meunier.
Suture des piliers avec trois fils d'or couplés. 24 avril, pas de
selles. Température, 38°,4. Gonflement notable du scrotum. Calomel. Convulsions légères à midi. A deux heures, abondante
garde-robe. Suites simples, à part un abcès sous-cutané du scrotum. Sort le 6 mai et revient au pansement jusqu'au 12 mai.
Guérison complète de l'abcès. Revu en juillet et en septembre
1893. Guérison absolue de la hernie : l'orifice inguinal externe
est fort au-dessous des dimensions normales.

Obs. XLVI. — Léon Bernard, 3 ANS ET DEMI ; 103, rue
des Partants, *entre*, *le 26 décembre* 1892, *salle
Dolbeau*, 7.

HERNIE INGUINALE GAUCHE TESTICULAIRE, AVEC
ÉPIPLOON.

Enfant très misérable. Coqueluche à trois ans, début à la suite.
Coliques fréquentes et crises douloureuses. Hérédité du grand-père
maternel. On attend un mois, pour relever les forces de l'enfant.

Opération le 2 janvier 1893. Incision longitudinale, adoptée
en raison de l'inconnu que présente le globe épiploïque dont la
réduction est difficile. Vaisseaux du canal déférent en dehors et
en arrière. Sac très mince. L'épiploon adhère au collet que l'on
entame, en l'excisant. Ligature du collet, après suture en surjet,
en raison de son arrachement partiel ; ligature simple. On a
excisé 4 grammes d'épiploon. *Suture des piliers* avec trois fils
d'or couplés, en *empruntant l'arcade de Fallope*. Suites simples,
malgré la malpropreté de l'enfant. Le 25 juillet, cicatrisation
parfaite. Sort sans pansement le 19 janvier 1893. Revu en août
et en novembre 1893, état parfait.

Obs. XLVII. — Paul Barret, 4 ANS ; 6, passage Dagorno,
entre, le 26 septembre 1892, *salle Dolbeau*, 32.

HERNIE INGUINALE DROITE FUNICULAIRE, EN-
TÉRO-ÉPIPLOCÈLE.

Enfant bien portant. Pas d'hérédité. Pas de coqueluche ni
rougeole. Apparition, il y a un an, au retour de l'école. Coliques
fréquentes et pâleur. Anneau en boutonnière contractile. *Piliers
bons, en apparence*.

Opération, le 28 septembre 1892. Incision transversale. Vaisseaux et canal déférent en dehors et en arrière. Excision d'une
languette récente d'épiploon pesant 1 gr. 75. Ligature du collet

au nœud du meunier. Suture des piliers avec trois fils d'or couplés. *Le pilier externe est moins bon que l'examen l'avait fait
croire : on emprunte l'arcade de Fallope.* Guérison à sec en
douze jours. L'enfant sort sans pansement le 20 octobre. Revu
le 4 novembre 1893, état parfait.

Obs. XLVIII. — Marcel Thiéry, 4 ANS, 40 ; rue André
del Sarte, *entre, le 24 mai* 1893, *sal^{le} Dolbeau*, 32.
HERNIE INGUINALE GAUCHE FUNICULAIRE (ÉPI-
PLOÏTE).

Enfant bien portant. Pas d'hérédité. On s'en aperçut, il y a six
mois, à l'occasion d'un coup. Il a été impossible de faire supporter le bandage. Réduction incomplète. Kyste du cordon ou
épiplocèle ? Orifice inguinal grand, allongé. *Bons piliers.*
Opération le 31 mai. Incision transversale. Vaisseaux et canal
déférent en arrière et en dehors. Sac assez épais. On trouve un
globe épiploïque *adhérent* et de l'épiploon libre, qui rentre avec
une pointe d'anse intestinale. Excision de l'épiploïte. Ligature au-
dessus en tissu sain. Ligature du sac au nœud du meunier. Suture des piliers à trois fils d'or couplés. Suites simples. Guérison
à sec en dix jours. L'enfant sort sans pansement le 18 juin. Revu
en septembre, état parfait.
Revu en décembre 1893, pas trace de hernie. Sera suivi.

Obs. XLIX. — Henri Savisky, 8 ANS ; 67, rue Saint-
Honoré, *entre, le* 30 *juin* 1891, *salle Dolbeau*, 24.
HERNIE INGUINALE GAUCHE FUNICULAIRE (ÉPI-
PLOCÈLE).

Enfant bien portant. Pas d'hérédité, pas de rougeole. Anneau
large. *Bons piliers.*
Opération le 8 juillet. Incision longitudinale. Vaisseaux et
canal déférent en dehors. Sac mince. Bande épiploïque sans
adhérence. Réduction sans excision. En disséquant le collet, on
trouve une boule adipeuse extra-péritonéale, qui donnait la sensation d'une hernie bilobée. Extirpation par arrachement de ce
lipome. Ligature du sac avec le catgut. Suture des piliers avec
deux fils d'or couplés. Guérison à sec en douze jours. Sort, sans
pansement, le 25 juillet. Revu en mars 1893, état parfait. Pas
trace de hernie.

Obs. L. — Louis Cruchon, 9 ANS ET DEMI ; 7, rue des
Maronites, *entre, le* 5 *juin* 1892, *salle Dolbeau*, 5.
HERNIE AQUEUSE, AVEC ÉPIPLOCÈLE INGUINALE
DROITE, NON TESTICULAIRE.

Pas d'hérédité herniaire. Coqueluche et rougeole à deux
ans et demi. Le mal aurait débuté alors. Tumeur transparente,
réductible à la pression, sans gargouillement, avec *thrill* si on

presse sur le pédicule. Orifice assez large, ovale, à bords arrondis et arrêtés.

Opération le 13 juin 1893. Incision longitudinale. Vaisseaux en
dehors et en arrière, avec le canal déférent. Epiploon libre et
flottant dans la poche, laquelle est indépendante de la cavité
vaginale. Excision de 5 grammes d'épiploon et ligature. *Bons
piliers.* Suture avec trois fils d'or couplés. Guérison à sec en
douze jours. L'enfant sort sans pansement le 28 juin. Revu le
2 juillet 1893, pas trace de hernie.

Obs. LI. — Edouard Berthod, 10 ANS; 5, rue Damré-
mont, *entre, le 4 août,* 1891, *salle Dolbeau,* 30.

AFFECTION INGUINALE COMPLEXE : ENTÉRO-ÉPI-
PLOCÈLE, KYSTE PÉRITONÉO-VAGINAL A DROITE.

Enfant assez bien portant. Pas d'hérédité. C'est une vieille
connaissance : je lui aurais pratiqué, à seize mois, quand j'avais
l'honneur de remplacer M. le professeur Le Dentu, à Saint-Louis,
une ponction d'hydrocèle, suivie d'injection d'iode. La récidive
eut lieu six ans après, et un chirurgien de Tenon refit une ponction. Actuellement, on trouve trois choses : 1° une hernie ; 2° un
gros kyste péritonéo-vaginal ; 3° un testicule inversé. Pas d'hydrocèle. Anneau très large. *Malformation des piliers.*

Opération le 8 septembre. Longue incision longitudinale. On
isole et on excise le kyste qui est séparé du fond du sac herniaire
par 1 centimètre. Vaisseaux en dedans et en avant. Dissection
du sac herniaire très mince (hernie récente). Ligature du meunier. Trois fils d'or couplés. Guérison lente, avec suppuration
peu abondante. Sort guéri le 11 octobre. Revu le 2 janvier 1893,
pas trace de hernie.

Obs. LII. — Albert Maury, 12 ANS ET DEMI; 87, rue
des Partants, *entre, le 2 juin* 1891, *sort le* 15 *juillet, salle Dolbeau,* 21 *bis.*

HERNIE INGUINALE DROITE, ENTÉRO-ÉPIPLOCÈLE.
HERNIE TESTICULAIRE.

Constitution assez forte. Antécédents : coqueluche à quatre
ans. Rougeole à cinq ans. Entérite prolongée, pendant laquelle
on s'aperçoit de l'accroissement de la hernie. Hérédité nulle chez
les ascendants paternels et maternels. A la naissance, le médecin reconnaît une hernie inguinale double. On porte un bandage
inguinal double très régulièrement à gauche. Depuis l'âge de
neuf ans, la hernie ne sort plus. A droite, elle persiste. Jamais
d'accidents d'étranglement. A droite, le trajet est large et admet
le doigt qui pénètre dans l'abdomen, *Pilier externe rudimentaire.* A gauche, anneau aussi large qu'à droite. Malformation
du pilier externe. Le doigt s'engage dans le trajet, mais ne
pénètre pas dans le ventre. Impulsion abdominale pendant les
efforts. Pas de choc herniaire.

Opération le 12 juin 1891. Incision longitudinale, deux ligatures d'artère. Dissection facile du sac. Les vaisseaux du cordon sont en dedans et en avant. Le canal déférent en dedans. L'intestin rentre spontanément. Epiploon sain, mais fixé au collet par quelques adhérences, faciles à détacher. Collet anfractueux. Excision de 5 gr. 50 d'épiploon. Ligature au catgut, réduction facile. Ligature du sac par le nœud du meunier. Suture des piliers avec quatre fils d'or couplés. Suites simples. Le 26 juin, circoncision. L'enfant sort le 5 juillet.

Revu en octobre 1893 (vingt-sept mois après). Guérison absolue. La hernie ne semble pas, du côté opposé, vouloir s'accentuer ; la baie serait plutôt relativement petite. L'enfant a beaucoup grandi.

Obs. LIII. — Gaston Tremblet, 13 ANS ; 167, rue de Bagnolet, *entre, le* 10 *janvier* 1892, *salle Dolbeau*, 26, *sort le 2 février.*

HERNIE INGUINALE GAUCHE (ENTÉRO-ÉPIPLOCÈLE), TESTICULAIRE.

Constitution très bonne. Enfant vigoureux. Jamais de rougeole ni de coqueluche. Hérédité herniaire, néant. La tumeur a la grosseur d'un œuf de pigeon ; elle n'est pas douloureuse, mais elle ne se réduit pas en totalité, il reste un petit marron dur, qui rend impossible, par la douleur, l'emploi du bandage. Ce marron empêche d'explorer l'anneau, dont les *piliers semblent rudimentaires*. La hernie sort au moindre effort, effort brusque, ou effort soutenu.

Opération le 19 janvier. Incision transversale. Pas de ligature artérielle. Vaisseaux du cordon en dehors. Canal déférent en avant. Le sac bien isolé est ouvert et montre un noyau d'épiploon dur, d'une inflammation ancienne adhérente à la poche postérieure du collet. Attraction et excision de 6 grammes d'épiploon. Excision des adhérences épiploïques. Ligature du collet avec le nœud du meunier. Refection de la vaginale avec un surjet de catgut. *Suture des piliers, en empruntant l'arcade de Fallope.* Trois fils d'or couplés. Suture de la peau au catgut. Suites simples. Guérison à sec.

L'enfant est revu en octobre 1893. Pas de trace de la baie herniaire. Pas d'impulsion. Le résultat est parfait.

Obs. LIV. — Marcel Hermet, 13 ANS ET DEMI ; 5, impasse Rodier, *entre, le* 17 *novembre* 1890, *salle Dolbeau*, 5.

HERNIE INGUINALE DROITE (ENTÉRO-ÉPIPLOCÈLE), TESTICULAIRE.

Enfant chétif. Coqueluche à trois ans. Bronchites répétées. Scarlatine. Fièvre typhoïde. Maladie reconnue il y a six semaines. Anneau très large, admettant deux doigts (je ne trouve mentionné aucune disposition des piliers).

Opération le 26 novembre 1890. Incision longitudinale. Sac très mince. Excision de 10 grammes d'épiploon. Ligature du collet avec l'anse croisée. Ligature des piliers avec trois fils d'or. Ecoulement séreux louche par le drain le troisième jour. Teinture d'iode. Pas de fièvre. Guérison en quinze jours. L'enfant sort sans pansement le 12 novembre 1890.

Revu en 1892. Guérison parfaite.

Obs. LV. — Henri Colleville, 13 ANS ET DEMI ; 11, rue Léon, *entre, le* 19 *juillet* 1893, *salle Dolbeau*, 37,

HERNIE INGUINALE GAUCHE. ENTÉRO-ÉPIPLOCÈLE TESTICULAIRE.

Constitution bonne. Hérédité : grand-père, deux hernies. Pas de maladie à toux. Porte un bandage depuis sa naissance. Malformation du trajet : les deux piliers sont réduits à deux bandelettes fibreuses qui ne se rapprochent pas pendant l'effort brusque et ne serrent pas le doigt. La baie est énorme et admet le pouce qui pénètre librement dans l'abdomen.

Opération le 24 juillet. Incision transversale. Quatre ligatures d'artère. Les vaisseaux du cordon sont en avant et en dehors. Le canal déférent en arrière. Sac très mince. L'ouverture du sac permet de voir l'intestin qui se réduit librement. L'épiploon est sans adhérences ; mince, lamelleux ; on en excise 5 grammes, et grâce au moyen de la ligature la réduction se fait directement. Ligature du collet avec le nœud du meunier. Incision d'une collerette de 2 centimètres du sac. Constitution de la cavité vaginale avec du catgut en surjet. *Quatre fils d'or couplés* sont nécessaires pour fermer la brèche, *en empruntant en grande partie l'arcade de Fallope*, pour suppléer à l'insuffisance du pilier externe. Suites simples. Le 27 juillet, on enlève le tube : sécheresse absolue. Le 31, en enlevant le pansement, on s'aperçoit qu'un des crins de Florence a coupé et fait suppurer. Suppuration légère que tarit l'application d'une goutte de teinture d'iode. Sort guéri le 8 août.

Revu en décembre. Tout est bien. Pas de trace de la baie herniaire qui demeure fermée. Il n'y a pas encore cinq mois depuis l'opération. A suivre.

Obs. LVI. — Henri Dulniau, 14 ANS ; 92, rue Riquet, *entre, le* 18 *décembre* 1890, *salle Dolbeau*, 28,

ENTÉRO-ÉPIPLOCÈLE DROITE ÉTRANGLÉE.

Enfant fort. Apparition de la hernie à l'âge de trois ans et demi. N'a jamais porté de bandage. Irréductibilité et douleurs il y a trois semaines. Réduction incomplète par le taxis et sans soulagement. Plusieurs crises d'étranglement.

Opération le 5 janvier 1891, la hernie étant sortie et ne rentrant pas. Incision longitudinale. Vaisseaux en dehors. Epiploon enflammé, deux globes durs adhérents au collet, et étranglant l'intestin.

Excision de 43 grammes d'épiploon.

Ligature du collet très haut. Collet scléreux. Trois sutures au fil d'or, avec renforcement intermédiaire au catgut. Suites excellentes au point de vue de la guérison radicale. L'enfant a été revu trois ans après, parfaitement guéri. Pas trace de la hernie. Mais il a souffert pendant un an, de douleurs épigastriques, que nous attribuons à une corde épiploïque, notre excision de l'épiploon n'ayant pas été suivie d'une libération franche des adhérences. Les douleurs ont aujourd'hui disparu.

TROISIÈME SECTION

HERNIES INGUINALES DU CÆCUM ET DE L'APPENDICE

Obs. LVII. — Maurice Hule, 10 MOIS ; 5, impasse de la Mare, *entre, le 15 avril* 1893, *salle Boyer*, 6.

GROSSE HERNIE INGUINALE DROITE TESTICULAIRE, AVEC CÆCUM.

Enfant malingre. Ses deux oncles maternels sont hernieux de naissance. La hernie date de la naissance. Anneau énorme. Pas de pilier externe. Coliques et dépérissement progressif, surtout depuis un mois.

Opération le 4 mai. Incision transversale. Vaisseaux en arrière et en dehors. Canal déférent en avant. Vaisseaux très adhérents à la séreuse sacculaire. Le contenu : cæcum, appendice fixés au sac par un méso, et de plus de l'épiploon : l'intestin grêle est rentré au moment de l'incision. A cause des adhérences des vaisseaux, on fend le sac en deux temps : en avant ligature, en arrière volet séreux analogue au procédé de Buchanan. Le tout est refoulé derrière la suture du trajet. Deux fils d'or couplés reliant *le pilier interne à l'arcade de Fallope*. Suites simples. L'enfant sort guéri le 13 mai. Revu le 9 novembre. Coqueluche depuis dix jours. 15 quintes par jour avec vomissements. Etat parfait persistant.

Obs. LVIII. — Marius Texandier, 11 MOIS ; 11, rue Civiale, *entre, le 5 septembre* 1893, *salle Boyer*, 1.

ÉNORME HERNIE INGUINALE DROITE TESTICULAIRE, AVEC CÆCUM.

Pas d'hérédité, pas de maladie, enfant malingre. A la naissance, la sage-femme annonce l'existence d'une hydrocèle. Développement considérable depuis six mois. Anneau énorme. Pas de pilier externe. La hernie est totalement réductible. On sent l'appendice qui se réduit facilement. Opération le 9 septembre 1893. Incision transversale. Le sac est très mince. Les éléments du cordon sont en arrière, enveloppés dans un repli

du sac, analogue à celui des solipèdes. Le sac est très friable
et se déchire. Il est impossible d'isoler circulairement une collerette pouvant se prêter à une ligature régulière. On le ferme,
non pas par une ligature, mais par un froncement de bourse
avec un fort catgut et on refoule le tout derrière le plan des
piliers qu'on va suturer. Surjet de la vaginale. Teinture d'iode.
*Trois fils de platine couplés, en empruntant l'arcade de Fal-
lope.* Suites simples. L'enfant sort sans pansement le 23 septembre. Revu un mois après. Etat parfait. Doit revenir dans
trois mois.

Revu le 6 janvier. Pas trace de hernie. Reviendra.

Obs. LIX. — Camille Gros, 16 MOIS ; 13, rue du Retrait,
entre, le 30 *octobre* 1893, *salle Boyer*, 2.

HERNIE INGUINALE DROITE ÉNORME AVEC CÆ-
CUM ; TESTICULAIRE.

Enfant chétif, rachitique. Hérédité : grand-père, plusieurs
hernies. Début à l'âge de trois mois. Atrepsie en nourrice.
Opération le 31 octobre. Incision transversale. Deux ligatures.
Pilier interne faible. Pas de pilier externe. Vaisseaux en arrière.
Canal déférent en dehors. A l'ouverture du sac, on voit un long
appendice cæcal, libre, qu'on n'excise pas et que l'on réduit
facilement. Ligature du meunier. Surjet de la vaginale. Suture
avec trois fils de platine couplés. Suites simples. Sort le 11 novembre. L'anneau inguinal gauche est très faible : *le pilier
externe manque*. Pas d'impulsion herniaire.

A été revu le 12 décembre. Etat parfait. Sera suivi.

Obs. LX. — Roger Guittard, 18 MOIS ; 28, rue des
Entrepôts, *entre, le 22 septembre* 1893, *salle
Boyer*, 2.

HERNIE INGUINALE DROITE TESTICULAIRE ÉTRAN-
GLÉE : APPENDICE ET CÆCUM. KÉLOTOMIE. OPÉRA-
TION RADICALE.

Constitution : enfant malingre. Hérédité : père hernieux. Début
à l'âge de deux mois, à l'occasion d'une bronchite. Etranglement le 20 septembre, sans raison ; cris, convulsions, vomissements alimentaires. Suspension absolue des selles à partir de
ce moment. Continuation des vomissements. Le 22 septembre,
il est apporté à l'hôpital Tenon à 11 heures. Tentatives de taxis
par l'interne de garde. Vomissements bilieux, à odeur fécaloïde.

Etat général grave : choléra herniaire.

Opération à 4 heures. Grosse tumeur, sonore partout, peu
douloureuse, quoique très tendue. On diagnostique la présence
de l'appendice. Incision parallèle à l'axe du globe herniaire.
Les vaisseaux du cordon se trouvent en arrière et en dehors ;
le canal déférent en avant. Séreuse du sac extrêmement mince.
L'appendice est relié au sac par un méso richement vasculaire :

il mesure 6 ou 7 centimètres. La partie du cæcum, existant dans
le sac, au-dessous de l'appendice est de plus de 6 centimètres.
Le cæcum est entouré partout d'une enveloppe séreuse dans ses
trois quarts antérieurs : un méso lâche la fixe, comme l'appendice au sac. Le cæcum, tiré de 1 centimètre, nous laisse voir un
sillon de striction circulaire, sans lésion des tuniques. Débridement en haut. Excision de 4 centimètres d'appendice. Ligature et
excision du méso-cæcum. Réduction facile. Le doigt s'assure
que le collet est libre. Ligature du sac au nœud du meunier.
Surjet de reconstitution de la cavité vaginale. *Le pilier externe
est faible.* Suture de l'arcade de Fallope et du pilier interne
avec trois fils d'or couplés. Suture de la peau au catgut. Drain.
Enorme évacuation intestinale immédiate. Suites simples. L'enfant sort guéri le 11 octobre. Revu le 12 décembre. Guérison
irréprochable. Sera suivi.

Obs. LXI. — Lucien Chardonnereau, 5 ANS ET DEMI;
56, rue Madame, *entre, le 27 mars* 1891, *salle Dolbeau,* 29.

HERNIE INGUINALE DROITE FUNICULAIRE, AVEC
APPENDICE ILÉO-CÆCAL.

Enfant malingre et malpropre : incontinent de ses urines et
de ses matières, vice que l'on attribue à la mauvaise volonté.
Hérédité : père tuberculeux, un oncle et un cousin maternels
hernieux. Pas de maladie antérieure. Hernie incomplètement
réductible, constatée à la naissance. Sortie de l'intestin grêle,
à l'occasion du moindre effort, réduction très facile. Anneau
large, admettant deux doigts presque dans l'abdomen. *Pas de
pilier externe.* La hernie progresse depuis six semaines : elle
a, dans son maximum de développement, le volume d'un gros
poing d'adulte.

Le 3 avril 1891, opération en présence de notre ami le Dr Poisson, de Nantes. Incision longitudinale, dépassant de 1 centimètre
le sommet de la baie herniaire. Vaisseaux et canal déférent en
dehors et en arrière. Sac très mince, indépendant de la vaginale.
A l'ouverture, l'intestin rentre. Sur la partie postérieure est
couché l'appendice iléo-cæcal, dont on voit 5 centimètres, fixé
au sac par un méso fort et vasculaire, qui ne laisse libre que le
cinquième inférieur, l'extrémité de l'appendice est renflée en
ampoule. Ligature et excision du méso. Excision de 5 centimètres
de l'appendice, avec une suture séro-séreuse. Réduction facile.
Ligature du collet isolé très haut. Excision du sac. Suture des
piliers avec trois fils d'or couplés. La malpropreté de l'enfant
rendit les suites de l'opération moins simples que de coutume.
Infection urineuse de la région. Disjonction de la moitié des
sutures cutanées ; issue de tissu cellulaire sphacélé. La suture
des piliers tient bon néanmoins et ne nous a jamais donné d'inquiétude. Exeat le 29 avril (vingt-six jours après l'opération)
parfaitement guéri de ses complications.

Revu le 13 novembre 1893. Etat parfait. Pas trace de la hernie.
L'enfant est devenu très fort.

QUATRIÈME SECTION

HERNIES AQUEUSES ET KYSTES PÉRITONÉO-VAGINAUX

Obs. LXII. — Pierre Charpenay, 2 ANS ET DEMI; 10, passage des Champs, *entre, le 12 juillet* 1892, *salle Dolbeau*, 3.

HERNIE AQUEUSE GAUCHE FUNICULAIRE.

Enfant fort. Hérédité paternelle : une hernie inguinale. Pas de maladie antérieure. Tumeur transparente, totalement réductible, sans thrill.

Opération le 21 juillet 1892. Incision semi-lunaire. Testicule non inversé. Sac mince. Dissection assez difficile. Ligature du collet très haut : nœud du meunier. *Pilier externe faible.* Ouverture large et elliptique. Trois fils d'or couplés de catgut. Excision du fond de la poche, laquelle est indépendante de la cavité vaginale. Petite hémorragie dont le sang traverse le pansement pendant la nuit. A part cet incident, suites simples. Guérison à sec en neuf jours. Enfant sort sans pansement le 8 août 1892.

Revu en juillet 1893. Pas trace de hernie. Etat parfait.

Obs. LXIII. — Charles Philippe, 3 ANS; 34, passage des Vignolles, *entre, le 6 mai* 1392, *salle Dolbeau*, 33.

HERNIE ET TUMEUR COMPLEXE DE LA RÉGION INGUINO-SCROTALE GAUCHE.

Enfant bien portant. Père et grands-pères hernieux. Début dès la naissance. Depuis un an accidents douloureux et amaigrissement. La masse a le volume d'un œuf de dinde. La transparence se perçoit partout, mais on reconnaît par l'inégalité de la consistance et par l'impulsion de l'effort de toux en un point, l'existence de trois choses distinctes : 1° une hydrocèle vaginale molle ; 2° un kyste du cordon dur et tendu, du volume d'un gros marron; 3° une pointe de hernie traversant un anneau inguinal considérablement élargi.

L'opération méthodiquement faite, incision longitudinale, le 9 mai, nous fait constater l'indépendance absolue de trois tumeurs juxtaposées, que l'on attaque successivement. Extirpation du kyste, excision de la tunique vaginale, préalable à l'opération de la hernie. Or, ce qui nous semblait être une pointe de hernie, est en réalité une hernie complète, du volume d'un gros pouce, contenant uniquement de la sérosité, sérosité identique à celle de l'hyprocèle et du kyste. Elle présentait cette particularité qu'au-dessous du collet, la séreuse donnait insertion à trois kystes adventices pédiculés, à paroi extrêmement mince cellulo-endothéliale et à contenu d'eau de roche. Ces petites tumeurs furent abattues d'un coup d'ongle, dissection du collet, décollement du péritoine. Ligature très haut du collet de cette hernie aqueuse, suture du trajet avec trois fils d'or couplés. Guérison à sec. L'enfant sort sans pansement le 20 mai.

Revu le 15 juin 1893. Pas trace de la hernie ni des tumeurs.

Obs. LXIV. — Auguste Lallemand, 6 ANS; 34, rue de Sambre-et-Meuse, *entre, le* 9 *juin* 1891, *salle Dolbeau,* 25.

TUMEUR DU TRAJET INGUINAL AVEC DÉFORMATION A GAUCHE.

Pas d'hérédité Pas de maladie. A l'âge de deux mois, une hydrocèle fut ponctionnée à la consultation de l'hôpital Trousseau et guérit parfaitement. Depuis deux ans, à la suite de courses forcées, douleurs dans la région inguinale gauche. La tumeur tombe quelquefois dans le fond de la bourse. elle est généralement haute. Nous la refoulons dans le trajet qui est large, sans pouvoir la réduire dans l'abdomen. Nous pouvons l'abaisser de plus de 3 centimètres vers le fond du scrotum. Transparence douteuse, en raison de la profondeur. Tumeur dure, résistante, ovoïde. Les deux testicules sont bien descendus et tout à fait indépendants.

Opération le 10 juin. Incision longitudinale commençant au-dessus de l'orifice externe. Vaisseaux et canal déférent en avant et en dedans. Isolement facile du kyste. Ouvert, il donne issue à de la sérosité visqueuse et parfaitement claire. On s'assure qu'il ne porte pas en haut de pertuis, communiquant avec le péritoine. Mais en l'abaissant, on attire une languette visiblement péritonéale qu'on lie très haut, après s'être assuré qu'elle est vide, mais sans l'avoir ouverte, ce qui est une faute. Après l'excision, le sac bien lié remonte et se perd dans l'abdomen. *Les piliers sont médiocres.* Ligature avec trois fils d'or couplés. Suites simples. L'enfant sort guéri à sec le 5 juillet. Revu en juillet 1892. Pas trace de sa maladie. Devait revenir à la fin de l'année.

Obs. LXV. — Albert Gallefosse, 6 ANS; 14, rue du Surmelin, *entre, le* 19 1892, *salle Dolbeau,* 22.

HERNIE INGUINALE GAUCHE FUNICULAIRE, COMPLIQUÉE DE KYSTE PÉRITONÉO-VAGINAL SINGULIER.

Enfant vigoureux. Pas de maladie antérieure. Pas d'hérédité, Début il y a six mois, dit-on. Tumeur pré-inguinale gauche. dont le volume varie d'un jour à l'autre et que le taxis réduit toujours d'une même quantité, une fois avec gargouillement devant nous. La réduction est d'ordinaire silencieuse. On sent une masse dure, rénitente, ayant la forme d'une poire, dont la petite extrémité paraît être engagée dans le trajet inguinal, mais qu'il est impossible de réduire dans sa totalité. Au-dessous de cette tumeur, et indépendante d'elle, on sent la cavité vaginale distendue par une hydrocèle, nettement transparente.

L'opération, pratiquée le 24 mai 1892, nous montre qu'il s'agit d'une hernie inguinale, de petite dimension, dans laquelle s'engage la petite extrémité d'un sac piriforme, de formation péritonéo-vaginale. Les vaisseaux sont en arrière et en dehors. Dissection du collet du sac herniaire. Ligature très haut. La ligature faite, et le sac excisé, on fait basculer la masse, et on enlève, sans l'ouvrir et en respectant les éléments du cordon, le kyste qui est indépendant de la cavité vaginale. On en excise le fond, pour ne pas ouvrir cette dernière, dont la séreuse est contiguë et intimement adhérente. Baie herniaire large. Mauvais piliers. Suture avec deux fils d'or couplés. Suture intermédiaire avec le catgut. Suites simples. Guérison à sec. L'enfant sort le 8 juin.

Revu en février 1893. Pas trace de hernie, ni de kyste. Testicule souple et de volume normal. Doit revenir avant la fin de l'année.

Obs. LXVI. — Edouard Bourdier, 7 ANS; 24, rue des Partants, *entre, le 4 janvier* 1891, *salle Dolbeau*, 26.

HERNIE AQUEUSE FUNICULAIRE (KYSTE PÉRITONÉO-VAGINAL COMMUNIQUANT) DU COTÉ DROIT, AVEC MALFORMATION DU TRAJET.

Enfant très faible. Venu au monde à huit mois. Père atteint dès sa naissance de deux hernies inguinales. Apparition il y a deux mois (?). Réduction avec thrill.

Opération le 10 février 1891; incision longitudinale. Vaisseaux en avant et en dedans. Ligature simple, très haut, Extirpation du sac qui est indépendant de la vaginale. *Suture des piliers* au fil d'or, *en empruntant l'arcade de Fallope*. Guérison entravée par des accidents généraux dus à une fièvre continue. Sort guéri le 7 mars.

Revu un an après : état parfait. Revu le 8 juin 1893 : pas trace de hernie.

Nota. — Il ne s'agit là certes que d'un kyste péritonéo-vaginal communiquant, mais le fait de l'hérédité, la malformation des piliers et la nature de l'opération, nous ont paru justifier le classement de cette observation dans le groupe des hernies.

Obs. LXVII. — Paul Hay, 7 ANS ET DEMI; 165, rue de Charonne, *entre, le 26 juin* 1891, *salle Dolbeau*, 27 *bis*.

POINTE DE HERNIE ET KYSTE PÉRITONÉO-VAGINAL GAUCHE.

Enfant vigoureux. Pas de maladie antérieure. Grand-père hernieux. Il y a deux ans, hydrocèle gauche ponctionnée à l'hôpital Trousseau. Apparition de la tumeur, il y a six mois. Tumeur dure, volume d'un œuf, transparente, accolée à la paroi abdominale et empêchant de juger de l'état du trajet inguinal. Testicules bien descendus.

Opération le 29 juin; incision longitudinale. Eléments du cordon en avant et en dehors. Dissection du kyste, à l'ouverture, issue d'un liquide clair. Le kyste ne communique pas avec l'abdomen, mais en l'attirant on voit un cone séreux, qui est l'enveloppe d'une pointe de hernie. Ouverture de ce prolongement péritonéal. Pénétration facile de la sonde cannelée dans l'abdomen. Ligature. Excision. Extirpation du reste inférieur du kyste. Suture des piliers avec trois fils d'or couplés, *en empruntant l'arcade de Fallope*.

Suites simples, à part un œdème considérable des bourses. L'enfant sort sans pansement le 22 juillet.

Revu en janvier 1893. Pas de traces de la tumeur, ni de la hernie.

Obs. LXVIII. — Albert Jacquot, 8 ANS ; 5, impasse Rodier, *entre, le 1ᵉʳ février* 1892, *salle Dolbeau,* 34 *bis*.

AFFECTION COMPLEXE INGUINALE DROITE

Hérédité herniaire : père et oncles, hernies doubles. Pas de maladies à toux. Bonne santé. Maladie constatée vers la quatrième année. Nous sommes en présence de trois choses :

1º Un sac herniaire petit ;

2º Un kyste péritonéo-vaginal intermédiaire ;

3º Une hydrocèle vaginale légère.

Jamais de troubles fonctionnels.

Opération le 2 mai. Incision longitudinale. Extirpation du kyste. Ouverture du sac herniaire qui contient trois petits kystes pédiculés appendus, au-dessous du collet. Vaisseau et canal déférent en dehors. Ligature du collet très haut. Suture des *piliers*, qui sont *bons*, avec trois fils d'or et fils de catgut couplés. Guérison à sec. Sort le 20 mai sans pansement.

Revu en mars 1893. Pas trace de hernie.

Obs. LXIX. — Georges Maurice, 8 ANS ; 5, boulevard de Belleville, *entre, le* 15 *octobre* 1892, *salle Dolbeau,* 24.

HERNIE INGUINALE DROITE FUNICULAIRE, ANORMALE.

Enfant bien portant. Pas d'hérédité. Rougeole à deux ans ; coqueluche à quatre ans ; apparition de la hernie qui n'a pas grossi beaucoup avec l'âge. Coliques et douleurs locales depuis un an. Anneau étroit. Pilier externe manque. La hernie rentre aisément, mais on sent qu'il reste « quelque chose » au-dessus de la cavité vaginale.

Opération le 18 octobre 1892. Incision transversale. Vaisseau et canal déférent en dehors et en arrière. Le sac herniaire est petit, il est recouvert, au-dessus et en arrière par un sac séreux, d'origine visiblement péritonéo-vaginale. Ligature du collet du sac herniaire. Excision du fond de ce sac et extirpation avec le sac péritonéo-vaginal singulier. On voit que le pilier externe manque, et que le kyste, qui recouvrait la hernie, masquait cette défectuosité. *Trois fils d'or couplés, empruntant l'arcade de Fallope.* Suites simples. Guérison à sec. Sort sans pansement le 3 novembre.

Revu le 3 novembre 1893. Pas trace de hernie.

Obs. LXX. — Gustave Verrier, 12 ANS; 52, boulevard de Belleville, *entre, le 1er octobre* 1891, *salle Dolbeau,* 27.

KYSTE PÉRITONÉO-VAGINAL, AVEC MALFORMATION DES PILIERS.

Enfant fort. Pas d'hérédité. Pas de maladie antérieure. Kyste péritonéo-vaginal plongeant dans le trajet inguinal. *Piliers médiocres.* Il ne semble pas y avoir de hernie.

Opération le 5 octobre 1891. Incision longitudinale. Vaisseau et canal déférent en avant et en dedans; testicule sans inversion. Ouverture du kyste; il me semble pas communiquer avec la cavité péritonéale. Ligature de précaution, au-dessus de lui, dans le trajet inguinal. Extirpation facile de la poche. Suture des piliers avec trois fils d'or, avec intercalement de fils de catgut. Suites simples. Guérison à sec. Enorme œdème du scrotum, sans fièvre. Sort sans pansement le 4 novembre.

Revu en janvier 1893. Guérison absolue.

Obs. LXXI. — Gaston Rouyer, 12 ANS; 37, rue Simart, *entre, le 22 mai* 1891, *salle Dolbeau,* 30.

HERNIE AQUEUSE DROITE FUNICULAIRE.

Signes ordinaires. Pas de thrill, si on ne presse pas sur le collet. Enfant mince et grand. Rougeole et broncho-pneumonie à trois ans, maladies à la suite desquelles l'enfant a maigri considérablement. Le retour des forces a cependant été rapide. La hernie n'a été constatée qu'il y a neuf mois. Anneau large. *Piliers médiocres.*

Opération le 3 juin 1891. Vaisseaux et canal déférent en avant et en dehors. Sac mince. Dissection facile. Ligature du collet au catgut. Le sac chaviré en bas est enlevé, sans peine; il n'y a pas de connexion avec la vaginale. Suture des piliers avec trois fils d'or. Suture intermédiaire au catgut. Guérison à sec en dix jours. Sort sans pansement le 18 juin. Revu en février 1893 pour une contusion du genou. Guérison parfaite.

Obs. LXXII. — Pierre Demunk, 13 ANS ; 3, passage des Soupirs, *entre, le 22 août* 1893, *salle Dolbeau, 9.*

KYSTE PÉRITONÉO-VAGINAL COMMUNIQUANT, AVEC MALFORMATION DU TRAJET INGUINAL.

Enfant vigoureux. Pas de maladie antérieure. Grand-père et frère : hernies inguinales de naissance. Tumeur développée depuis trois mois et demi; douleurs sourdes, gêne continuelle qui le trouble dans sa profession d'apprenti ciseleur.

Opération le 7 septembre. Incision longitudinale. Vaisseaux en dehors et en arrière. Canal déférent en arrière. Sac assez épais, indépendant de la vaginale, communiquant avec la cavité péritonéale, par une ouverture de 5 millimètres au moins, quoique la réduction ait été toujours difficile. Ligature du sac. Suture du trajet avec deux fils de platine couplés, en empruntant l'arcade de Fallope. Guérison à sec en dix jours. Sort sans pansement le 20 septembre 1893.

Revu le 15 décembre. Disparition des douleurs. Canal bien fermé. Reviendra dans trois mois. Revu le 3 janvier 1894. Pas trace de la maladie. Région irréprochable.

Obs. LXXIII. — Joseph Mesnager, 13 ANS, 6, rue Leuck-Mathieu, *entre, le 7 avril* 1892, *salle Dolbeau, 30.*

HERNIE INGUINALE ÉTRANGLÉE, AVEC GANGRÈNE DU SAC ET DE LA RÉGION.

Les vomissements ont commencé brusquement le soir du 2 avril. Ils ont continué depuis. Ils sont fécaloïdes depuis vingt heures. Pas de garde-robe depuis sept jours. Pouls misérable, face terreuse et grippée. Température 36°,3, extrémités froides. Le ventre est ballonné, les anses intestinales se dessinent à la surface, la région de l'aine et du scrotum est tuméfiée, rouge, extrêmement douloureuse à la pression : crépitation emphysémateuse, sonorité à la percussion. On nous apprend que le malade avait depuis sa première enfance une hernie à gauche, pour laquelle il portait un bandage. Depuis un mois le bandage occasionnait de vives douleurs et la grosseur avait doublé de volume. Le 25 mars, après s'être forcé à traîner une voiture à bras, l'enfant fut pris d'une douleur extrême, qui l'obligea à rentrer chez lui. Il prit le lit et appliqua des cataplasmes qui le soulagèrent. Incision longitudinale de 12 centimètres, menée couche par couche, dans le but d'ouvrir le sac, de fixer l'intestin et d'établir un anus contre nature. Le malade n'est pas chloroformé. Issue de plus de 100 grammes de liquide noirâtre, chargé de gaz, présentant une fétidité gangreneuse et fécaloïde. Lavage de la cavité, dont les parois sont noires grisâtres et ont la consistance d'une coque fibro-cartilagineuse. La plaie séchée, nous cherchons en vain l'intestin sphacélé. Un effort de vomissement fait

jaillir environ 100 grammes de matière fétide identique. L'introduction d'une sonde rouge nous révèle l'existence d'une cavité
intra-abdominale. Lavage à l'eau boriquée. La sonde est remplacée par un gros tube à drainage et la cavité est bourrée de
gaze iodoformée. Après des péripéties inutiles à rappeler, le
malade sortit guéri de l'hôpital le cinquantième jour. Nous avons
eu affaire à un kyste péritonéo-vaginal communiquant, durci et
épaissi par le bandage et enflammé par un excès de travail.
L'inflammation s'était propagée dans le ventre et avait provoqué
une péritonite infectante, mais par bonheur circonscrite, que
nous avons pu soigner directement par les moyens antiseptiques.
En fait nous n'avions pas été en présence d'un étranglement
herniaire, mais des conséquences d'un accident survenu à un
kyste péritonéo-vaginal enflammé et tous les accidents que nous
avions eu sous les yeux dépendaient du fait de la péritonite et
de l'occlusion de l'intestin par le foyer de péritonite limitée.

Obs. LXXIV. — Henri Bœtmer, 15 ANS; *entre, le 6 décembre 1892, salle Dolbeau, 16 bis.*

HERNIE ANORMALE FUNICULAIRE MASQUÉE PAR
UN KYSTE PÉRITONÉO-VAGINAL.

Enfant vigoureux et peu soigneux. On ne s'est aperçu de l'existence d'une grosseur qu'il y a quelques jours, par hasard et sans
souffrance. Pas d'hérédité. Rougeole à l'âge de trois ans, sans
suites appréciables. Tumeur piriforme, rénitente, tendue, engagée dans le trajet inguinal, du côté droit. Pas de transparence
séreuse. En l'explorant on sent un gargouillement lointain. Diagnostic : kyste pré-herniaire et hernie.

Opération le 28 décembre, incision transversale. Dissection,
sans l'ouvrir, d'un kyste piriforme dont le sommet degagé du
trajet inguinal est *chaviré* en avant et en bas. Derrière ce kyste,
un sac herniaire de 4 centimètres au plus du grand axe. Le kyste
excisé, on dissèque le sac herniaire et on l'ouvre. Collet libre.
Ligature du meunier. Vaginale indépendante. Pilier externe très
fort. *Pas de pilier interne*. Trois fils d'or couplés. Suites simples.
Le malade sort guéri le 19 janvier.

Revu en octobre 1893. État parfait.

Obs. LXXV. — Charles Albert, 15 ANS; 62, rue de
Romainville, *entre, le 24 mai 1893, salle Dolbeau, 21.*

HERNIE INGUINALE DROITE, TESTICULAIRE, AVEC
DIAPHRAGME DU SAC ET ENKYSTEMENT D'UN KYSTE
ADVENTICE.

Enfant maigre et nerveux. Pas d'hérédité. Apparition d'une
hernie il y a un an et demi. Jamais réduction complète. Accidents de colique et de syncope.

Opération le 26 mai. Incision transversale. Isolement facile du sac. Réduction de l'intestin, le sac ouvert. Arrachement de l'implantation pédiculée de kyste sur le collet. Nœud du meunier. Reconstitution de la vaginale avec un surjet. *Piliers bons.* Orifice étroit. Suture à trois fils d'or couplés. Suites simples. Sort le 20 juin. Revu en septembre 1893. État parfait localement.

Revu le 6 janvier 1894. Pas trace de la hernie. L'enfant a pris de l'embonpoint.

CINQUIÈME SECTION

HERNIES INGUINALES DES PETITES FILLES

Obs. LXXVI. — Alphonsine Persil, 5 ANS ; 138, avenue de Bagnolet, Saint-Ouen, *entre, le 26 octobre* 1893, *salle A. Paré,* 18.

HERNIE INGUINALE DROITE, ÉPIPLOCÈLE.

Enfant petite et vivace. Pas d'hérédité. Début il y a un an : coliques et douleurs, coïncidant avec l'apparition dans l'aine d'une grosseur ayant le volume et la dureté d'un marron.

Opération le 28 octobre. Incision transversale. Trois ligatures. Excision de 4 centimètres d'une languette épiploïque : ligature et réduction. Nœud du meunier. *Bons piliers.* Suture avec trois anses de platine couplés. Suites simples. Sort le 11 novembre 1893.

Revue le 2 décembre 1893. État parfait. Sera suivie.

Obs. LXXVII. — Georgette Villard, 6 ANS, 36, rue Piat, *entre, le 20 juin* 1893, *salle A. Paré,* 11.

HERNIE INGUINALE GAUCHE ÉPIPLOÏQUE.

Enfant blonde, aspect triste, bonne santé. Pas de maladie antérieure. Pas d'hérédité. Aucun renseignement sur le début. Anneau large et mal formé : pas de pilier externe. Accidents récents d'étranglement. Réduction avec gargouillement : on ne diagnostique pas la présence de l'épiploon, qui rentre avec l'intestin.

Le 24 juin opération. Incision transversale. Isolement facile du sac qui est très mince. Quand on l'ouvre, on voit l'intestin qui rentre, laissant derrière lui une languette d'épiploon, que l'on saisit et qu'on attire. Cette languette a les apparences de *l'omentum* de Haller. On en excise 5 grammes, après une ligature simple au catgut. Suture des piliers avec deux fils d'or couplés. Issue, le quatrième jour, de sérosité louche par le tube : injection de teinture d'iode. Sort guérie le 13 juillet.

Revue en novembre, pas trace de la hernie. Sera suivie.

Obs. LXXVIII. — Elisabeth Lang, 7 ANS; 12, rue Julien-Lacroix, *entre*, *le* 29 *mars* 1892, *salle A. Paré*, 16.

HERNIE INGUINALE DOUBLE; ENTÉROCÈLE.

Enfant bien constituée. Hernie à terme. Hérédité: grand père, hernie inguinale double. Pas de maladie antérieure. A droite et à gauche, anneau admettant le doigt. *Bons piliers*. Coliques fréquentes et pâleur subite.

Depuis quatre mois l'enfant est triste et a beaucoup maigri.

Opération le 5 avril, des deux côtés. Incision transversale. Ligature des collets au catgut. Suture des piliers avec trois fils d'or couplés. Suites très simples. Guérison à sec en dix jours. L'enfant sort le 24 avril sans pansement. Revu en mai 1893. Etat parfait.

Nota. — C'est parce qu'il s'agissait d'une fille, que nous avons fait la double opération dans une seule séance: la présence du cordon spermatique exigeant la possibilité de précautions, demandant un espace de temps, et impliquant des complications spéciales.

Obs. LXXIX. — Louise Samson, 8 ANS; 12, rue Julien-Lacroix, *entre*, *le* 22 *septembre* 1893, *salle A. Paré*, 23.

HERNIE INGUINALE DROITE; ENTÉROCÈLE.

Enfant petite, sèche, mais vigoureuse. Hérédité grand-paternelle. Coqueluche à trois ans. La hernie apparaît seulement l'année dernière à l'occasion d'un effort, avec de vives douleurs. Hernie petite et très douloureuse. Exagération des souffrances par le bandage. (?), qui d'ailleurs est mauvais, mal appliqué et souvent délaissé; coliques, vomissements, syncopes.

Opération le 28 septembre. Incision transversale. Ligature du collet avec le nœud du meunier, excision du sac. Anneau rond. *Bons piliers*. Suture avec trois fils de platine couplés. Suites absolument bénignes. Sort en bon état, l'anneau totalement fermé, le 4 octobre. Revue le 10 novembre. Disparition des douleurs. Etat local parfait. Sera suivie.

Revue le 5 janvier 1894. Pas trace de hernie.

Obs. LXXX. — Marie Leclère, 12 ANS ET DEMI; 6, rue Chassagnol (Bagnolet), *entre*, *le* 4 *février* 1892, *salle A. Paré*, 2, *sort le* 20 *février*.

HERNIE INGUINALE DROITE.

Constitution lymphatique. Pas d'hérédité herniaire. Pas de coqueluche, ni de rougeole. Il y a quatre mois, accidents que l'on attribua à des indigestions: coliques, douleurs dans l'aine suivies de débâcles intestinales. Le médecin reconnaît une hernie et prescrit un bandage, qui n'est pas supporté. L'enfant n'a donc jamais été traitée par le bandage. Il y a dix jours, accidents graves d'étranglement: douleurs, vomissements, ballonnement du ventre. Réduction par l'application de cataplasmes. La hernie est généralement sortie le jour, elle rentre par le fait du décubitus. Elle a le volume d'une petite noix. *Piliers bons :* le doigt est pincé pendant l'effort brusque.

Opération le 8 février. Incision transversale. La hernie, qui était sortie dès le début de la chloroformisation, rentre dès le premier coup de bistouri. On arrive sur un sac très mince et réduit à une saillie de 1 centimètre au plus, à la suite de la rentrée de l'intestin. Sous nos yeux, pendant un effort de vomissement, l'intestin sort et le distend. Cette minceur et cette rétractilité du sac nous suggèrent l'idée de ne pas l'ouvrir. On le refoule dans l'abdomen. Suture des piliers avec trois fils d'or couplés. Suites simples d'abord. Le 15 février, tout allant bien, surviennent des vomissements avec ballonnement. Cet accident qui disparaît avec une abondante garde-robe, nous inquiéta d'abord et nous fit regretter d'avoir réduit le sac sans l'ouvrir.

Nous ne conseillons pas cette pratique, quoi qu'il semble que les accidents du 15 février tiennent à une indigestion et non à l'engagement de l'intestin dans le sac refoulé. L'enfant a été revu en juillet, en novembre 1893 et en janvier 1894. Guérison parfaite. Il n'y a plus eu de troubles intestinaux.

Obs. LXXXI. — Camille Bouvet, 14 ANS ; 6, rue Bichat, *entre, le 11 septembre* 1893, *salle A. Paré*, 14.

HERNIE INGUINALE DROITE.

Père et grand-père hernieux. Enfant maigre et hystérique : enfance commencée par bronchite à six mois, rougeole à un an, coqueluche à trois ans, variole à quatre ans. La hernie apparaît pendant la coqueluche. Usage du bandage d'acier : grande gêne et pas de succès. Anneau large et arrondi : *pas de pilier interne*. Eventration de la ligne blanche. Coliques fréquentes : grand amaigrissement depuis deux mois..

Opération le 22 septembre. Incision transversale. Sac très mince et difficile à trouver. Ligature du collet très haut avec le nœud du meunier. Quatre fils de platine couplés, traversant le pilier externe qui est très fort, et une bonne étendue du bord externe du muscle droit. Le dernier fil, qui traverse l'arcade de Fallope, obture entièrement le canal inguinal. Guérison à sec en huit jours. Sort le 4 octobre sans pansement. Est revenue au commencement de novembre : disparition des troubles fonctionnels. Guérison parfaite. Pas trace du trajet. Reviendra dans trois mois.

Obs. LXXXII. — Caroline Buchweiller, 14 ANS ; 15, cité Industrielle (XIe arrondissement), *entre, le 6 novembre* 1893, *salle A. Paré*, 19 *bis*.

HERNIE INGUINALE GAUCHE. ENTÉROCÈLE AVEC HERNIE DE L'OVAIRE ET DE LA TROMPE.

Fillette grêle et pâle. A l'âge de deux ans, fracture de la cuisse gauche, laquelle est consolidée avec un raccourcissement de 12 centimètres : chevauchement et inflexion angulaire. Pas de maladie antérieure. Pas d'hérédité herniaire quelconque. On attribue la hernie à un coup de pied qu'elle aurait reçue il y a deux mois. Douleurs, coliques, tiraillements et faiblesse générale depuis deux mois. Tumeur imparfaitement réductible avec gargouillement. La tumeur comprend deux parties : une lisse, ronde, régulière, parfaitement réductible ; un autre lisse, irrégulière, molle, adhérente au sac et irréductible. Anneau petit. *Bons piliers.*

Opération le 21 novembre. Incision transversale. On trouve l'ovaire mobile, sur l'oviducte adhérent à la face postérieure du sac par un méso. Ligature du meunier renforcée sur le pédicule. Excision de l'ovaire et de la trompe. Suture du sac et refoulement derrière le pilier. Suture des piliers avec trois fils d'or couplés. Suites simples. Guérison. Sera suivie.

Le 26 décembre, ostéotomie de la diaphyse du fémur gauche, opération pratiquée avec l'assistance de notre collègue M. le médecin principal Isambart, chirurgien de l'hôpital militaire de Dunkerque. Correction de l'angle et mise en rectitude du membre en extension dans un appareil plâtré.

Malgré les efforts et les vomissements produits par le chloroforme, dans le cours de cette seconde opération la région inguinale reste parfaite.

Le 31 décembre, pas trace de l'orifice inguinal.

Obs. LXXXIII. — Augustine Huys, 15 ANS; 4, rue du 14 Juillet, aux Lilas, *entre, le* 18 *novembre* 1892, *salle A. Paré,* 22.

HERNIE INGUINALE DROITE; ENTÉROCÈLE.

Fille très forte, de conformation d'adulte. Pas de maladies à toux. Le grand-père maternel est hernieux. A l'âge de sept ans, début à l'occasion d'un effort. Depuis, douleurs fréquentes, avec coliques. Jamais cependant d'étranglement. Actuellement volume d'un œuf de poule, que distend la grande lèvre.

Opération le 28 novembre. Incision longitudinale, choisie en raison de l'adhérence manifeste du sac à la grande lèvre. Dissection facile au voisinage de l'anneau. *Piliers bons* et serrant le doigt. Nœud du meunier. Trois fils d'or couplés. Incidents d'infection locale, sans fièvre, avec inflammation autour d'un crin de Florence cutané. Cicatrice linéaire. Sort guérie le 31 décembre 1892.

Revue en octobre 1893. Guérison parfaite. Pas de troubles fonctionnels.

SIXIÈME SECTION

HERNIES COMPLIQUÉES D'ECTOPIE TESTICULAIRE

Obs. LXXXIV. — Georges Roussel, 3 ANS ET DEMI; 75, rue Haxo, *entre, le 7 novembre* 1893, *salle Dolbeau*, 33.

ECTOPIE TESTICULAIRE DROITE AVEC HERNIE.

Enfant assez fort. Pas de maladie antérieure. Père hernieux. Il y a trois semaines, début brusque à la promenade. Phénomènes d'étranglement. On ne peut pas nous dire si le testicule sortait pour la première fois. On peut, en l'attirant, l'abaisser au niveau de la partie moyenne du scrotum. Anneau assez large. Piliers très bons.

Opération le 11 novembre; incision longitudinale. Vaisseaux et canal déférent en arrière, faisant saillie dans le sac, à la façon du cordon des solipèdes, avec un méso. Le sac est si mince, qu'on doit l'isoler après l'avoir ouvert, de dedans en dehors, par décolletage. Ligature du meunier. Suture des piliers avec deux fils de platine couplés. Engagement du testicule avec des ligatures latérales au catgut au fond du scrotum refoulé. Suites simples. Guérison à sec. L'enfant sort sans pansement le 25 novembre. Le testicule est au-dessous de la partie moyenne des bourses. Sera revu.

Obs. LXXXV. — Maurice Pigeon, 5 ANS ET DEMI; 162, rue Pelleport, *entre, le 3 novembre* 1893, *salle Dolbeau*, 18.

HERNIE INGUINALE DROITE FUNICULAIRE, AVEC MIGRATION IMPARFAITE DU TESTICULE.

Maladie aperçue récemment, mais existant depuis longtemps. Père hernieux. Le testicule est notablement abaissable. Anneau petit, en boutonnière allongée; piliers bons.

Opération le 14 novembre 1893. Incision longitudinale. Vaisseaux en dehors. Canal déférent en avant. Sac épais, facile à disséquer. Ligature du meunier. En extirpant le fond, on s'aperçoit que, non seulement le sac ne communique pas avec la vaginale, mais qu'il en est absolument indépendant; au point qu'après son extirpation, le testicule libéré s'abaisse sans effort, et reste sans tendance à l'élévation, et sans qu'on doive le fixer, au fond du scrotum. Suture des piliers avec deux fils de platine couplés. Le cordon est recouvert par un capitonnage du tissu cellulaire rapproché au catgut. Suites très simples. Guérison à sec. Sort sans pansement le 25 novembre. 2 janvier état parfait. Sera revu.

Obs. LXXXVI. — Léon Lemeunier, 7 ANS ; 78, rue Haxo, *entre, le 21 septembre 1893, salle Dolbeau, 3.*

ECTOPIE TESTICULAIRE GAUCHE ; ARRACHEMENT DU CORDON ; CASTRATION.

L'ectopie a été constatée à huit mois et l'enfant porta un bandage très irrégulièrement. Aucune douleur. Le 17 septembre, brusquement. sans raison, dit l'enfant, à la suite d'un coup de pied, croyons-nous, l'enfant fut pris d'une violente douleur et rentra chez lui avec « les parties grosses ». On sent, entre le testicule et l'anneau, qui est large, une masse indurée très douloureuse. Epanchement vaginal.

Opération le 23 septembre. La vaginale est distendue par du liquide rose. Entre le testicule et l'anneau les éléments du cordon se perdent dans un hématome, du volume d'une amande, au milieu duquel ils sont divisés manifestement. La séreuse communiquant avec le péritoine, nous croyons ne devoir pas courir les risques d'une inflammation et nous pratiquons la castration. Suture des piliers avec deux fils de platine couplés. L'enfant sort guéri le 30 septembre. La pièce a été examinée avec le plus grand soin : le canal déférent et les vaisseaux étaient divisés. Sera revu. Revu le 10 janvier 1894. Pas trace de hernie.

Obs. LXXXVII. — Paul Tondu, 7 ANS ET DEMI ; 45, rue des Amelets, *entre, le 13 janvier 1893, salle Dolbeau, 7.*

HERNIE INGUINALE DROITE, AVEC ECTOPIE TESTICULAIRE.

Enfant bien conformé. Très pâle. Accidents douloureux depuis six mois. Le scrotum droit est bien conformé. Le testicule rentre dans l'abdomen, et l'issue en est très douloureuse. Orifice externe en boutonnière . *Bons piliers contractiles*. Pointe de hernie fréquemment pincée.

Opération le 19 janvier. Incision longitudinale. Le testicule est attiré et fixé dans la gaine fibreuse avec un lien élastique serré. Ouverture méthodique des tuniques. Vaisseaux en dehors. Canal déférent tout en avant. Ligature du collet séreux avec le nœud du meunier. Suture circulaire de la gaine fibreuse commune. Attraction facile du testicule en bas, sans trop demander aux éléments du cordon. Suture du trajet avec trois fils d'or couplés très serrés. Le testicule logé dans le scrotum, on fixe le cordon dans toute sa longueur à la paroi postérieure de la rigole inguino-scrotale. Capitonnage en avant. Suites simples : quelques gouttes de pus. Sort sans pansement le 5 février, le testicule en place.

Vu le 5 septembre. Pas trace de hernie. Le testicule et le scrotum sont remontés de concert de 3 centimètres environ.

Obs. LXXXVIII. — Emile Odendahl, 12 ANS ; 5, impasse Delaunay, *entre, le* 29 *septembre* 1893, *salle Dolbeau*, 24 *bis*.

ECTOPIE TESTICULAIRE DROITE.

Enfant sec, nerveux et bien portant. Crises très douloureuses depuis deux ans. Le testicule rentre dans l'abdomen et en ressort plusieurs heures après, avec de vives souffrances.

Opération le 6 octobre ; incision longitudinale. Vaisseaux et canal déférent en dehors ; on attire facilement en bas le testicule. Isolement et ligature du meunier du collet péritonéo-vaginal. Dissection et abaissement du testicule. Réfection par un surget de la vaginale. Un catgut la fixe au fond du scrotum. *Suture des piliers* avec trois fils de platine couplés, *en empruntant l'arcade de Fallope*. Suites simples. Pas de fièvre, malgré le gonflement du scrotum. L'enfant sort le 29 octobre. Revu le 24 décembre. Pas trace de l'anneau. Le testicule tend à remonter. Élévation de 2 centimètres, par comparaison avec l'autre. Sera suivi.

Obs. LXXXIX. — Auguste Charlet, 12 ANS ; pupille de la ville de Paris à La Fouilleuse, *entre, le* 21 *septembre* 1893, *salle Dolbeau*, 32.

HERNIE INGUINALE GAUCHE AVEC ECTOPIE TESTICULAIRE.

Enfant vigoureux. Hérédité inconnue. Enfant abandonné. La maladie existe depuis longtemps, mais c'est depuis un an, à l'occasion des travaux agricoles, que des accidents graves d'étranglement sont observés. La hernie a actuellement, avec l'ectopie, le volume d'une poire.

Opération le 30 septembre ; incision longitudinale. Ligature de l'infundibulum. Constitution d'une vaginale. Abaissement relativement facile du cordon. Suture du trajet avec trois fils de platine. *Le pilier externe manque*. Suites simples d'abord. Le huitième jour, la suture cutanée s'enflamme et s'ulcère dans sa moitié inférieure ; le fond est à l'abri et le testicule demeure en place. Sort le 20 novembre, sans trace de hernie. Sera suivi.

Obs. XC. — Félix Yardin, 13 ANS ; 12, rue de Crussol, *entre, le* 24 *juillet* 1893, *salle Dolbeau*, 9.

ECTOPIE TESTICULAIRE GAUCHE ET POINTE DE HERNIE.

Enfant bien portant. Crises douloureuses fréquentes. Testicule en cet état dès la naissance.

Opération le 28 juillet 1893. Incision longitudinale. On ouvre la séreuse en commençant par le bas. Le cordon fait saillie, à la partie postérieure, avec un méso analogue à celui des solipèdes. Dissection du pourtour et du méso, de façon à rendre extérieurs les éléments du cordon ; opération assez facile, liga-

ture incomplète du collet. Surjet complémentaire pour opérer
l'occlusion. Refoulement du tout derrière les piliers. *Suture des
piliers qui sont bons*, avec trois fils d'or couplés. Abaissement
du testicule et réfection de la vaginale par un surjet. Suites
simples; mais douleurs vives pendant cinq jours. Le malade sort
sans pansement le 27 août. Revu le 7 novembre. Le testicule est
toujours au-dessous de la partie moyenne du scrotum. Le cordon
est représenté par un cylindre dur du volume du doigt. Pas trace
de la baie inguinale.

Obs. XCI. — Gaston Warné, 13 ANS; rue Saint-
Honoré, *entre*, *le 2 mars* 1891, *salle Dolbeau*, 32.

ECTOPIE TESTICULAIRE GAUCHE. EXCISION DU
CRÉMASTER. SUTURE DES PILIERS.

Enfant nerveux et maigre. Bonne santé. Emploi du bandage
jusqu'à 9 ans. On y revient à cause des douleurs. Crises douloureuses à l'occasion du testicule que le crémaster soulève brusquement, contre l'anneau qui est large.
Opération le 11 mars 1891. Incision longitudinale découvrant
toute la région. Les deux crémasters sont énormes. Excision
complète de ces deux muscles. Abaissement en force de l'organe
et du cordon, sans ouvrir la gaine fibreuse. Fermeture de l'orifice externe avec deux fils d'or. Pas de ligature du sac séreux
péritonéo-testiculaire, puisque la gaine fibreuse est respectée.
Le testicule retombe au fond du scrotum. Sort guéri le 26 mars.
Revu le 4 avril 1891. Testicule remonté à 3 centimètres de l'orifice inguinal, lequel est parfaitement fermé. Disparition des douleurs et des crises.

Obs. XCII — Georges Pralet, 15 ANS; 90, rue des Pyrénées, *entre*, *le 3 octobre* 1891, *salle Dolbeau*, 32.

ECTOPIE TESTICULAIRE DROITE, INGUINALE EX-
TERNE.

Enfant maigre, nerveux, très fatigué par les crises douloureuses dues à la contusion du testicule sur l'orifice externe, contre
lequel les contractions du crémaster le font se heurter.
Opération le 12 octobre. Incision longitudinale. Le testicule et
la gaine fibreuse étant mis à nu, on attire l'organe en bas. Suture
très haute de la gaine fibreuse. Dissection du cordon et section des
brides fibreuses. Dissection du sac péritonéo-vaginal, isolement
et ligature du collet au catgut. Le testicule étant abaissé dans
le scrotum, on suture le cordon très haut au pilier externe et
au pilier interne. Suture des piliers avec trois fils d'or très serrés.
Suites douloureuses. Pas de suppuration. Gonflement du cordon.
Gonflement du testicule, qui en se relevant n'atteint pas la racine
de la verge. Sort guéri le 2 décembre. Revu en octobre 1892.
Testicule remonté, est encore, distant de 3 centimètres de l'orifice
inguinal externe, lequel est parfaitement fermé.

SEPTIÈME SECTION

INSUCCÈS — INCIDENTS — OPÉRATIONS FRUSTES

Obs. XCIII. — Victor Gory, 12 MOIS; 47, rue Montparnasse, *entre, le* 16 *avril* 1891, *salle Boyer*, 2.

ÉNORME HERNIE INGUINALE TESTICULAIRE A DROITE. OPÉRATION : MORT.

Enfant remarquable de vigueur, il pèse 9 kil. 900 grammes. Pas d'hérédité. Pas de maladie antérieure. Hernie à la naissance, du volume d'une petite noix. Développement progressif à la suite des efforts incessants de l'enfant : sorte de tenesme herniaire. Le volume actuel est celui d'un poing d'adulte; effacement de la verge ; refoulement du testicule gauche sous la peau du bas-ventre. Réduction difficile à obtenir, à cause de l'intolérance du petit malade à tout examen, possible en totalité néanmoins. Anneau large, admettant deux doigts. Pas de piliers. Les deux testicules normalement descendus. Le testicule droit peut être refoulé dans le ventre.

Opération le 22 avril. Incision oblique de 8 centimètres, dépassant en haut, le haut de l'orifice externe. Chloroforme très difficile : coups de sortie de la hernie, qui menace de rompre le sac. Vaisseaux et canal déférent en arrière. A l'ouverture de la séreuse, l'intestin réduit ressort brusquement : blessure superficielle d'une anse. Suture sero-séreuse au catgut fin. Après des alternatives de sortie brusque de l'intestin et de réduction, on isole parfaitement le collet, quand au moment de le lier, un aide arrache tout le sac, à l'occasion d'un mouvement brusque de l'enfant. Occlusion *au jugé* par des sutures en boucle. Suture des piliers : trois fils d'or couplés. L'opération a duré quarante-cinq minutes et a dépensé près de 30 grammes de chloroforme.

T. le soir, 39°,4. 23 avril, miction et selles normales. La température est 39°,2. Le matin, 39°,4. Le soir, pas de ballonnement du ventre, pas de vomissement. 24, continuation de l'agitation. T., 39°,2 et 39°,6. 25, dépression, pas de vomissement. 26, 39°,8, on défait le pansement, issue par la plaie d'une cuillerée de pus. Ventre souple. 27, dépression considérable. T., 39°,2 et 40 le soir. Mort à 10 heures.

Autopsie : péritonite généralisée.

Obs. XCIV. — René Grandin, 3 ANS ; 38, rue Bisson, *entre, le* 30 *juin* 1892, *salle Dolbeau*, 13.

HERNIE INGUINALE GAUCHE. OPÉRATION. PHLEGMON GANGRENEUX. RÉCIDIVE IMMÉDIATE.

Enfant très affaibli et ne paraissant pas en état de supporter une longue opération. Je me propose de faire seulement la

suture des piliers sans toucher au sac, espérant, vu son âge peu
avancé, réaliser les conditions mécaniques de l'occlusion péritonéo-vaginale, dont la nature nous donne l'exemple.

Opération le 22 juillet 1893. Incision en volet, semi-circulaire,
à base supérieure. Le lambeau, vivement relevé, met sous les
yeux les piliers, dont l'externe est des plus défectueux, avec le
cordon qui repose en sortant sur l'arcade de Fallope. Suture
avec trois fils d'or, et renforcement avec du catgut. Suture de
la peau au crin de Florence. Drain.

L'opération n'a pas coûté une demi-cuillerée à café de sang
et elle a été très rapide. Suites bonnes pendant trois jours. Le
26 juillet, apparaît un gonflement considérable s'étendant au
fourreau de la verge; T., 39° le soir.

Le 1ᵉʳ août, le drain donne passage à de la suppuration. Les
sutures cutanées cèdent l'une après l'autre. Le 9 août la désu-
nion est complète. Le 20 août, apparition dans le pansement de
deux tortillons de fils d'or, qui ont servi à la suture des piliers.
La plaie est cicatrisée le 1ᵉʳ septembre.

Le 25 septembre, l'enfant revient avec un abcès, dont l'ouverture fait sortir notre troisième fil d'or. Le 25 octobre, nous
revoyons l'enfant. La hernie a reparu, l'anneau est plus large
que jamais, et la baie a la forme d'un grand ovale, dans le cadre
duquel on ne distingue que fort mal les piliers.

L'insuccès est complet sur toute la ligne.

L'enfant doit toujours revenir. Nous apprenons que l'enfant
contient sa hernie avec un bandage à large pelote plate et qu'il
ne souffre pas. Les parents ne sont pas décidés à renouveler
l'épreuve.

Les causes de l'insuccès sont l'infection de notre plaie opératoire. La réapparition rapide de la hernie montre que la striction
du trajet n'est pas suffisante pour intercepter les communications
du péritoine avec le sac.

Obs. XCV. — Emilie Bapicot, 6 ANS ET DEMI; 90, avenue Philippe-Auguste, *entre, le* 6 *février* 1893,
salle A. Paré, 13.

HERNIE INGUINALE DROITE. OPÉRATION FRUSTE,
SANS LIGATURE DU SAC.

Hérédité maternelle : hernie crurale. Coqueluche et rougeole à trois ans, la hernie existant déjà alors, prit un développement sérieux. Anneau large. Pas de pilier externe. Réduction spontanée dans le décubitus dorsal. Sortie, volume d'un
marron, pendant la toux. Impossibilité de faire porter un bandage.

Opération le 6 février 1893. Incision oblique dans l'axe de la
grande lèvre. Le sac rentre dans l'abdomen et ne peut pas sortir
malgré les vomissements chloroformiques. Impossible de l'attirer. On refoule le sac et on suture le pilier interne avec l'arcade
de Fallope. Trois fils d'or couplés. Suites simples. Le 22 février,
l'enfant sort guéri à sec. Revu en juin, état parfait. Revu en
septembre 1893, la guérison se maintient. Sera surveillée.

Obs. XCVI. — Victor Georgin, 11 ANS ET DEMI; 11, boulevard Ménilmontant, *entre, le* 30 *septembre* 1893, *salle Dolbeau*, 37.

HERNIE INGUINALE DROITE FUNICULAIRE. OPÉRATION FRUSTE, SANS LIGATURE DU SAC.

Enfant faible. Hernie moyenne ayant débuté il y a deux mois. Violentes douleurs et coliques. Nettement séparée du testicule, bien descendu. Le 15 octobre, circoncision.

Le 2 novembre opération, incision transversale. La gaine fibreuse commune étant ouverte, on trouve les vaisseaux très volumineux, avec canal déférent en dehors et en arrière, mais on ne trouve pas le sac. Baie large : *pilier interne faible ; pilier externe représenté par une membrane falciforme.* Sutures des piliers avec trois fils de platine couplés, en empruntant l'arcade de Fallope. Suites opératoires simples. Guérison à sec. Sort le 23 novembre sans pansement. Reviendra. A surveiller.

Obs. XCVII. — Alfred Cadet, 6 ANS; 78, rue Rebeval, *entre, le* 3 *novembre* 1893, *salle Dolbeau*, 23.

HERNIE INGUINALE DROITE FUNICULAIRE (?).

Pas de renseignements héréditaires. On l'amène pour le guérir d'une incontinence d'urine. Volume d'un petit œuf de pigeon dans l'aine, ne dépassant pas la racine des bourses. Orifice large : *pilier externe manquant dans la partie inférieure* et remplacé par l'arcade de Fallope. Testicule bien descendu.

Opération le 17 novembre 1893. Incision transversale. Gros vaisseaux et canal déférent très visibles. Impossible de trouver le sac herniaire. Le testicule refoule ne peut pas nous guider, car la vaginale est fermée. Suture des piliers avec trois fils de platine couplés. Suites des plus simples. Sort guéri le 4 décembre 1893. Sera suivi.

Obs. XCVIII. — Léon Coudray, ∠ ANS; de Saint-Chéron (Seine-et-Oise), *entre, le* 28 *février* 1892, *salle Dolbeau*, 27.

HERNIE INGUINALE DOUBLE, FUNICULAIRE A DROITE. OPÉRATION FRUSTE, SUCCÈS DOUTEUX

Enfant pâle, maigre et triste. Aucune maladie antérieure. Hernie constatée à la naissance. La hernie droite a le volume du poing; la gauche est plus petite. Le bandage n'a jamais pu être supporté : on l'a appliqué avec persistance, et jamais il n'a pu rester en place plus de trois jours, à cause de la douleur, de la fièvre et du gonflement qu'il provoquait. On sent, à droite, un globe dur, résistant, donnant la sensation d'une poche à parois rigides, dépression impossible; sonorité douteuse. Le sommet de cette poche piriforme plonge dans le trajet inguinal et y est visiblement fixé. Le testicule forme à la partie déclive une saillie molle et manifestement indépendante. L'anneau doit être large, mais le doigt ne peut pas s'y engager.

Opération le 15 mars 1892 de la hernie droite. Incision longitudinale. Cordon en dehors et en arrière. Adhérence absolue à la paroi externe de la séreuse du sac, laquelle semble devoir être d'une épaisseur anormale. L'isolement étant trop périlleux, on ouvre la poche en avant. Cette poche n'a pas moins de 3 millimètres d'épaisseur : issue d'une quantité de sérosité louche. La surface interne est rose, grisâtre, velvétique, avec petits foyers hémorragiques : c'est tout à fait l'aspect de la poche d'une hématocèle vaginale. Le petit doigt entre dans l'abdomen. Dissection dans le trajet inguinal et décollement du collet, avec double catgut. Les piliers sont écartés de 12 millimètres, la suture de soie les attire, sans pouvoir les rapprocher entièrement. On laisse avec les vaisseaux, la languette de vaginale qui les soutient. Suites simples. Pas de fièvre. Les sutures de la peau tiennent bon. Œdème considérable des bourses. Le 8 avril, l'enfant est pris de diarrhée. Le 10 avril, il est renvoyé à la campagne où il se remet. Nous apprenons que la hernie droite opérée a disparu et que la gauche persiste, les parents ne voulant pas soumettre leur enfant à une seconde opération.

Obs. XCIX. — Camille Sauger, 5 ANS ET DEMI ; 7, rue des Vignobles, *entre, le* 15 *novembre* 1892, *salle Dolbeau,* 23.

HERNIE AQUEUSE TESTICULAIRE A GAUCHE.

Enfant bien portant. Pas d'hérédité herniaire. Pas de rougeole ni de coqueluche. La mère s'aperçoit de la grosseur il y a un mois, le soir, après une promenade au bois de Vincennes. *Bons piliers*. Anneau droit admet le doigt. Réductibilité avec thrill. Circoncision le 16 novembre. Opération le 23 novembre et incision transversale. Cordon en dehors. Sac mince. Dissection facile. Ligature du collet au nœud du meunier. Excision d'une collerette. Surjet pour refaire la vaginale. Un fil d'or couplé sur les piliers. Suture de la peau sans drainage. Accidents de rétention. Fièvre. Suppuration sous-cutanée. L'enfant sort guéri le 15 décembre. Le 10 mai 1893, nous revoyons l'enfant. Le *tortillon du fil d'or perce la peau*. Petite fistule. Extirpation de ce tortillon qu'on a oublié de récliner et qui a dû agir mécaniquement sur la face profonde, l'anneau est d'ailleurs parfaitement fermé et la guérison de la hernie est parfaite.

Obs. C. — Nicolas Ferdinand, 12 ANS ET DEMI ; 180, boulevard de Charonne, *entre, le* 8 *septembre* 1892, *salle Dolbeau,* 14.

HERNIE INGUINALE DROITE VOLUMINEUSE TESTICULAIRE. ÉLIMINATION TARDIVE D'UN FIL MÉTALLIQUE. GUÉRISON.

Père et frère hernieux. Coqueluche à deux ans. Apparition de la hernie. Développement rapide. Bardage impossible à tolérer. Enfant pâle, maigre et mélancolique.

Opération le 10 septembre 1892. Incision transversale. Elément du cordon en dehors. Sac épais, dissection facile. Ligature du collet avec le nœud du meunier. Excision d'une collerette. Refection de la vaginale avec un surjet de catgut. Baie très large. *Pilier externe manquant. Trois fils d'or couplés, empruntant l'arcade de Fallope.* Suites simples. Sort sans pansement le 28 septembre 1892. Etat très bon. Pas trace de hernie.

Revu le 8 juin 1893, pas trace de hernie. La cicatrice est chéloïque et montre un pertuis par lequel l'anse d'un fil d'or est sorti lisse, entier, ce qui indique qu'il a coupé la partie qu'il serrait. Malgré cela, la baie herniaire est complètement fermée et solide. Le fil d'or éliminé ne servait donc plus à rien.

La guérison de la hernie est parfaite.

Obs. CI. — Georges Hermann, 10 ANS ; 46, rue du Pré-Saint-Gervais, *entre, le* 10 *novembre* 1893, *salle Dolbeau,* 31.

HERNIE INGUINALE DROITE FUNICULAIRE, AVEC ÉPIPLOON.

Enfant fort, sec, nerveux. Pas de renseignements précis sur l'hérédité. Il y a six mois, apparition brusque d'une hernie douloureuse, avec coliques violentes. Depuis, maladies répétées. Anneau large. *Piliers bons.* Rien du côté gauche.

Opération le 13 novembre, en présence de M. le Dr Matringhem, de Calais. Incision transversale. Vaisseau et canal déférent tout à fait en arrière. Sac très mince contenant de l'épiploon adhérent que l'on excise. La minceur du sac ne nous permet pas de pousser très haut la séparation de ses adhérences et la ligature du collet comprend aussi l'épiploon.

A surveiller dans l'avenir au point de vue de cette bride. Suture de l'anneau avec trois fils de platine couplés. Suites simples. Guérison à sec. Sort sans pansement le 28 novembre. Reviendra plus souvent qu'un autre.

Obs. CII. — Alfred Puifferat, 12 ANS ; 162, rue des Partants, *entre, le* 15 *octobre* 1892, *salle Dolbeau,* 29.

HERNIE INGUINALE GAUCHE SINGULIÈRE. CYSTOCÈLE ?

Pas d'hérédité herniaire. Rougeole et coqueluche à trois ans. C'est à la suite de ces maladies qu'apparut une tumeur au niveau de la bourse gauche. Elle augmente notablement depuis six mois et cause des douleurs, des coliques et des tiraillements. Elle a le volume d'un œuf de pigeon, se réduit en totalité *sans gargouillement* et s'accentue surtout après les efforts et la marche prolongée.

Opération le 27 octobre. Incision transversale. Vaisseaux et canal déférent, en dehors d'une masse cylindrique, rosée, molle.

Ce « sac » anormal est attaqué avec circonspection. En dégageant le tissu cellulaire, on découvre des fibres longitudinales manifestes, au-dessous des fibres de même nature à disposition circulaire. Le doigt s'engage sous cette chose singulière qu'il décolle, et pénètre dans la région iliaque assez loin pour rencontrer l'artère iliaque externe. Le *pilier externe est rudimentaire*, le pilier interne fait absolument défaut.

Nous avons affaire à un viscère *hernié sans sac*.

Une injection de 200 grammes de solution boriquée dans la vessie ne produit aucune tension de la tumeur. Le cathétérisme avec la soude métallique ne s'engage dans aucun diverticule anormal et cependant nous gardons l'impression qu'il s'agit de la vessie. Dans le doute, nous refoulons la masse dans l'abdomen et nous fermons la plaie, sans suture des piliers. Suites très simples. Guérison à sec en huit jours. Nous avons revu l'enfant le 15 juillet; il ne souffre plus, mais il porte toujours une tumeur que la marche fait grossir, et qui donne au doigt, pendant la toux, une impulsion caractéristique. On le reverra.

Obs. CIII. — Ernest Haussel, 8 ANS; 4, rue de Taïti, *entre, le 15 mai 1893, salle Dolbeau*, 8.

ECTOPIE TESTICULAIRE INGUINALE EXTERNE AVEC POINTE DE HERNIE.

Enfant bien portant, pas de maladie. Le testicule n'a jamais dépassé le niveau de l'orifice externe, il rentre dans le ventre et provoque des accidents.

Opération le 3 mai 1893. Incision transversale. Section oblique de la gaine fibreuse commune. Attraction du testicule en bas, sans ouvrir la séreuse, il descend facilement et reste au fond du scrotum, dans la loge que le doigt lui a préparée. Suture des piliers avec deux fils d'or couplés. Suites simples. Le dixième jour, l'enfant soulève son pansement, se gratte et infecte sa plaie. Réouverture de la cicatrice du drain, petit abcès. Le 12 juin, le testicule remonte. Le 19 juin, il est à 2 centimètres de l'orifice externe.

L'enfant est revu le 24 juillet 1893. Le testicule est remonté, il a trouvé son chemin au-dessous du fil d'or inférieur et il se loge dans le trajet inguinal.

Mauvaise opération. On aurait dû lier le collet et couper le sac au-dessous de la ligature.

Obs. CIV. — Paul Maugey, 15 ANS; 78, rue Victor-Letulle, *entre, le 9 octobre, salle Dolbeau*, 14 *bis*.

HERNIE AQUEUSE FUNICULAIRE A DROITE. HÉMORRAGIE SECONDAIRE. INFLAMMATION DU CORDON. RÉTRACTION DU TESTICULE EN HAUT.

Enfant bien portant. Père porteur d'une hernie. Soumis au bandage depuis l'âge de trois ans. Jamais de coliques ni de douleurs : la gêne du bandage seule lui fait désirer l'opération. Testicule nettement isolé et bien descendu. Anneau très large. Pas de pilier externe.

Opération le 11 octobre. Incision transversale. *Pas de ligature de vaisseaux*. Vaisseaux et canal déférent en dehors. Sac assez épais. Ligature du meunier au collet. Excision facile du fond. Indépendance avec la cavité vaginale. Suture des piliers avec deux fils de platine couplés. Suites simples. A part un suintement sanguinolent, apparu le quatrième jour, provenant d'une veinule du cordon. Compression. Sort sans pansement le 20 novembre. Revient au pansement le 2 décembre. La suture a partiellement cédé et donne issue à du sang. Instillations de chlorure de zinc et de teinture d'iode. Le sang cesse de couler, mais chaque pansement révèle l'issue d'une notable quantité de sérosité purulente. Le sondage avec le stylet ne nous permet pas de trouver la dénudation des fils métalliques. La chose la plus grave, c'est que le cordon s'est rétracté et que le testicule est remonté, au point de constituer une ectopie inguinale externe, alors qu'avant l'opération il était normalement descendu au fond de la bourse. Pas encore guéri. Insuccès.

Obs. CV. — Henri Pichon, 21 MOIS ; 32, rue Boursault, *entre, le 17 avril 1893, salle Boyer*, 3.

HERNIE INGUINALE DROITE FUNICULAIRE.

Enfant très bien portant. La mère a une hernie et porte bandage depuis son enfance. Pas de maladies antérieures. A la naissance, hernie droite volumineuse. Depuis l'âge de dix-sept mois, apparition d'une petite hernie dans l'aine gauche. Port du bandage difficile et intermittent.

Opération à droite le 25 avril. Incision transversale. Vaisseaux en avant. Canal déférent en dehors, le tout très adhérent au sac. *Pilier externe presque nul. On emprunte l'arcade de Fallope* pour la suture avec trois fils d'or couplés. Opération facile. Suites très simples. Excision de la plaie à sec.

Sort le 5 mai, guéri de son opération.

Le 6, il nous est ramené avec une angine diphtéritique infectieuse. Passage dans le service de M. Cuffer. Mort le 22 mai.

On n'a pas pu faire l'autopsie.

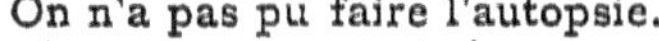

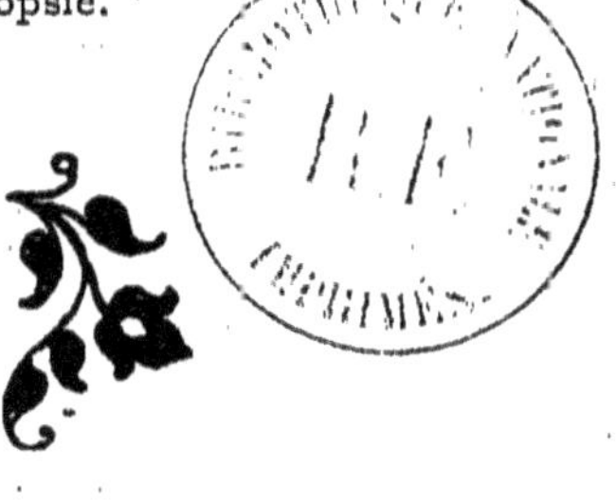

TABLE DES MATIÈRES

DEUXIÈME PARTIE

TRAITEMENT

•

OBSERVATIONS

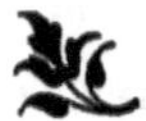

ACHEVÉ D'IMPRIMER

LE XVII JANVIER MDCCCXCIV

POUR G. MASSON, ÉDITEUR A PARIS

PAR LOUIS MARETHEUX

1, RUE CASSETTE, 1

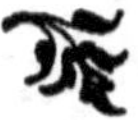

www.ingramcontent.com/pod-product-compliance
Lightning Source LLC
LaVergne TN
LVHW021929060726
842528LV00001B/127